Jörg Brüggmann
Alexander Ravati

Optimale Arzneimittelberatung
Fallbeispiele aus Offizin und Klinik

Jörg Brüggmann · Alexander Ravati

Optimale Arzneimittelberatung

Fallbeispiele aus Offizin und Klinik

3., überarbeitete und erweiterte Auflage

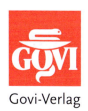

Govi-Verlag

Bibliografische Information der Deutschen Nationalbibliothek
Die Deutsche Nationalbibliothek verzeichnet diese Publikation in der Deutschen Nationalbibliografie; detaillierte bibliografische Daten sind im Internet unter
http://dnb.d-nb.de
abrufbar.

Wichtiger Hinweis
Medizin als Wissenschaft ist ständig im Fluss. Forschung und klinische Erfahrungen erweitern unsere Kenntnisse, insbesondere was Behandlung und medikamentöse Therapie anbelangt. Soweit in diesem Werk eine Dosierung oder eine Applikation erwähnt wird, darf der Leser zwar darauf vertrauen, dass Autoren, Herausgeber und Verlag größte Mühe darauf verwandt haben, dass diese Angabe genau dem **Wissensstand bei Fertigstellung des Werkes** entspricht. Dennoch ist jeder Benutzer aufgefordert, die Beipackzettel der verwendeten Präparate zu prüfen, um in eigener Verantwortung festzustellen, ob die dort gegebene Empfehlung für Dosierungen oder die Beachtung von Kontraindikationen gegenüber der Angabe in diesem Buch abweicht. Das gilt besonders bei selten verwendeten oder neu auf den Markt gebrachten Präparaten und bei denjenigen, die von zuständigen Behörden in ihrer Anwendbarkeit eingeschränkt worden sind. Geschützte Handelsnamen (Warenzeichen) wurden nicht besonders kenntlich gemacht. Aus dem Fehlen eines solchen Hinweises kann also nicht geschlossen werden, dass es sich um einen freien Warennamen handelt.
Die erwähnten Handelspräparate wurden lediglich beispielhaft bzw. aus didaktischen Überlegungen heraus gewählt.

3., überarbeitete Auflage 2010
ISBN-13: 978-3-7741-1126-4
© 2004 Govi-Verlag Pharmazeutischer Verlag GmbH, Apothekerhaus, Eschborn
Alle Rechte vorbehalten.
Kein Teil des Werkes darf in irgendeiner Form (durch Fotografie, Mikrofilm oder ein anderes Verfahren) ohne schriftliche Genehmigung des Verlages reproduziert oder unter Verwendung elektronischer Systeme verarbeitet, vervielfältigt oder verbreitet werden.
Grafiken: Mathias Wosczyna, Rheinbreitbach
Satz: Fotosatz H. Buck, Kumhausen/Hachelstuhl
Druck und Verarbeitung: Fuck Druck & Verlag, Koblenz
Printed in Germany

Sokrates, der alte Greis,
sagte oft in tiefen Sorgen:
»Ach, wie viel ist doch verborgen,
was man immer noch nicht weiß.«
Wilhelm Busch

Vorwort zur ersten Auflage

Die Notwendigkeit einer intensiven pharmazeutisch orientierten Patientenberatung durch den Apotheker in der öffentlichen Apotheke und im Krankenhaus ist als ein wesentlicher Bestandteil der Arzneimittelsicherheit unumstritten. Durch die Novellierung der Approbationsordnung für Apotheker am 1. Oktober 2001 wurden hierfür, durch die Schaffung des Lehr- und Prüfungsfachs Klinische Pharmazie, auch die Grundlagen in der universitären Ausbildung geschaffen. Die auf die praktische Beratung von Patienten und medizinischem Personal ausgerichtete Lehre erhöht die Kompetenz des Apothekers in Fragen der pharmazeutischen Beurteilung von Arzneimitteltherapien. Besonderer Wert wird bei der Durchführung der Lehrveranstaltungen auf eine fallorientierte Darstellung der Lerninhalte gelegt. Dementsprechend sollen in dem vorliegenden Buch die Beratungsmöglichkeiten des Apothekers im Rahmen einer durch den Arzt verordneten Arzneimitteltherapie sowie in der Selbstmedikation anhand von Fallbeispielen aufgezeigt werden. Besonders betonen möchten wir, dass es sich um authentische Fälle aus der öffentlichen Apotheke und dem Krankenhaus handelt, die lediglich didaktisch aufgearbeitet wurden. Damit wird der Versuch unternommen, eine möglichst große Praxisrelevanz zu erreichen. Die Darstellung von Fällen aus Offizin und Krankenhaus wird der zukünftig noch stärker ausgeprägten integrierten Versorgung gerecht und schlägt eine Brücke zwischen beiden Apothekenformen. Dies gibt dem Leser eine breite Informationsbasis. Bearbeitet wurden die Fälle mit dem Ziel, die Therapie bezüglich Applikation, möglichen Arzneimittelneben- und -wechselwirkungen sowie der Patientencompliance zu optimieren. Damit sollen Beispiele für mögliche Beratungsaktivitäten in der Offizin aufgezeigt und gleichzeitig für eine entsprechende Umsetzung in der Praxis geworben werden.

Die vorliegenden Kasuistiken werden in pharmakodynamische (I), pharmakokinetische (II) und applikationsorientierte (III) Fälle eingeteilt, sodass eine einfache Orientierung nach der entsprechenden Problemstellung möglich ist.

In jedem dieser Kapitel sind Fälle aus der öffentlichen Apotheke und der Klinik aufgeführt, wobei der Grundaufbau sich analog der unterschiedlichen Vorgehensweise bei der Arzneimittelberatung unterscheidet. Die Gliederung der einzelnen Fälle wurde anhand von üblicherweise in der Apotheke vorkommenden Abläufen aufgebaut:

Vorwort

Öffentliche Apotheke	Klinikapotheke
• Rezept	• Arzneimittelanamnese
• Kundenwunsch	• Derzeitige Medikation
• Kurzbeschreibung der Fertigarzneimittel	• Kurzbeschreibung der Fertigarzneimittel
• Erstes Gespräch mit dem Kunden	• Erstes Gespräch mit dem Arzt oder dem Pflegepersonal
• Fragen, die Sie sich stellen könnten	• Fragen, die Sie sich stellen könnten
• Antworten	• Antworten
• Beratung	• Beratung
• Kommentar	• Kommentar

Im Anhang sind einige Übersichten zum Thema dargestellt, die zum Nachschlagen genutzt werden können.

Die für die Bearbeitung eingesetzte Literatur orientiert sich weitgehend an den Möglichkeiten in der Apotheke; so wurden insbesondere die Arzneimittelwechselwirkungen mit der Interaktionsdatei der ABDA-Datenbank bearbeitet.

Eine Reihe der hier dargestellten Fälle werden regelmäßig im Rahmen eines Seminars zur Klinischen Pharmazie an der Freien Universität Berlin den Studenten zur Bearbeitung vorgelegt. Bei Kammerfortbildungen, der PZ-Akademie und bei den Examensvorbereitungskursen von Dr. Alexander Ravati für das 2. Staatsexamen im Fach Klinische Pharmazie und für das 3. Staatsexamen sind Fälle aus dem vorliegenden Buch vorgestellt und diskutiert worden. Hierbei konnten wertvolle Erkenntnisse gewonnen werden, die in das Buch eingearbeitet wurden.

Um diesem Werk einen gewissen Unterhaltungswert zu geben, wurden in vielen Fällen zum Schmunzeln anregende Patienten- und Arztnamen fiktiv dem jeweiligen Problem angepasst. Ähnlichkeiten mit tatsächlich existierenden Personen sind rein zufällig.

Besonders danken möchten die Autoren den vielen Kollegen, die mit ihrer konstruktiven Hilfe, beim Beisteuern von realen Fällen aus der Praxis und beim Korrekturlesen einen wertvollen Beitrag zu diesem Werk geleistet haben. Insbesondere nennen möchten wir dabei unsere Kollegen Ute Kießling, Sabrina Schröder, Bagher Ravati und Christian Wald.

Für Anregungen, Kritik und Hinweise zum Inhalt sowie zur Gestaltung sind wir dankbar, damit zukünftige Auflagen noch besser Ihre Erwartungen als Leser erfüllen können.

Berlin und Koblenz, im März 2004　　　　　　　　　　　　　　　　　*Jörg Brüggmann*
und Alexander Ravati

Vorwort zur dritten Auflage

Das dem Buch zugrunde liegende Konzept der authentischen, fallorientierten Darstellung von Beratungsinhalten hat sich weiterhin sehr bewährt. Es ist inzwischen als fester Bestandteil pharmazeutischer Literatur, universitärer Lehre sowie von Fortbildungsveranstaltungen nicht mehr wegzudenken.

Die vorliegende dritte Auflage wurde auf der Grundlage dieses erfolgreichen Konzepts komplett überarbeitet und mit zehn neuen Fallbesprechungen auf jetzt insgesamt 67 Fälle und 322 Seiten nochmals deutlich erweitert. Insbesondere sind die aktuellen Erkenntnisse zur praxisnahen Beurteilung von Arzneimittelneben- und -wechselwirkungen sowie zur therapeutischen Bewertung der aufgeführten Wirkstoffe berücksichtigt worden. Dieser Bereich weist eine große Dynamik auf und es gilt, die Beratungsinhalte an die gesicherten Erkenntnisse kontinuierlich anzupassen. Das Buch orientiert sich dabei an den jeweiligen Leitlinien der Fachgesellschaften (AWMF) und spiegelt damit die Inhalte der evidenzbasierten Medizin und Pharmazie wider. In den neu aufgenommenen Fällen werden wichtige beratungsrelevante Fakten aktueller Arzneimittel wie Rivaroxaban, Eplerenon, Capecitabin, Naratriptan, Ribavirin, Peginterferon alpha-2a, Exenatid, Leuprorelin, Abarelix und Degarelix besprochen. Fälle mit obsoleten Therapeutika wurden im Gegenzug gestrichen oder entsprechend aktualisiert.

Letztlich ist ein über die Jahre gereiftes Fallkompendium mit einem durchdachten didaktischen Konzept entstanden. Damit eignet es sich gleichermaßen für das Beratungstraining in der Apothekenpraxis wie für eine optimale Prüfungsvorbereitung auf das 2. Staatsexamen im Fach Klinische Pharmazie oder im 3. Staatsexamen im Fach Pharmazeutische Praxis.

Unser Dank gilt auch diesmal dem Govi-Verlag und insbesondere Herrn Priv.-Doz. Dr. Helmstädter, die uns auf dem Weg zur neuen Auflage tatkräftig unterstützt und motiviert haben, sowie den Kollegen Stefanie Schnellbächer, Bagher Ravati und Christian Wald für die konstruktive Übermittlung authentischer Fallbeispiele. Bei den Lesern bedanken wir uns für eine Reihe hilfreicher Anregungen und wünschen erneut viel Freude beim Lesen und viel Erfolg beim Lernen mit der »Optimalen Arzneimittelberatung«.

Berlin und Augsburg, im Mai 2010

Jörg Brüggmann
und Alexander Ravati

Inhaltsverzeichnis

Vorwort zur ersten Auflage 5
Vorwort zur dritten Auflage 7

Interpretation ärztlicher Verschreibungen in der Offizin 13
Informationsvermittlung in der Selbstmedikation 17
Arzneimittelberatung im Krankenhaus 19

I Pharmakodynamisch orientierte Fälle 25

Fall 1	Analgetika-Asthma	26
Fall 2	Zeckenstich – Borreliose	30
Fall 3	Malaria-Prophylaxe oder Stand-by?	35
Fall 4	Cortisonangst	38
Fall 5	Compliance-Probleme bei Hypertonie	43
Fall 6	Husten und ACE-Hemmer	46
Fall 7	Schlafstörungen bei Alzheimer	50
Fall 8	Lithium-Vergiftung	55
Fall 9	Notfall: Diabetiker kollabiert	59
Fall 10	Hypoglykämierisiko bei neuem Insulin?	63
Fall 11	Therapieumstellung bei Prostatakarzinom	69
Fall 12	Impotenz durch β-Blocker	74
Fall 13	Erektile Dysfunktion bei KHK	78
Fall 14	Hormonsubstitution Pro & Kontra	82
Fall 15	Hyperkaliämie-Gefahr	87
Fall 16	Altersheim: »Psychopharmaka für alle!«	90
Fall 17	Missbrauch bei Adipositas	95
Fall 18	Mit Arzneimitteln auf Reisen	100
Fall 19	Harnwegsinfekt oder Blutbildschaden?	104
Fall 20	DHC-Dauermedikation auf Privatrezept?	109
Fall 21	Cumarine/Fibrate	114
Fall 22	ACE-Hemmer/NSAR	118
Fall 23	ASS-Wirkung durch Ibuprofen aufgehoben?	121
Fall 24	β-Blocker/α-Sympathomimetika	124
Fall 25	β-Blocker/β$_2$-Sympathomimetika	128
Fall 26	SSRI/Johanniskraut	133
Fall 27	QT-Zeit-Verlängerung	136
Fall 28	Glucocorticoide/Sulfonylharnstoffe	140
Fall 29	Bakteriostatische/bakterizide Antibiotika	143
Fall 30	Kontraindikation Röntgenkontrastmittel	146
Fall 31	Perioperativer Umgang mit Dauermedikation	149
Fall 32	Akuttherapie der Migräne	153
Fall 33	Antiphlogistische Therapie unter SSRI-Einnahme	157

Inhaltsverzeichnis

II Pharmakokinetisch orientierte Fälle — 161

Fall 34	Griechischer Traubensaft	162
Fall 35	Probleme mit Grapefruitsaft?	166
Fall 36	Kachexie bei Parkinson	169
Fall 37	Pille und Johanniskraut?	174
Fall 38	Postzosterneuralgie	179
Fall 39	Optimale Diabetes-Therapie bei Leberzirrhose	183
Fall 40	Transportprotein (Hemmung)	190
Fall 41	Resorption (Chelatbildung)	193
Fall 42	Resorption (Komplexbildung)	197
Fall 43	Resorption (pH-Wert-Erhöhung)	201
Fall 44	Enzyminduktion: Rauchen	204
Fall 45	Enzymhemmung: Clarithromycin	207
Fall 46	Enzyminduktion: Carbamazepin	212
Fall 47	Enzymhemmung: Azol-Antimykotika	216
Fall 48	Dosierung bei Niereninsuffizienz I	220
Fall 49	Dosierung bei Niereninsuffizienz II	227
Fall 50	Medikamentöse Thromboembolieprophylaxe	229
Fall 51	Kolonkarzinom und Zosterbehandlung	234
Fall 52	Rheumatoide Arthritis und ASS	239

III Applikationsorientierte Fälle — 243

Fall 53	Chronische Diarrhö	244
Fall 54	Alles verstopft?	248
Fall 55	Korrekte Einnahme?	251
Fall 56	Diuretika und das RAA-System	255
Fall 57	Pickel, Pille und Magnesium	258
Fall 58	Compliance-Probleme bei COPD	261
Fall 59	Entzug oder Ballermann?	266
Fall 60	Wie wirksam ist Homöopathie wirklich?	269
Fall 61	Homöopathie bei Epilepsie	274
Fall 62	Einnahme von Diclofenac	278
Fall 63	Einnahme von Valproinsäure	281
Fall 64	Antibiotika-Sequenztherapie	284
Fall 65	Tageszeitlich abhängige Einnahme	287
Fall 66	Einnahme von Mesalazin	291
Fall 67	Einnahme von L-Thyroxin	294

IV Anhang — 297

Grundlagen und Erklärungen	298
Wichtige Begriffe	300
Übersicht wichtiger Arzneimittelinteraktionen	301

Mögliche Ursachen für eine erworbene QT-Zeit-Verlängerung	304
Q_0-Werte zur Bestimmung der renalen Elimination	307
Perioperativer Umgang mit Dauermedikation	308
Applikationshinweise mit klinischer Relevanz	310
Literatur	313
Register	314
Zu den Autoren	321
Abbildungsnachweis	323

Interpretation ärztlicher Verschreibungen in der Offizin

Die patientengerechte Abgabe von Arzneimitteln auf Verschreibung ist eine verantwortungsvolle Aufgabe, die pharmakologische Kompetenz, gute Kommunikation und Fingerspitzengefühl für die jeweilige Situation erfordert. Daher bietet sich ein strukturiertes Vorgehen an. Die Leitlinien der Bundesapothekerkammer zur Qualitätssicherung geben dabei einen guten Leitfaden, in dem auch die Interpretation ärztlicher Verschreibungen einen festen Platz finden kann. Empfehlenswert ist danach folgende systematische Vorgehensweise.

- **Freundliche, kommunikative Begrüßung des Kunden unter Entgegennahme der Verordnungen**
Hierbei kann dem Kunden Gesprächsbereitschaft signalisiert werden.

- **Formale Prüfung der Verordnung**
Sämtliche Angaben (z. B. zu Patient, Arzt, Krankenkasse und Arzneimittel) auf dem Rezept sind nach den Anforderungen der (BtM-)Verschreibungsverordnung, Apothekenbetriebsordnung sowie bei Kassenrezepten nach Sozialgesetzbuch und anderen relevanten Vorschriften zu prüfen. Unklarheiten können dann sofort mit dem Patienten oder dem Verordner geklärt werden.

Bereits bei den Patientendaten findet sich ein erster Interpretationsansatz, da man auch bei unbekannten Kunden das Alter kennt und mit ein wenig Erfahrung antizipieren kann, ob der vor Ihnen stehende Kunde auch tatsächlich der Anwender der Medikamente ist. Übrigens macht die Abholung durch Bekannte, Verwandte oder gar Kinder oft große Schwierigkeiten bei der Beratung, da diese Personen zumeist unzureichend über die Hintergründe der Verschreibung informiert sind.

- **Verordnungsart**
An dieser Stelle sollte unbedingt geprüft werden, ob es sich um eine Erstverordnung oder um eine Wiederholungsverordnung handelt, da bei einer Erstverordnung der Informationsbedarf des Patienten und die Kontrollfunktion des Apothekers deutlich erhöht sind.

Dabei können Sie als ersten Anhaltspunkt auf die Packungsgrößen achten. Kleine Packungen, z. B. N1, könnten einen Hinweis auf eine Erstverordnung liefern. Dies gilt vor allem für Indikationsgebiete, bei denen normalerweise Großpackungen verschrieben werden (Herz- und Kreislauferkrankungen, Stoffwechselkrankheiten, neurologische Erkrankungen etc.). Zu beachten ist, dass Mittel gegen Infektionskrankheiten überwiegend Erstverordnungen darstellen.

Zur Klärung, ob es sich um eine Erst- oder Wiederholungsverordnung handelt, bietet es sich an, dem Kunden offene Fragen zu stellen. Von einigen Berufsverbänden vorgeschlagene Ja/Nein-Fragen wie: »Kennen Sie sich aus?« sind unserer Erfahrung nach dabei unzureichend, da sie das »Ja« (Thema erledigt) geradezu provozieren. Besser geeignet sind Fragen wie: »Was wissen Sie über die Arzneimittel?« oder bei Dauertherapie: »Wie zufrieden sind Sie eigentlich mit Ihren Medikamenten?« Solche offenen Fragen haben sich in der Praxis als guter Einstieg in ein aktives Beratungsgespräch erwiesen. Darauf aufbauend können dann weitere Fragen an den Kunden die Basis für eine gute Beratung liefern. Bei diesem ersten Gespräch mit dem Patienten haben Sie die Gelegenheit, die Hintergründe der Verordnung zu erfahren und sich von der Gesamtsituation ein Bild zu machen.

● **Analyse der Verordnung**
Hierbei sollte der Apotheker die verordneten Arzneimittel auf Indikation, Kontraindikationen, Wechselwirkungen und sonstige Inkompatibilitäten prüfen. Da mittlerweile fast jede Apotheke mit umfangreicher Beratungssoftware (z. B. ABDA-Datenbank, CAVE-Modul) ausgerüstet ist, empfiehlt sich vor allem bei schwierigen Fällen eine intensive Nutzung dieser ausgezeichneten Praxishilfe. Darüber hinaus besteht die Möglichkeit, die relevanten Informationen auszudrucken und gegebenenfalls dem Patienten oder dem Arzt zukommen zu lassen. Nicht unproblematisch ist dabei, dass der Apotheken-Computer sehr häufig auf Interaktionen und Wechselwirkungen aufmerksam macht. Die große Schwierigkeit besteht darin, aus der Vielzahl denkbarer Komplikationen die klinisch relevanten herauszufiltern. Nicht wenige haben ihre »CAVE-Funktion« daher sogar deaktiviert! Wenn sich jedoch Kontraindikationen oder Wechselwirkungen finden, die zu Schwierigkeiten in der Therapie führen könnten, sollten Sie sich nicht scheuen, eine Lösung zu suchen und mit der notwendigen Entschlossenheit vorzugehen. Die bei der Analyse gewonnenen Erkenntnisse dürfen jedoch keinesfalls ungefiltert an den Patienten weitergegeben werden. Eine der wichtigsten Aufgaben in der Apotheke besteht darin, zu entscheiden, welche Informationen dem Patienten mitgeteilt werden müssen und welche Sie aus Compliance-Gründen besser für sich behalten oder zunächst mit dem behandelnden Arzt abklären sollten.

Das neue Klassifizierungsmodell von ABDATA aus 2009 hat die Interaktionen in 6 Stufen (statt bisher 5) kategorisiert und diese mit klaren Aussagen belegt. Dies hat einen erheblichen Gewinn für die Handlungsfähigkeit in der Apotheke bei auftretenden Interaktionen gebracht (siehe Tabelle). Insgesamt listet die ABDATA derzeit ca. 1000 Interaktionen, auf deren Verteilung sich die Prozentangaben in der Tabelle unter dem Begriff »Vorkommen« bezieht.

Stufe	Aussage	Vorkommen
1	Schwerwiegende Folgen wahrscheinlich, daher kontraindiziert	5 %
2	Vorsichtshalber kontraindiziert	10 %
3	Überwachung bzw. Anpassung nötig	45 %
4	In bestimmten Fällen Überwachung bzw. Anpassung nötig	5 %
5	Vorsichtshalber überwachen	30 %
6	In der Regel keine Maßnahmen	5 %

● **Beratung**
Besonders bei Erstverordnungen sollte ein umfangreicheres Beratungsgespräch folgende Informationen enthalten:

- Dosierung und Anwendung,
- Wirkungen der Arzneimittel,
- häufige und relevante unerwünschte Arzneimittelwirkungen,
- wichtige Hinweise.

Bei Wiederholungsverordnungen können derartige Hinweise gegebenenfalls entfallen, wenn Sie durch gezieltes Nachfragen sichergestellt haben, dass der Patient sich mit der Anwendung der Arzneimittel gut auskennt.

Interessant wird es, wenn Sie Wechselwirkungen oder sonstige Komplikationen bei der Arzneimitteltherapie feststellen. Aus den vorgenannten Überlegungen wird die Notwendigkeit einer präzisen, gefilterten Information des Patienten deutlich. In vielen Fällen können Sie die Probleme durch gute Beratung lösen. Wenn dies nicht möglich sein sollte, ist Rücksprache mit dem behandelnden Arzt notwendig. Hierbei sei ausdrücklich darauf hingewiesen, dass in beiden Fällen mit der gebotenen Sensibilität vorgegangen werden sollte, denn der Kunde darf weder unnötig verunsichert werden, noch sollte das Vertrauensverhältnis zwischen Arzt und Patient ohne Not gestört werden.

Erfahrungsgemäß scheuen viele Apotheker ein klärendes Gespräch mit dem Arzt, was verschiedene Gründe haben kann, etwa zu hoher Zeitaufwand, fachliche Unsicherheit des Apothekers oder schwere Erreichbarkeit des Arztes. Hinzu kommt, dass viele Anfragen dann auch noch von »approbierten Sprechstundenhilfen« beantwortet werden. Hauptgrund für die mangelnde Kommunikation mit den Ärzten ist jedoch in vielen Fällen die Angst des Apothekers vor negativer Resonanz einschließlich konsekutiver Repressalien, die sich in wirtschaftlichen Verlusten äußern könnten. Praktisch jeder Apotheker hat schon mal leidige Erfahrungen mit frustrierenden Arzttelefonaten nach dem Motto »Ich lasse mir von Ihnen nicht in die Therapie reinreden« oder »Das machen wir schon seit Jahren so« gemacht.

Ein Lösungsansatz könnte darin bestehen, Kommentare zur Verordnung oder zu einem bestehenden Problem gegenüber dem Arzt in eine Frage umzuformulieren. Wenn zum Beispiel für eine Schwangere ein kontraindiziertes Arzneimittel wie Dihydroergotamin verordnet wird, könnten Sie den Arzt telefonisch nach der notwendigen Dosierung fragen. Dabei könnten Sie mitteilen, dass nach Packungsbeilage wegen der Kontraindikation für diese Patientengruppe keine Dosierung vorgesehen ist. Auf diese oder eine ähnliche Art und Weise findet man häufig besser den Einstieg in ein konstruktives Gespräch mit dem Arzt, als wenn man nach dem Motto vorgeht: »Da haben Sie aber etwas falsch gemacht!«

Auch eine schriftliche Korrespondenz (Fax, E-Mail) kann vor allem bei kommunikationsunwilligen Ärzten nützlich sein, weil dabei der Sachverhalt präziser dargestellt werden kann und die Angelegenheit einen offizielleren Charakter erhält. Dadurch wird auch dokumentiert, dass der Informationspflicht nachgekommen wurde. Sehr empfehlenswert ist z. B. das Kontaktformular aus dem NRF (Kap. I.5), das bei Rezepturen Verwendung findet, die nicht ohne Rücksprache hergestellt werden können. Hierbei gibt es nicht nur die Möglichkeit, die Problematik zu beschreiben, sondern vor allem dem Arzt konkrete Vorschläge zur Lösung des Problems mitzuteilen. Dies ist auch ein Punkt, der für jede Apotheker-Arzt-Kommunikation, ganz gleich ob mündlich oder schriftlich, essenziell ist: Gehen Sie unbedingt fachlich informiert in den Dialog und halten Sie mögliche Lösungen parat. Im Übrigen wird der Arzt bei diesem Kontaktformular ganz beiläufig über die rechtliche Situation aufgeklärt. Es werden Paragraphen aus der Apothekenbetriebsordnung und dem Arzneimittelgesetz zitiert, nach denen die Abgabe bedenklicher Arzneimittel oder die Abgabe von Arzneimitteln von minderwertiger Qualität (z. B. schlechte Rezepturen) strafbar ist. Im Übrigen gibt es eine Stellungnahme der Arzneimittelkommission, nach der die Therapiefreiheit des Arztes nicht unbegrenzt gilt. Der Apotheker ist hiernach nicht nur berechtigt, sondern verpflichtet, notfalls auch gegen den Willen des Arztes, bei Arzneimittelmissbrauch, bedenklichen Arzneimitteln oder erheblichen Qualitätsmängeln in geeigneter Weise einzuschreiten. In jedem Fall empfiehlt sich aus haftungsrechtlichen Gründen eine Dokumentation eines solchen Vorfalls, eventuell mit Meldung an die Arzneimittelkommissionen oder die zuständige Behörde.

Insgesamt ist also ein selbstbewusstes, kompetentes Zugehen auf den Arzt mit dem gewissen Etwas an Fingerspitzengefühl der richtige Weg. Letztlich kann nur eine respektvolle, konstruktive Kooperation zwischen Arzt und Apotheker eine dauerhaft gute Zusammenarbeit und einen optimalen Therapieerfolg für den Patienten sicherstellen.

Dies soll jedoch nicht darüber hinwegtäuschen, dass ein unqualifizierter Eingriff in die Arzneimitteltherapie durch den Apotheker für den Patienten negative Folgen haben kann. Es kommt gelegentlich vor, dass der Apotheker einen zu schlechter Bioverfügbarkeit führenden Anwendungsfehler durch den Patienten bemerkt, diesen eigenmächtig korrigiert und eine vermeintlich richtige Gebrauchsanweisung mit auf den Weg gibt. Wenn der betreffende Patient jedoch die Anwendung bereits seit Jahren konstant falsch betreibt, ist es durchaus möglich, dass der Arzt die Dosis des Arzneimittels auf die niedrige Bioverfügbarkeit eingestellt hat. Eine eigentlich richtige Korrektur des Apothekers kann dabei vor allem bei Arzneistoffen mit geringer therapeutischer Breite durch die plötzlich erhöhten Plasmaspiegel zu Intoxikationen führen. In den folgenden Fallbeispielen werden auch derartige Situationen geschildert.

Wichtig ist also nicht nur eine Analyse der Verordnung unter pharmakologischen oder galenischen Gesichtspunkten. Zu einer guten Interpretation gehört vielmehr ein genaues Abwägen, welche Informationen an den Patienten weitergegeben werden und welche Überlegungen Sie besser für sich behalten oder mit dem Arzt besprechen sollten. Erst so ist eine gute, patientengerechte Beratung im Sinne einer optimierten Arzneimitteltherapie möglich. Insbesondere ist zu beachten, dass die klinische Relevanz von Interaktionen in erheblichem Ausmaß von der Dosis, der konkret verordneten Substanz innerhalb einer Wirkstoffgruppe (Interaktionen sind eine Stoffeigenschaft!) und den persönlichen Faktoren des Patienten abhängt. So ist es ein Unterschied, ob ein leistungsfähiger 30-jähriger Mann das Makrolidantibiotikum Azithromycin (Dosis:

1-mal tägl. 250 mg) und das trizyklische Antidepressivum Amitriptylin zur gelegentlichen Anwendung vor dem Schlafengehen (Dosis: bei Bedarf 5 Tropfen, ca. 10 mg) einnimmt oder ein 80-Jähriger mit Long-QT-Syndrom in der Anamnese Erythromycin (Dosis: 3-mal tägl. 1000 mg) und Amitriptylin (Dosis: 1-mal tägl. 100 mg) erhält. In beiden Fällen zeigt Ihnen Ihr Interaktionsmodul die gleiche Wechselwirkung an, obwohl im ersten Fall keine Gefahr besteht und im zweiten Fall Ihre konkrete Intervention gefragt ist.

Informationsvermittlung in der Selbstmedikation

Analog der Interpretation ärztlicher Verschreibungen empfiehlt sich auch bei der Selbstmedikation ein systematisches Vorgehen. Hierbei kann man sich wiederum an den Leitlinien der Bundesapothekerkammer orientieren.

Über die oben genannten Punkte hinaus sollte in der Selbstmedikation dem Umstand Rechnung getragen werden, dass auch bei eindeutigem Kundenwunsch häufig keine ärztliche Kontrolle der Medikation vorliegt. Daher kommt Ihnen bei der Selbstmedikation ein besonderes Maß an Verantwortung für den Patienten zu. Auch nach rechtlichen Gesichtspunkten ist die Lage eindeutig: Der Apotheker hat nach § 20 ApBetrO die zur sachgerechten Anwendung der Arzneimittel erforderlichen Informationen zu geben.

Folgende Eckpunkte sollten zusätzlich zu den unter »Interpretation ärztlicher Verschreibungen« genannten beachtet werden:

- **Hinterfragen der Eigendiagnose beziehungsweise des Arzneimittelwunsches des Patienten**
Auch hier ist für das erste Gespräch mit dem Kunden wichtig, dass man die Hintergründe des Kundenwunsches kennen lernt und ausreichend Informationen in Erfahrung bringt. Dazu gehören beispielsweise Grunderkrankungen, Alter, besondere Lebensumstände (Stress), Schwangerschaft und Stillzeit.

Häufig kommen Kunden mit einer Eigendiagnose in die Apotheke, die unbedingt kritisch hinterfragt werden sollte. Für das Hinterfragen der Eigendiagnose können bereits wenige offene Fragen Klarheit bringen:

- Welche Beschwerden liegen vor?
- Seit wann haben Sie diese Beschwerden?
- Wann und wie häufig treten die Beschwerden auf?
- Was wurde bisher zur Behandlung der Beschwerden ausprobiert (Arzneimittel, Arztbesuch, andere Therapieformen)?
- Wie erfolgreich waren die bisherigen Therapieversuche?

An dieser Stelle sollten Sie entscheiden, ob eine Selbstmedikation oder eine Zusatzmedikation zur ärztlich verordneten Therapie möglich und sinnvoll ist oder ob der Patient an den Arzt verwiesen werden sollte.

Informationsvermittlung in der Selbstmedikation

● Auswahl des Arzneimittels

Bei möglicher Selbstmedikation können Sie zusammen mit dem Kunden die geeigneten Arzneimittel nach pharmakologischen und individuell patientengerechten Gesichtspunkten auswählen. Folgende Aspekte sind zu beachten:

- gesicherte Wirksamkeit für die gewünschte Indikation
- Kontraindikationen
- Wechselwirkungen mit vorhandener Medikation
- Nebenwirkungen
- Besonderheiten des Patienten
- Dosierung und richtige Anwendung

Ein vielfach unterschätzter Umstand sind die Risiken von Wechselwirkungen mit vorhandenen beziehungsweise verordneten Arzneimitteln. Vor allem die eigenständige Kombination von verordneten Arzneimitteln mit OTC-Präparaten durch den Patienten birgt viele Gefahren hinsichtlich des gewünschten Therapieerfolgs. Hierauf sollte der Apotheker ein besonderes Augenmerk legen. Moderne EDV-gestützte Beratungsmaßnahmen unter Einbeziehung gespeicherter Daten zur Medikation des Kunden (z. B. Kundenkarte oder Hausapotheke) können dabei sehr nützlich sein. In den folgenden authentischen Fallbeispielen sind derartige Situationen beschrieben, die eine besondere Beratung erfordern.

● Beratung

Bei der Beratung sollte sich der Apotheker auf die wesentlichen für den Patienten relevanten Gesichtspunkte beschränken. In der Praxis macht es dabei einen großen Unterschied, ob der Apotheker einen Kunden mit relativ niedrigem Bildungsstand oder einen Vertreter der »geistigen Elite« bedient. Die Herausforderung für den Apotheker besteht darin, die arzneimittelbezogenen Informationen in einer für den Kunden verständlichen, laiengerechten Form zu vermitteln, welche die individuelle Auffassungsgabe des Patienten berücksichtigt.

Grundsätzlich ist es bei der Beratung empfehlenswert, dem Kunden die Grenzen der Selbstmedikation aufzuzeigen. Zumindest sollten Sie eine bestimmte Frist bis zur Besserung der Beschwerden vereinbaren, nach deren Ablauf Rücksprache mit dem Arzt erforderlich ist. Die Apotheke kann darüber hinaus mit etwas Engagement eine wichtige Rolle bei der Therapiekontrolle der Selbstmedikation übernehmen. Sie könnten den Kunden dazu motivieren, nach einem vereinbarten Zeitraum persönlich oder telefonisch über den Therapieerfolg zu berichten. Dabei lernt der Apotheker auch, was aus seiner Empfehlung geworden ist, und kann diese Erfahrung in künftige Beratungsgespräche einfließen lassen. Dies ist nicht nur bei »Pharmazeutischer Betreuung« oder durch Verwendung von Kundenkarten möglich, sondern jederzeit bei Bedarf durchführbar. Wertvolle Details zum systematischen Vorgehen bei Vorliegen einer Verschreibung oder Selbstmedikation erhalten Sie bei www.abda.de unter »Leitlinien«. Diese sind auch gut dazu geeignet, in der Apotheke die Mitarbeiter fallbezogen zu schulen, die Beratung in der Apotheke zu systematisieren und »testkaufsicher« zu etablieren.

Arzneimittelberatung im Krankenhaus

● **Klinische Pharmazie**

Anfang der 1960er-Jahre stellten die Arbeitsgruppen »Forward Thinking Educators« verschiedener amerikanischer Universitäten fest, dass zwischen dem täglichen klinischen Einsatz von Pharmazeutika und der eigentlich optimal möglichen Anwendung der Arzneimittel eine große Lücke klaffte. Die Idee der »Klinischen Pharmazie«, das heißt der intensiven pharmazeutischen, patientenorientierten Betreuung und Beratung der Stationen durch einen vor Ort anwesenden Klinikapotheker, war geboren.

Die ABDA und die Deutsche Pharmazeutische Gesellschaft definieren die Klinische Pharmazie heute wie folgt:

»Klinische Pharmazie ist die Disziplin der Pharmazie, die aufbauend auf pharmazeutisch-naturwissenschaftlichen Kenntnissen die Optimierung der Arzneimittelanwendung am und durch den Patienten zum Inhalt hat.«

Dabei sollen das Urteilsvermögen und die pharmazeutischen Kenntnisse des Apothekers, unabhängig davon, ob sich der Patient in oder außerhalb der Klinik befindet, optimal genutzt werden, um die Wirksamkeit, Wirtschaftlichkeit und die Sicherheit bei der Anwendung von Arzneimitteln zu verbessern (Optimierung und Ökonomisierung der Arzneimitteltherapie).

Hierin liegt auch der Ansatz zur Vertiefung des Dialogs zwischen Krankenhausapotheker und Klinikarzt. Klinische Pharmazeuten beraten die Krankenhausärzte, sie engen deren Befugnisse nicht ein. Sie können vielmehr helfen, Risiken durch Medikationsfehler, Neben- und Wechselwirkungen zu vermeiden, und tragen dazu bei, die Zahl der Therapieversager zu verringern und die Arzneimittelsicherheit zu erhöhen.

In den USA und Kanada konnte sich dieses neue Teilgebiet der Pharmazie in den Kliniken und vor allen Dingen auch im Bereich der Ausbildung relativ rasch etablieren. Bei uns

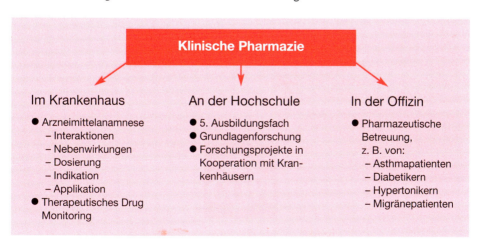

in der Bundesrepublik hat, unterstützt vom Bundesverband Deutscher Krankenhausapotheker (ADKA e. V.), erst während der letzten Jahre eine merkliche Orientierung hin zur Klinischen Pharmazie stattgefunden. Durch das Inkrafttreten der novellierten Approbationsordnung für Apotheker am 1. Oktober 2001 konnte sich die Klinische Pharmazie als universitäres Lehr- und Prüfungsfach etablieren. Damit wurde das Ziel, die gesamte Apothekerschaft in das Fach einzubeziehen, erreicht. Die Umsetzung der Lehrinhalte soll dabei auf Patienten innerhalb und außerhalb des Krankenhauses angewendet werden.

Nachfolgend sind Aufgabengebiete genannt, die im Rahmen einer aktiven pharmazeutischen Betreuung und Beratung der Stationen durchgeführt werden können:

- Arzneimittelauswahl, Straffung des Sortiments (Arzneimittelliste)
- unabhängige Arzneimittelinformation für das medizinische Personal (pharmazeutisch, ökonomisch)
- Mitarbeit bei der Erstellung von Therapieempfehlungen
- stations- und patientenorientierte Beratung bezüglich Dosierung, Interaktionen, Nebenwirkungen, Applikation (Durchführung von Arzneimittelanamnesen, Empfehlungen zur Arzneimittelsubstitution)
- therapeutisches Drug Monitoring
- Durchführung toxikologischer Untersuchungen
- Aus-/Weiterbildung des medizinischen Personals
- Mitarbeit bei der Planung und Durchführung von klinischen Studien
- zentrale patientenbezogene Zytostatikaherstellung
- Inkompatibilitätsservice für Parenteralia und Herstellung von Mischbeuteln zur parenteralen Applikation

Der Einstieg in die Klinische Pharmazie ist also je nach Interesse und speziellem Kenntnisstand über eine ganze Reihe von Aktivitäten möglich. Die Erhebung und Bearbeitung der Arzneimittelanamnese stellt dabei eine zentrale Aufgabe im Rahmen der pharmazeutischen Serviceleistungen dar. Dieses insbesondere auch deshalb, weil hier alle pharmazeutischen Grundlagen zur Anwendung kommen. Das spiegelt sich auch im Stoffkatalog für das Prüfungsfach Klinische Pharmazie wider.

> **Stoffkatalog für das Prüfungsfach Klinische Pharmazie im 2. Abschnitt der Pharmazeutischen Prüfung**
>
> - Spezielle Pharmakotherapie; Besonderheiten der Arzneimitteltherapie in Schwangerschaft und Stillzeit, Pädiatrie, Geriatrie, bei Patienten mit eingeschränkter Organfunktion, Multimorbidität; Bedeutung von Darreichungsform und -weg für die Therapie; Dialyseverfahren; Besonderheiten bestimmter Therapieregime, insbesondere für die antiinfektive Therapie, onkologische Therapie und Supportivtherapie; antikoagulative Therapie, Immun- und Gentherapie; Therapie von Intensivpatienten; Kriterien zur Arzneimittelbewertung
> - Arzneimittelanamnese; Nutzen-Risiko-Bewertung einer Arzneimitteltherapie; Beurteilung der klinischen Relevanz unerwünschter Wirkungen, Wechselwirkungen und Inkompatibilitäten, Beurteilung von Kombinationstherapien; Ursache der Variabilität im Erfolg einer Arzneitherapie; Therapieempfehlungen anhand konkreter Patientenfälle; therapeutisches Drug Monitoring, Umgang mit Patientenakten; Medizinprodukte zur Applikation von Arzneimitteln und zur enteralen und parenteralen Ernährung
> - Compliance/Non-Compliance; Grundlagen und Methoden der Pharmazeutischen Betreuung
> - Bezug zwischen Pharmakodynamik und Pharmakokinetik; Populationspharmakokinetik; klinische Pharmakogenetik
> - Mangelernährung, Energie- und Nährstoffbedarf; enterale und parenterale Ernähung
> - Gesundheitsökonomie, Pharmakoepidemiologie und -ökonomie, Pharmakovigilanz, Methoden zur Bestimmung der Lebensqualität, ethische Aspekte

Es muss auch betont werden, dass sich in der Regel, je nach Struktur der Apotheke und des jeweiligen Krankenhauses, nur ein Teil dieser Möglichkeiten gleichzeitig realisieren lässt beziehungsweise eine Ausweitung langsam und fundiert erfolgen sollte, um den Erfolg der einzelnen Projekte zu gewährleisten, sodass langfristig die angestrebte Institutionalisierung möglich wird.

- **Arzneimittelanamnese**

Unerwünschte Arzneimittelwirkungen führen in Deutschland jedes Jahr zu 80.000 bis 120.000 Hospitalisierungen und verbunden damit nach Schätzungen zu mehreren tausend Todesfällen. Circa 1 bis 3 Prozent aller Krankenhauseinweisungen haben ihre Ursache in Arzneimittelinteraktionen. Schätzungen gehen davon aus, dass über 50 Prozent aller chronisch erkrankten Patienten ihre Arzneimittel nicht den Vorschriften entsprechend einnehmen. Auslöser für solche arzneimittelbezogenen Probleme sind meist Wirkstoffe mit geringer therapeutischer Breite und multiplem Wechselwirkungspotenzial. Insgesamt ist die vielfach betriebene polypragmatische Arzneimitteltherapie ein wesentlicher Grund für das Auftreten solcher Arzneimittelneben- und -wechselwirkungen. Mögliche Ursachen für arzneimittelbezogene Probleme können sein:

- unzweckmäßige Kombination,
- Dosierungsfehler,

- unzureichende Wirksamkeit,
- Doppelverordnung,
- Arzneimittelmissbrauch.

Vor diesem Hintergrund ist das Erheben von Arzneimittelanamnesen und deren Bearbeitung durch den Klinikapotheker ein zentrales Aufgabengebiet im Rahmen der stations- und patientenorientierten Pharmazie. Da es sich hierbei um ein klar definiertes und bisher häufig nur unzureichend bearbeitetes Tätigkeitsfeld handelt, bietet sich diese Aufgabe als Einstieg für die Stationsarbeit des Apothekers besonders an. Wesentliche Arbeitsschritte bei der Durchführung der Arzneimittelanamnese sind:

- Auswahl der Patienten,
- Erheben der arzneimittelrelevanten Daten,
- Bearbeitung der erhobenen Daten,
- Weitergabe und Diskussion der Ergebnisse.

Eine Arzneimittelanamnese sollte insbesondere für komplexere, polypragmatische Medikationen resultierend aus einer Kombination von Haus- und Klinikmedikation obligatorisch erstellt werden. Auch für Patienten mit eingeschränkten Organfunktionen (Herz-, Leber-, Niereninsuffizienz) ist eine kritische Durchsicht der häufig kumulierten Medikation sinnvoll und notwendig.

Die Apotheke bearbeitet dabei die von den Ärzten ausgefüllten Arzneimittelanamnesebögen nach den Kriterien

- Applikation,
- Dosierung,
- Arzneimittelneben- und -wechselwirkungen.

Checkliste Arzneimittelanamnese

Gibt es aktuelle Interaktionen ↔ AM?
Gibt es mögliche Interaktionen AM ↔ Nahrung?
Ist die Dosierung richtig?
Ist die Arzneiform optimal gewählt?
Gibt es Doppelmedikationen?
Ist eine kostenintensive Therapie dabei?

(Quelle: Brüggmann/Hartmann, Unfallkrankenhaus Berlin)

Eine wesentliche Aufgabe hierbei ist die Umsetzung der recherchierten Fakten in eine möglichst praxisnahe Empfehlung zur Arzneimitteltherapie. Für einige Stationen/Abteilungen, die sehr regelmäßig Arzneimittelanamnesen anfordern und eine längere Patientenverweildauer haben, erfolgt zusätzlich die gemeinsame Diskussion der bearbeiteten Anamnesen im Rahmen der Arztbesprechung beziehungsweise der Kurvenvisite. Hierbei wird insbesondere eine gemeinsame Einschätzung der dargestellten arzneimittelbezogenen Probleme vorgenommen. Auch wird die praktische Umsetzung der getroffenen Empfehlungen nochmals besprochen. Diese Besprechungen sind sehr wesentlich, da die arzneimittelbezogenen Probleme nur unter Beachtung des jeweiligen klinischen Umfeldes richtig eingeschätzt und für den Patienten bewertet (klinische Relevanz) werden können. So ist zum Beispiel die klinische Relevanz von Arzneimittelinteraktionen abhängig von:

- der therapeutischen Breite einer Substanz,
- der Steilheit der Konzentrations-Wirkungskurve,
- dem klinischen Status des Patienten (Vorschädigungen).

Der Einsatz moderner Kommunikationstechniken macht es möglich, diese pharmazeutische Serviceleistung der gesamten Klinik anzubieten. Bedingt dadurch, dass die Ärzte die Fälle auswählen, für die eine Arzneimittelanamnese erstellt werden soll, wird eine sehr hohe Akzeptanz für die von der Apotheke vorgeschlagenen Empfehlungen zur Medikation erreicht. Ein wesentlicher Nachteil dieses Verfahrens liegt sicher darin, dass längst nicht alle medikamentösen Problemfälle, für die eine Arzneimittelanamnese sinnvoll wäre, erfasst werden. Regelmäßige Informationen über diese Apotheken-Serviceleistung sind notwendig und sollen helfen, diesem Nachteil entgegenzuwirken.

Durch die Bearbeitung der Arzneimittelanamnese im Rahmen der Online-Kommunikation erhalten die Ärzte eine weitere wertvolle Entscheidungshilfe für die Arzneimitteltherapie ihrer Patienten.

Ziel ist es, zukünftig auf der Basis einer elektronischen Erfassung und Speicherung der gesamten Medikation alle in das Krankenhaus neu aufgenommenen Patienten routinemäßig bezüglich möglicher arzneimittelbezogener Probleme zu überprüfen. Hierdurch lässt sich die Arzneimittelsicherheit für Patient und Arzt weiter deutlich erhöhen und das Risiko, arzneimittelbezogene Probleme nicht rechtzeitig zu erkennen, sinkt.

- **Ergebnisse**

Die bisherigen Erfahrungen haben gezeigt, dass klinisch relevante Interaktionen und Wechselwirkungen vor allen Dingen im Zusammenhang mit den folgenden Arzneimittelstoffen auftreten:

- Antiepileptika,
- Cumarin-Derivate,
- Antihypertonika,
- Diuretika,
- HMG-CoA-Reduktase-Hemmstoffe,
- herzwirksame Glykoside,
- Amiodaron,
- Theophyllin,
- Nichtsteroidale Antirheumatika,
- L-Thyroxin,
- Serotonin-Wiederaufnahmehemmer (SSRI),

- alle Substanzen mit geringer therapeutischer Breite und/oder einer steilen Dosis-Wirkungs-Kurve,
- Rauchen und
- Alkohol.

Wichtige patientenbezogene Dispositionsfaktoren für Interaktionen sind:

- Nierenfunktionsstörungen,
- Leberfunktionsstörungen,
- alle schweren Krankheitszustände mit eingeschränkter Kompensationsfähigkeit (Stoffwechselerkrankungen, kardiale Erkrankungen, Leukopenien).

Weiterhin zeigte sich, dass bei einem erheblichen Teil der Patienten auf ein oder mehrere Medikamente verzichtet werden konnte. Auch ergaben sich in sehr vielen Fällen für die Qualität der Therapie (Wirkung, Nebenwirkung) wichtige Anregungen bezüglich des Applikationsmodus und/oder -zeitpunktes. Die Bedeutung der in dieser Form durchgeführten Arzneimittelanamnese liegt also in einer rational begründeten Beschränkung auf die für die Behandlung notwendigen Arzneistoffe aufgrund pharmakologischer Überlegungen und der gleichzeitigen Optimierung der Therapie durch eine geeignete Applikation. Damit werden zwei wesentliche Maßnahmen zur Verbesserung der letztendlich alles entscheidenden Therapietreue (Patientencompliance) positiv beeinflusst.

Die durch die Apotheker vorgenommene Arzneimittelanamnese, die unbedingt auch die Selbstmedikation umfassen muss, sollte auf weite Bereiche der Klinik ausgedehnt und zu einem festen Bestandteil im Leistungsangebot eines modernen Krankenhauses werden. Dabei kann aufgrund der heute knappen Personalressourcen an eine zunächst konsiliarisch durchgeführte Betreuung verschiedener Abteilungen gedacht werden.

Nach unseren Erfahrungen führt die regelmäßige und breit angelegte Arzneimittelanamnese des patientenorientiert tätigen Apothekers zu einer rationaleren Arzneitherapie während des Krankenhausaufenthaltes und danach. Diese zeichnet sich durch ein höheres Maß an Arzneimittelsicherheit und Wirtschaftlichkeit sowie eine bessere Patientencompliance aus.

I
Pharmakodynamisch orientierte Fälle

Fall 1 — Analgetika-Asthma

Ein Patient, der aufgrund seines Bronchialasthmas mit Salbulair® Dosieraerosol (bei Bedarf) und Pulmicort® Turbohaler® 200 (2-0-2) behandelt wird, klagt, dass er in letzter Zeit wieder häufiger nachts mit Luftnot aufwache, und legt Ihnen folgendes Rezept vor:

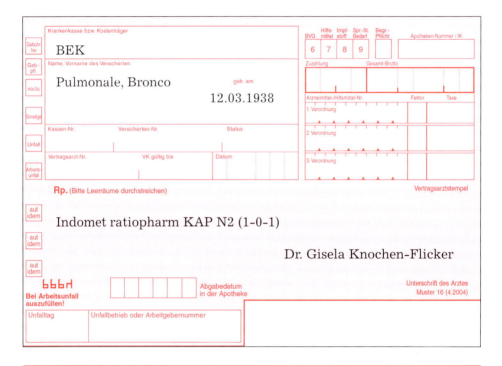

Kurzbeschreibung der Fertigarzneimittel

- **Indomet ratiopharm® Kaps.** (Indometacin)

Indometacin ist ein potentes nichtsteroidales Antirheumatikum (NSAR), das in Form von Tabletten, Gelen, Sprays und Zäpfchen eingesetzt wird. Die Substanz wirkt unter anderem über eine unselektive Hemmung von Cyclooxygenasen (COX), wodurch entzündungs- und schmerzinduzierende Prostaglandine vermindert gebildet werden. Zu den häufigen Nebenwirkungen bei systemischer Anwendung der üblichen Tagesdosis (50 bis 200 mg) gehören abdominelle Schmerzen, Übelkeit, Erbrechen, Durchfall, Magenulzera und Magenblutungen, die zu Anämien führen können. Außerdem können zentralnervöse Nebenwirkungen auftreten. Weil Nebenwirkungen bei Indometacin insgesamt vergleichsweise häufig auftreten, wird es heute als Mittel der Reserve mit guten antiphlogistischen Eigenschaften angesehen.

- **Salbulair®** (Salbutamol)
Salbutamol ist ein kurz wirksames (Wirkdauer ca. 4 Stunden) bronchospasmolytisches β_2-Sympathomimetikum, das zur symptomatischen Behandlung von akuten Asthmaanfällen zugelassen ist. Auch eine Verbesserung der Zilienfunktion und eine Hemmung der Mediatorfreisetzung bei allergischem Asthma werden als Zusatzmechanismen diskutiert. Obwohl 70 bis 90 Prozent der inhalativ applizierten Dosis vom Patienten in den Gastrointestinaltrakt verschluckt werden, sind die sympathomimetischen Nebenwirkungen wie Tachykardie, Blutdruckanstieg, Tremor oder zentrale Erregung gering, da die systemische Bioverfügbarkeit der Muttersubstanz unter 25 Prozent liegt.

- **Pulmicort®** (Budesonid)
Budesonid ist ein lokal wirksames synthetisches Glucocorticoid mit antiphlogistischen, antiallergischen, antiödematösen und antiexsudativen Eigenschaften. Außerdem wirkt es der β-Mimetika-induzierten Rezeptordownregulation entgegen. Man weiß heute, dass Glucocorticoide vor allem auf transkriptionaler Ebene angreifen. Dabei hemmen sie die Aktivität der Transkriptionsfaktoren $NF_\chi B$ und AP-1, vor allem in Leukozyten. Von diesen Transkriptionsfaktoren abhängige Entzündungsmediatoren wie COX-2, Interleukine, TNFα oder Adhäsionsproteine werden auf diese Weise deutlich vermindert. Da diese Prozesse eine gewisse Zeit benötigen, tritt der volle therapeutische Effekt von Budesonid mit einer Verzögerung von Stunden bis Tagen ein. Bei topischer Applikation sind aufgrund der raschen Metabolisierung des resorbierten Anteils der Substanz (hoher First-Pass-Effekt von ca. 90 Prozent) nur wenige Cushing-artige systemische Nebenwirkungen zu erwarten. Die wichtigsten Nebenwirkungen sind Mundsoor durch die lokale Immunsuppression und Heiserkeit durch Stimmbandatrophie.

Erstes Gespräch mit dem Kunden
Der Kunde berichtet, dass er schon seit einigen Jahren unter den Folgen der Arthrose leide, die seit einigen Wochen wieder aktiviert sei und ihn stark belaste. Die Indometacin-Tabletten würden zwar helfen, allerdings sei seit kurzem sein Bronchialasthma wieder schlimmer geworden. Daher möchte er gerne wissen, ob er die Dosis der Antiasthmatika erhöhen könne oder ob weitere Medikamente empfehlenswert seien.

Fragen, die Sie sich stellen könnten
1. Inwieweit kann das gehäufte Auftreten nächtlicher Anfälle mit der Anwendung von Indometacin zusammenhängen?
2. Kann durch Zusatzmedikation oder Therapiewechsel die Problematik vermindert werden?

Antworten
1. Indometacin und auch alle anderen unselektiven COX-Hemmer können ein so genanntes »Analgetika-Asthma« auslösen, bei dem sich auch ein eingestelltes Bronchialasthma akut verschlechtern kann. Dies erklärt man mit dem verstärkten Angebot von Arachidonsäure an die Lipoxygenase-5, wobei dann vermehrt bronchokons-

triktorische Leukotriene gebildet werden (siehe Schaubild). Etwa 10 bis 20 Prozent aller Asthmatiker, insbesondere Patienten mit allergischem Asthma, reagieren mit starken respiratorischen Problemen auf die Gabe von Analgetika des unselektiven COX-Hemmer-Typs. Der Rest reagiert nur mit geringfügiger Verschlechterung der Atemparameter oder verträgt Analgetika gut. Untersuchungen zeigen, dass bei den besonders betroffenen Patienten eine Überexpression der Leukotrien-C4-Synthase vorliegt, wobei das besonders bronchokonstriktorische Leukotrienderivat C4 überproduziert wird.

2. Bei starker Reaktion auf unselektive COX-Hemmer empfiehlt sich ein vorsichtiger Wechsel auf selektive COX-2-Hemmer wie Celecoxib (Celebrex®) oder Etoricoxib (Arcoxia®). Allerdings sollten Kontraindikationen wie KHK oder bestehende Ulzerationen ausgeschlossen sein. Falls aus kardiovaskulärer Sicht notwendig, kann dabei der COX-2-Hemmer mit 30 bis 100 mg ASS kombiniert werden. Eine weitere Alternative stellt die zusätzliche Gabe des Leukotrien-Antagonisten Montelukast (Singulair®) dar, falls auf Indometacin nicht verzichtet werden kann.

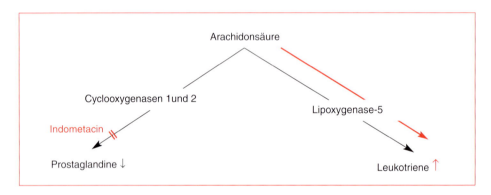

Beratung

Neben diesem Therapiewechsel, der nur vom Arzt vorgenommen werden kann, ist eine engmaschige Überwachung des Patienten anzuraten, um eine Verschlechterung der Atemfunktion rechtzeitig zu erkennen. Falls die oben genannten Maßnahmen nicht greifen oder der Patient weiterhin mit Indometacin behandelt werden muss, kann auch über eine Dosiserhöhung des Glucocorticoids oder über die zusätzliche abendliche Gabe von Salmeterol oder Formoterol nachgedacht werden. Außerdem ist die richtige Handhabung der Geräte zu erklären und eine Cortisonangst des Patienten sowie die Anwendung inhalativer Glucocorticoide als Notfallmedikation auszuschließen. Zur Verminderung der genannten lokalen Nebenwirkungen sollte die Apotheke nicht vergessen, auf folgende Grundregel zur Inhalation von Glucocorticoiden hinzuweisen: inhalieren – Mund kräftig ausspülen – unmittelbar danach essen – nach dem Essen Zähne putzen.

Bei der Abgabe von Analgetika sollten die Kunden auch nach Atemwegserkrankungen befragt werden. Asthma-Patienten sollen Analgetika nur nach Absprache mit dem behandelnden Arzt in der Selbstmedikation anwenden. Weniger betroffen von dieser

Problematik ist das Paracetamol, da es die peripheren Cyclooxygenasen kaum hemmt. Zu beachten ist jedoch, dass Paracetamol nicht antiphlogistisch, sondern nur analgetisch und antipyretisch wirkt.

Kommentar

- Die bei Patienten weit verbreitete Cortisonangst betrifft auch die inhalativen Glucocorticoide. Die Apotheke sollte dafür sorgen, dass die Präparate auch regelmäßig angewendet werden und nicht etwa nur im Bedarfsfall. Die Einführung der inhalativen Fixkombinationen (z. B. Viani®, Symbicort®) mit lang wirksamen β_2-Mimetika hat erheblich zur Verbesserung der Compliance beigetragen, da der Patient dann nicht ausschließlich das cortisonfreie β-Mimetikum nehmen kann. Außerdem spürt der Patient die Wirkung des inhalativen Corticoids bei alleiniger Applikation kaum. In Kombitherapie ist er jedoch von der spürbaren Wirkung des Produkts überzeugt.
- Jedoch gibt es auch Kritisches zu den Kombipräparaten anzumerken. Es mehren sich Daten aus Langzeitstudien, die auf eine erhöhte Morbidität und Mortalität bei Langzeitanwendung hindeuten. Dies gilt sowohl für kardiovaskuläre Ereignisse, die sich mit einer Stimulation der β-Rezeptoren am Herzen erklären ließen, als auch für eine Verschlechterung der obstruktiven Grunderkrankung. Hieran könnte eine Downregulation von β-Rezeptoren der glatten Bronchialmuskulatur beteiligt sein. Leider ist die Beliebtheit der Kombipräparate in der Praxis mittlerweile derart groß, dass sie bei nahezu allen Bronchialindikationen (off-label!) als Primärtherapeutika verordnet werden. Aus gegebenem Anlass ist darauf hinzuweisen, dass sie nach dem Asthma-Stufenplan (Leitlinien) der Deutschen Atemwegsliga erst ab Stufe 3 eingesetzt werden sollen. Diese Einstufung sollte aus genannten Gründen künftig wieder strenger eingehalten werden. Besonders kritisch zu sehen ist auch der viel zu frühzeitige und häufige Einsatz der Kombipräparate bei der primär auf Zerstörungsprozessen beruhenden chronisch obstruktiven Lungenerkrankung (Chronic Obstructive Pulmonary Disease, COPD). Die Glucocorticoid-Anwendung führt hier wegen der immunsuppressiven Wirkung zu einem vermehrten Auftreten von Infekten im Respirationstrakt. Die genaue Indikation der Kombipräparate bei COPD lautet daher: »Symptomatische Behandlung von Patienten mit schwerer COPD ($FEV_1 < 50\%$ des Normwertes) und wiederholten Exazerbationen in der Vorgeschichte, die trotz einer regelmäßigen Behandlung mit lang wirksamen Bronchodilatatoren erhebliche Symptome aufweisen«.

Fall 2 — Zeckenstich – Borreliose

Die kleine Helena betritt mit ihrem Vater die Apotheke, legt Ihnen folgendes Rezept vor und bittet um Bonbons und Poster.

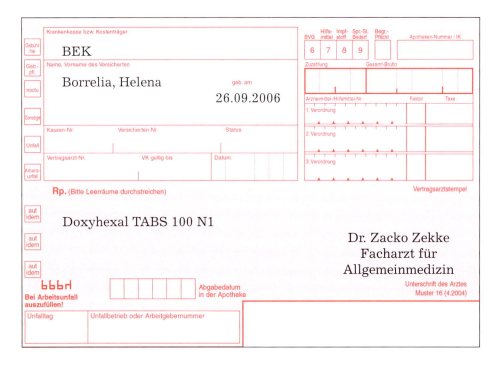

Kurzbeschreibung der Fertigarzneimittel

- **Doxyhexal® 100 Tabl.** (Doxycyclin)

Doxycyclin ist ein bakteriostatisches Tetracyclin-Antibiotikum, das die bakterielle Proteinbiosynthese durch Bindung an die 30-S-Untereinheit der bakteriellen Ribosomen hemmt. Dadurch wird die Anlagerung von t-RNA-AS-Molekülen an die mRNA unterbunden und es kommt zum Kettenabbruch.

Bei einer HWZ von > 20 Stunden ist die 1- bis 2-mal tägliche Applikation ausreichend. Tetracycline bilden mit mehrwertigen Kationen wie Ca^{2+}, Fe^{3+} oder Al^{3+} schlecht lösliche Komplexe. Bei der Einnahme sollten daher mögliche Verschlechterungen der Bioverfügbarkeit durch Interaktionen mit Arzneimitteln (z. B. Antacida oder Eisenpräparate) oder Lebensmitteln (z. B. Milchprodukten) beachtet werden.

Die Komplexbindungsaffinität hat auch zur Folge, dass Tetracycline in Schwangerschaft und Stillzeit sowie bei Kindern unter 8 Jahren kontraindiziert sind bzw. eine strenge Indikationsstellung geboten ist, da es zur irreversiblen Einlagerung in Knochen und

Zähne der Heranwachsenden kommen kann. Diese Eigenschaft ist jedoch bei Doxycyclin geringer ausgeprägt als bei der Leitsubstanz Tetracyclin.

Erstes Gespräch mit dem Kunden

Der Kunde erzählt Ihnen, dass seine Tochter nach der Entfernung einer Zecke eine Rötung an der Einstichstelle aufwies, die sich immer weiter vergrößert habe. Daraufhin habe er den Hausarzt angerufen, der vermutete, es handle sich um Anzeichen einer Lyme-Borreliose. Er habe dann das vorliegende Rezept in der Praxis am Empfang abgeholt und die Empfehlung erhalten, die antibiotische Therapie noch heute zu beginnen. Einen Termin beim Arzt habe er erst in einigen Tagen und deshalb möchte er zu Einnahmehinweisen beraten werden.

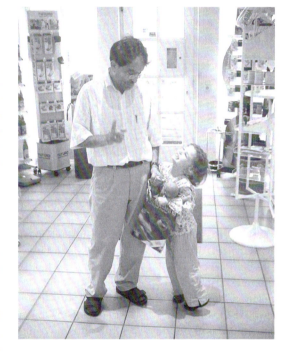

Fragen, die Sie sich stellen könnten

1. Woran erkennt man eine Borreliose und wie kann sie effizient behandelt werden?
2. Ist Doxycyclin unter der gegebenen Indikation für ein Kleinkind vertretbar oder gibt es andere, für kleine Kinder besser geeignete Antibiotika mit ausreichender Wirksamkeit?
3. Ist die Borreliose in Deutschland tatsächlich eine weit verbreitete Gefahr und was können Sie Ihren Kunden allgemein zu diesem Thema raten?

Antworten

1. Es handelt sich um eine bakterielle Infektion mit Spirochäten der Gattung Borrelia (burgdorferi, recurrentis, duttonii). Die Erkrankung wird durch Zeckenstich übertragen und stellt derzeit in Deutschland ein großes Problem dar (ca. 60.000 Neuinfektionen pro Jahr). Die Erkrankung verläuft häufig in 3 Stadien, die sehr vielgestaltig sind. Für die Diagnostik kommt erschwerend hinzu, dass das erste Stadium fehlen kann. Nach Erstinfektion sind jedoch auch Spontanheilungen möglich. Ein Durchlaufen aller Stadien ist also nicht obligat und tritt nur bei ca. 10 bis 15 Prozent a Infizierten auf.

   1. Stadium
   Nach einer Inkubationszeit von 2 bis 3 Tagen zeigt sich in ca. 70 Prozent der Fäll zentrifugal wandernde Rötung um die Einstichstelle (Erythema migrans; »W

röte«). Hinzu kommen häufig grippeähnliche Symptome, wie Gliederschmerzen, Fieber, Lymphknotenschwellung und Kopfschmerzen. Im Gegensatz zum grippalen Infekt fehlen jedoch die Symptome Schnupfen und Husten. In dieser Phase sollte schnell und konsequent gehandelt werden, da die Erreger hier noch einfach antibiotisch zu behandeln sind (Ansprechrate > 90 Prozent). Infrage kommen orale Tetracycline, β-Lactam-Antibiotika oder Makrolide.

2. Stadium
Die Monate bis Jahre nach Erstinfektion auftretenden Symptome können geprägt sein von Wechselfieber und rheumatoiden Beschwerden. Hierbei sind vorwiegend die großen Gelenke wie das Kniegelenk betroffen (intermittierende Lyme-Arthritis).

3. Stadium
Jahre nach Erstinfektion kann es zu einem Befall verschiedener Organe wie Niere, Lunge, Leber, Herz oder Gehirn kommen. Jetzt hat sich die Borreliose zu einer bedrohlichen Erkrankung entwickelt, welche die Lebensqualität der Betroffenen stark einschränkt. Die Patienten können je nach Organmanifestation an Meningitis, Enzephalitis, Karditis oder peripheren Neuropathien leiden. Die Infektion ist nun mit Antibiotika schwer zu behandeln, da die Erreger sich eingekapselt haben, stark streuen und Resistenzen aufweisen können. Behandelt wird nun mit hochwirksamen Cephalosporinen wie Ceftriaxon und eventuell Aminoglykosiden.

2. Ein zwingender Grund zur Anwendung von Doxycyclin besteht nicht. Aminopenicilline (Mittel der Wahl ist Amoxicillin 3-mal täglich 20 bis 40 mg/kg KG peroral), Cephalosporine oder Makrolide sind in der Phase des Erythema migrans ausreichend wirksam. Trotz der Notwendigkeit zu schnellem Handeln kann bei Kindern unter 8 Jahren also auf andere Antibiotika ausgewichen werden.

3. Borreliose ist mittlerweile in Deutschland zu einem ernsten Problem geworden. Neuere Schätzungen gehen davon aus, dass über 30 Prozent aller Zecken mit diesem Erreger infiziert sind. Ein Impfstoff ist in Deutschland im Gegensatz zur seltenen (!) Viruserkrankung FSME derzeit noch nicht erhältlich, da es zu viele Antigentypen bei uns gibt. Ein polyvalenter Impfstoff gegen verschiedene Oberflächenantigene befindet sich noch in der Entwicklung.

Daraus ergibt sich, dass einer gezielten Beratung zur Expositionsprophylaxe sowie allgemeinen Hinweisen große Bedeutung zukommt.

Beratung

In Bezug auf die kleine Helena gilt es, im vorliegenden Fall Rücksprache mit dem Arzt zu halten und eine der genannten Alternativen (z. B. Amoxicillin) vorzuschlagen. Bei einem so jungen Kind stellt ein Tetracyclinderivat wegen der Gefahr der Einlagerung in Knochen und Zähne ein unnötiges Risiko dar.

Bezüglich der Möglichkeit der so wichtigen Prophylaxe sollten Sie Ihre Kunden über Folgendes aufklären:

1. Eine (FSME-)»Zeckenimpfung« bietet, wie bei Laien vielfach falsch angenommen, keinen Schutz vor Borreliose. Die FSME ist eine durch Zecken übertragene Viruserkrankung, die nur in Endemiegebieten (z. B. einige Regionen in Bayern, Baden-Württemberg, Südhessen und Österreich) verbreitet ist. Als Symptome können

nach einer 1- bis 2-wöchigen Inkubationszeit hohes Fieber, Erbrechen, Schwindel, Bewusstseinsstörungen und Muskelstörungen auftreten. Eine kausale Behandlung ist nicht möglich. Zumeist werden strikte Bettruhe (bei schweren Verlaufsformen stationär) und die symptomatische Therapie mit NSAR empfohlen. In begründeten Fällen werden Antibiotika zur Prophylaxe bakterieller Exazerbationen eingesetzt. Eine Impfung wird für Ältere, Immunschwache und Kinder bei Aufenthalten in Endemiegebieten empfohlen.

2. Typische Risikogebiete für Zecken sind Wälder mit dichten Büschen und Wiesen. Diese Zeckenbiotope sollten insbesondere in den Monaten März bis Oktober nur mit bedeckender Kleidung betreten werden. Zumindest sollte nach einem Aufenthalt in Risikoarealen (Waldspaziergang, Picknick) am Abend der Körper nach Zecken abgesucht werden.

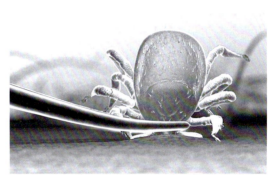

3. *Sehr wichtig:* Zecken so schnell wie möglich entfernen! Die Übertragung von Borrelien erfolgt zumeist erst nach mehr als 24 Stunden Saugzeit. Da bei der Entfernung von Zecken immer noch zahlreiche Unsitten praktiziert werden, sollten Sie Ihren Kunden folgende Empfehlungen geben:
- Zecke vor dem Entfernen *nicht* am Hinterteil quetschen,
- *keine* Verwendung von Öl, Alleskleber, Kölnisch Wasser oder ähnlichen »Hausmitteln« vor der Entfernung.

In diesen Fällen werden aus dem Darm der Zecke mechanisch bzw. durch »Todeskampf« vermehrt Borrelien in das Blut übertragen und das Risiko einer Infektion steigt deutlich an. Stattdessen sollte die Zecke an der Bissstelle (am Vorderteil) mit einer Pinzette oder speziellen Zeckenzange gefasst und mit einer Drehbewegung herausgezogen werden. Ein in diesem Falle gelegentliches Zurückbleiben von Beißwerkzeug in der Haut ist kein Problem, da es in Bezug auf Borreliose nicht infektiös ist und mit der Hautregeneration abgestoßen wird.

Zusätzlich können Sie Ihren Kunden bei Bedarf desinfizierende, beispielsweise Octenisept®- oder PVP-Iod-Dermatika zur Applikation nach Entfernung empfehlen.

Kommentar
- Manchmal wird man in der Apotheke gefragt, ob aufgrund der weiten Verbreitung der Borreliose eine generelle Antibiotikaprophylaxe nach Zeckenbiss erfolgen sollte. Ernsthaft in Betracht kommt eine Prophylaxe nach heutiger Auffassung nur bei verdächtigen Symptomen, bei Risikopatienten und wenn die Zecke erst nach längerer Saugzeit (> 24 Stunden) entfernt werden konnte. Dies lässt sich an der Größe der Zecke erkennen (deutliche Blutfüllung der hinteren Extremitäten).
- Man sollte in der Apothekenpraxis besser nicht davon ausgehen, dass jedes Rezept immer vom behandelnden Arzt persönlich ausgestellt wird. In einigen Arztpraxen

liegen bei den Sprechstundenhilfen unterschriebene Rezepte als »Blankoschecks«. Diese werden den Patienten gelegentlich auch ohne direkte ärztliche Einwirkung ausgehändigt.

Hierbei wird einmal mehr die Notwendigkeit eines wachsamen Apothekers zur Wahrung der Arzneimittelsicherheit deutlich.

- Bei phototoxischen und photoallergischen Reaktionen auf Doxycyclin empfehlen sich insbesondere pigmenthaltige Sonnenschutzmittel (auch als Prophylaktikum unter Doxycyclin-Therapie gut geeignet). Antihistaminika helfen hierbei selten, ihr Einsatz ist vorwiegend auf urtikarielle Hautreaktionen beschränkt.

Malaria-Prophylaxe oder Stand-by?   Fall 3 – Öffentliche Apotheke

Fall 3   Malaria-Prophylaxe oder Stand-by?

Die Kundin legt folgendes Rezept vor und fragt nach, ob sie das übrig gebliebene Lariam® vom letzten Urlaub noch mal »zur Vorbeugung« für ihre bevorstehende Vietnam-Reise mitnehmen könne.

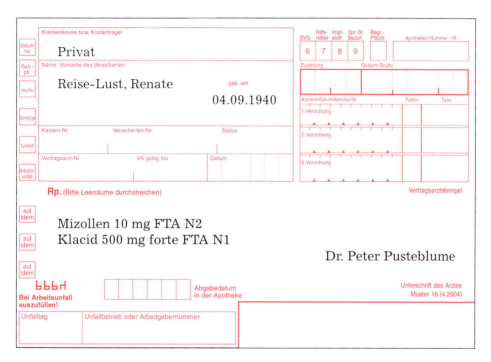

Kurzbeschreibung der Fertigarzneimittel

- **Mizollen® Filmtabl.** (Mizolastin)
Mizolastin ist ein selektiver H_1-Rezeptorantagonist, der zur Behandlung der saisonalen allergischen Rhinokonjunktivitis und Urtikaria eingesetzt wird. Die Affinität zu anderen Rezeptoren ist gering. Insbesondere treten in therapeutischer Dosierung von 1-mal 10 bis 20 mg keine relevanten anticholinergen Effekte auf. Die Substanz ist kaum ZNS-gängig und wirkt daher nur schwach sedierend. Zu beachten sind Vorsichtsmaßnahmen bei älteren Patienten, da Mizolastin das QT-Intervall (die QT-Zeit) im EKG verlängern kann. Dies erhöht das Risiko der so genannten Torsade-de-pointes-Arrhythmie, einer Form der Kammertachykardie, bei der der Patient mit Schwindel und Ohnmacht reagiert. Gelegentlich treten bei dieser Rhythmusstörung auch Todesfälle auf.

- **Klacid® Filmtabl.** (Clarithromycin)
Clarithromycin ist ein Makrolidantibiotikum mit breitem Wirkspektrum gegen viele grampositive und gramnegative Erreger. Es ist zugelassen bei Infektionen der Atemwege,

des HNO-Bereichs und der Haut. Auch wird es gerne im Rahmen einer Eradikationstherapie gegen Helicobacter pylori eingesetzt. Da seine Wirkdauer ca. 12 Stunden beträgt, wird es 2-mal täglich in Tagesdosierungen von 500 bis 2000 mg bei Erwachsenen angewendet. Clarithromycin ist relativ gut verträglich, selbst Durchfälle treten nur gelegentlich auf, was vermutlich auf die hohe Resorptionsquote im Dünndarm zurückzuführen ist. Unbedingt zu beachten sind die vielen möglichen Wechselwirkungen mit anderen Arzneimitteln, da die Makrolidantibiotika (vor allem Erythromycin und Clarithromycin) potente CYP-Inhibitoren sind.

- **Lariam® Tabl.** (Mefloquin)

Mefloquin wird zur Prophylaxe und Therapie verschiedener Malaria-Formen wie Malaria tertiana oder Malaria quartana angewendet. Es ist auch gegen Plasmodium falciparum wirksam, eine Protozoen-Art, welche die gefährliche Malaria tropica auslösen kann.

Der Wirkmechanismus entspricht dem von Chinin, Chloroquin und Lumefantrin. Die Substanzen hemmen die Plasmodien-Hämpolymerase der Blutschizonten. Dieses Enzym wird von Plasmodien benötigt, um eine Anreicherung membranschädigender Hämmetaboliten zu vermeiden. Für ihre Vermehrung gewinnen die erythrozytären Formen der Erreger in ihrer Nahrungsvakuole essenzielle Aminosäuren durch den Abbau von Hämoglobin. Dabei entsteht aus der Hämkomponente ein toxisches Nebenprodukt (Ferriprotoporphyrin IX), das von den Protozoen durch die Hämpolymerase zu Hämazoin entgiftet (polymerisiert) wird.

Erwachsene nehmen zur Prophylaxe 1-mal wöchentlich 250 mg Mefloquin. Die Gabe sollte mindestens eine Woche vor Abreise beginnen und bis vier Wochen nach Wiederkehr ins Heimatland fortgeführt werden. Viele Reisende verwenden Lariam® nur als »Stand-by«, um dann im Falle einer Infektion vor Ort schnell medikamentös versorgt zu sein. Bei Vorliegen einer akuten Malaria-Infektion werden ca. 15 mg/kg benötigt.

Erstes Gespräch mit der Kundin

Sie erfahren, dass eine geführte Gruppenreise nach Vietnam in einer Woche startet. Für diesen Fall möchte die Kundin gut gerüstet sein. Die verordnete Medikation sei nur als »Stand-by« gedacht, da sie oft allergisch auf Lebensmittel reagiere und zudem häufiger mit Atemswegsinfektionen zu kämpfen habe. Auch habe sie das Lariam® beim letzten Urlaub nicht einsetzen müssen und es sei daher noch übrig. Jetzt fragt sie den Apotheker um Rat, ob sie es lieber vorbeugend einsetzen oder wie beim letzten Urlaub nur als »Stand-by« mitnehmen soll.

Fragen, die Sie sich stellen könnten

1. Ist Lariam überhaupt ein geeignetes Malariamittel für Vietnam und was ist sinnvoller, Prophylaxe oder Stand-by?
2. Ist die möglicherweise notwendige Kombination des H_1-Antihistaminikums mit einem Makrolidantibiotikum und Mefloquin unbedenklich oder könnte es Probleme geben bzw. welche Alternativen kommen infrage?

Antworten

1. Bei derartigen Anfragen ist in der Apotheke immer auf die Haltbarkeit der Arzneimittel und die sachgerechte Lagerung zu achten, damit die Wirkung nicht beeinträchtigt ist. Informationen, welches Malariamittel für welches Land gerade empfohlen wird, erhalten Sie in der Apothekenpraxis von aktuellen Impfprogrammen, der Roten Liste, von Tropeninstituten und von der STIKO. So würde sich zeigen, dass für Vietnam-Reisen Lariam® zwar ein geeignetes Malariamittel darstellt, aber bei älteren Patienten vor allem wegen der möglichen Herzrhythmusstörungen nur bei Vitalindikation im Akutfall eingesetzt werden sollte. Empfehlenswert bei älteren Patienten wäre also »Stand-by« unter konsequenter Expositionsprophylaxe gegen die Anopheles-Mücke (Repellentien, schützende Kleidung, Moskitonetze) oder ein anderes Malaria-Mittel wie Malarone® (Atovaquon + Proguanil) zur Prophylaxe. Bei diesem Arzneimittel sind keine klinisch relevanten kardialen Wirkungen bekannt.
2. Die Kombination von Mizolastin, Clarithromycin und Mefloquin ist nicht empfehlenswert, da alle drei Arzneistoffe die QT-Zeit verlängern können. Außerdem hemmt Clarithromycin die Metabolisierung von Mizolastin und Mefloquin, wodurch deren Plasmaspiegel ansteigen. Dadurch ist die Gefahr von Kammerarrhythmien vom Torsade-de-pointes-Typ erhöht. Da eine bei Vitalindikation notwendige engmaschige EKG-Überwachung der Patientin bei einer Vietnam-Reise kaum möglich sein dürfte, sollte die Medikation verändert werden.

Beratung

Aufgrund der beschriebenen Risiken bietet sich die Mitnahme von Malarone® ins Urlaubsgebiet an. Sollte eine Prophylaxe erwünscht sein, muss täglich 1 Filmtablette, spätestens einen Tag vor Abreise und mindestens 7 Tage nach Wiederkehr, unmittelbar nach dem Essen, in aufrechter Position, eingenommen werden. Bezüglich der Stand-by-Medikation bietet sich eine Rücksprache mit dem Arzt an. Dieser kann zur Vermeidung der genannten Komplikationen das Antihistaminikum austauschen, zum Beispiel gegen Levocetirizin (Xusal®) oder Desloratadin (Aerius®), für die keine klinisch relevanten QT-Zeit-Verlängerungen bekannt sind. Auch könnte für das Makrolidantibiotikum ein β-Lactam-Antibiotikum zum Einsatz kommen, da diese Stoffgruppe keine Wechselwirkungen mit Antihistaminika zeigt.

Kommentar

Die Gefahr von QT-Zeit-Verlängerungen sollte in der Apothekenpraxis nicht unterschätzt werden. Wenn die QT-Zeit bei älteren Patienten auf über 450 ms verlängert wird, steigt das Risiko für ventrikuläre Arrhythmien deutlich an. Viele Pharmaka wie Halofantrin (Halfan®), Droperidol, Gyrasehemmer, Astemizol (Hismanal®) sind wegen QT-Zeit-Verlängerungen vom Markt genommen worden. Budipin (Parkinsan®) kann nur noch beim Hersteller bezogen werden und Terfenadin wurde aus der Apothekenpflicht wieder in die Verschreibungspflicht zurückgeführt.

Zur weiteren Information siehe Fall 27 und www.azcert.org.

Fall 4 — Cortisonangst

Die Italienerin Frau Corti-Refuso steht vor Ihnen und überreicht Ihnen mit sichtbarer Skepsis folgendes Rezept:

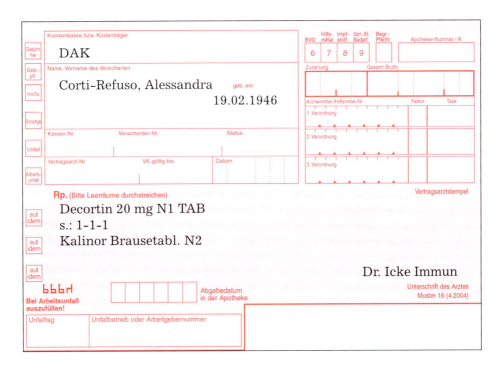

Kurzbeschreibung der Fertigarzneimittel

- **Decortin® Tabl.** (Prednison)
Diese häufig eingesetzte synthetische Variante des körpereigenen Cortisols verfügt über eine mittlere Wirkdauer (ca. 24 Stunden) und Wirkstärke (ca. 4-mal stärker als Cortisol). Corticoide verstärken die Gluconeogenese, Proteolyse und Lipolyse. Therapeutisch genutzt werden die in pharmakologischen Dosen antiphlogistischen, antiproliferativen und immunsuppressiven Eigenschaften. Die Indikationen sind den Wirkungen entsprechend vielfältig und reichen von rheumatischen Erkrankungen über Asthma und Allergien bis hin zur Verhinderung von Autoimmunreaktionen.

Die Corticoid-Nebenwirkungen können vielgestaltig und schwerwiegend sein. Es können u. a. auftreten: Fettstoffwechselstörungen (Vollmondgesicht, Stiernacken, Stammfettsucht), Glucoseintoleranz, Steroid-Diabetes, Steroid-Akne, Osteoporose, Hypertonie, Haut- und Muskelatrophie (Pergamenthaut), erhöhte Infektanfälligkeit, Hämatome, Appetit- und Antriebssteigerung (zentralnervöse Nebenwirkungen).

- **Kalinor® Brausetabl.**
Kaliumcitrat und Kaliumhydrogencarbonat werden zur Kaliumsubstitution bei Hypokaliämie bzw. zur Prophylaxe einer Hypokaliämie eingesetzt.

Dosierungen, die zur Beseitigung einer Hypokaliämie notwendig sind, liegen zwischen 1000 und 3000 mg, berechnet als Kalium-Ionen, was etwa 40 bis 120 mmol entspricht (Dosierung wird oft in mmol angegeben). Dabei sollte ein Zielplasmaspiegel von 3,5 bis 5 mmol/l angestrebt werden. Hyperkaliämien bei Überdosierung sind möglich. Plasmaspiegel > 6.5 mmol/l gelten als bedrohlich.

Erstes Gespräch mit der Kundin
Frau Corti-Refuso berichtet, dass ihre seit kurzem bestehenden starken Gelenkschmerzen als akute Arthritis diagnostiziert worden seien. Dazu habe sie jetzt vom Arzt erstmalig ein Corticoid verschrieben bekommen, das sie als Stoßtherapie eine Woche nehmen solle. Sie habe jedoch schon viel über die schlimmen Nebenwirkungen von Cortison gehört und erwäge, das Medikament nicht einzunehmen. Außerdem wundere sie sich über die Einnahmeanweisung des Arztes von 3-mal 1 Tablette. Sie habe von einem Apotheker aus der Nachbarschaft gehört, dass es wichtig sei, die gesamte Cortison-Tagesdosis morgens einzunehmen. Außerdem wolle sie gerne wissen, warum der Arzt Kalinor® verschrieben habe.

Fragen, die Sie sich stellen könnten
1. Ist die Verordnung von 3-mal 1 Tablette gerechtfertigt?
2. Welche sonstigen Hinweise können Sie der verängstigten bzw. unsicheren Kundin geben, um die Compliance zu verbessern und um die gefürchteten Nebenwirkungen zu minimieren?
3. Wofür könnte die Verordnung von Kalinor® gedacht sein?

Antworten
1. Bei der systemischen Cortison-Therapie muss man zwischen einer Kurzzeitbehandlung (bis ca. 4 Wochen) und einer Langzeittherapie unterscheiden. Der menschliche Körper ist physiologisch in Stresssituationen an einen hohen Cortisol-Spiegel gewöhnt. Die Nebennierenrinde setzt pro Tag je nach Belastungssituation ca. 10 bis 200 mg Cortisol frei. Deshalb ist auch eine hoch dosierte Kurzzeittherapie für den Betroffenen in der Regel gut verträglich. Die zu erwartenden Nebenwirkungen beschränken sich hierbei auf zentralnervöse Störungen (z. B. Unruhe), erhöhte Infektanfälligkeit und gestörte Glucosetoleranz, was jedoch in der Praxis in den allerwenigsten Fällen zu ernsthaften Problemen führt.
Die oben beschriebenen Nebenwirkungen beziehen sich vor allem auf eine hoch dosierte (> 7,5 mg Prednison-Äquivalent), systemische Langzeittherapie (> 1 Monat). Hier sind die genannten Nebenwirkungen ein ernsthaftes Problem, da sie sehr häufig auftreten.

Bei der exogenen Corticoid-Therapie möchte man einer Hemmung der endogenen Cortisol-Synthese entgegentreten, um damit das Risiko einer Nebenniereninsuffizienz zu minimieren. Hierzu weiß man, dass die endogene Cortisol-Freisetzung einer zirkadianen Rhythmik unterliegt, bei der maximale Plasmaspiegel morgens zwischen 6 und 8 Uhr auftreten. Zu diesem Zeitpunkt ist es der Körper quasi gewohnt, hohe Cortisol-Dosen zu tolerieren, da die Empfindlichkeit der übergeordneten endokrinen Zentren (Hypothalamus und Hypophyse) morgens am geringsten ist. Die endogene Produktion wird also am besten aufrechterhalten, wenn man die gesamte Tagesdosis morgens verabreicht oder alternierend jeden zweiten Morgen die doppelte Tagesdosis appliziert. Allerdings ist dies bei akuten entzündlichen Erkrankungen oder wenn auch nachts eine starke Wirkung gebraucht wird, nicht immer ausreichend. In den späten Nacht- und frühen Morgenstunden des folgenden Tages klagen dann Asthmapatienten über Atemnot und Rheumatiker über Gelenkschmerzen. Dann muss die Dosis über den Tag verteilt werden, wobei eine möglichst enge Adaption an die endogene Freisetzungskinetik angestrebt werden sollte (z. B.: 2-1-½).

Im vorliegenden Fall handelt es sich jedoch um eine Therapie, die auf eine Woche beschränkt ist. Hierbei spielen derartige Überlegungen überhaupt keine Rolle. Weder bei den Applikationsintervallen noch beim Absetzen müssen generelle Empfehlungen beachtet werden. Die verordnete Dosierung (1-1-1) ist vor dem Hintergrund der Kurzzeittherapie im akuten entzündlichen Geschehen nicht ungewöhnlich, sondern »lege artis«.

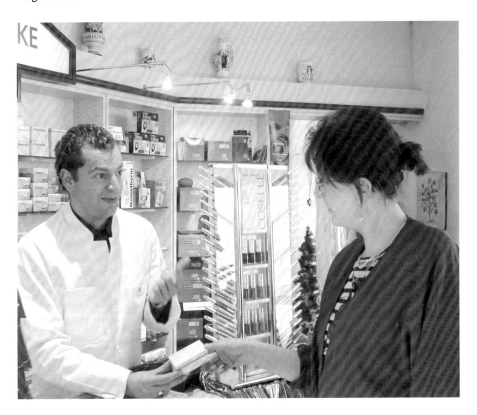

2. Da die »Cortisonangst« aufgrund der weiten Verbreitung schon zu einem feststehenden Begriff geworden ist, sollte auch seitens des Apothekers Aufklärungsarbeit geleistet werden. Erklären Sie Ihren Patienten möglichst sorgfältig, aber sensibel Risiken und Vorteile der Therapie. Nehmen Sie ihnen soweit wie möglich übertriebene Angst und geben Sie Hinweise zur Anwendung und Minimierung von Nebenwirkungen (siehe auch Beratung).
3. Bezüglich der Frage nach dem Kalium könnte es sein, dass der Arzt eine Hypokaliämie festgestellt hat. Hier bietet sich die Frage nach der sonstigen Medikation der Patientin an (Diuretika?, Laxanzien?). Ansonsten wird Kalium auch zur Prophylaxe der mineralocorticoiden Wirkung von Prednison eingesetzt. Dies wäre jedoch im vorliegenden Fall aufgrund der kurzen Therapiedauer eine übertriebene Maßnahme.

Beratung

Für diesen Fall mit Frau Corti-Refuso gelten die allgemeinen Regeln für eine gute Cortison-Beratung. Folgende Aspekte sollten Sie in die Beratung einfließen lassen:

- Eine systemische Kurzzeittherapie < 1 Monat (auch hoch dosiert) ist meistens gut verträglich → Ängste des Kunden ansprechen und Verunsicherung beseitigen.
- Zeitlich begrenzte *lokale* Anwendungen (Asthmaspray, Dermatika, Rektalinstillationen, intraartikuläre Injektionen) sind wegen der geringen systemischen Effekte nebenwirkungsarm → Angst nehmen und Anwendung erklären (z. B. Cortison-Spray: »sprühen, spülen, essen, putzen«).
- Bei der systemischen Langzeittherapie gilt:
  - nach (hoch dosiertem) Therapiebeginn auf geringste mögliche Dosis reduzieren (< 7,5 mg/d Prednisolon anstreben),
  - Derivate mit geringer mineralocorticoider Wirkung bevorzugen (z. B. Methylprednisolon),
  - ausschleichend absetzen,
  - größte Tagesdosis morgens.

Der Apotheker kann bei der systemischen Langzeittherapie noch folgende zusätzliche Ratschläge geben:

- Proteinreiche, fettarme und kohlenhydratmodifizierte Ernährung bevorzugen. Dabei ist der Anteil komplexer Kohlenhydrate zu erhöhen und der Anteil schnellverfügbarer Kohlenhydrate (Süßes, Kartoffeln, Brot, Nudeln, Reis) zu senken.
- Calcium-/Vitamin-D-Substitution (Minderung des Osteoporoserisikos).
- Cortison niemals eigenmächtig absetzen (mangelnde Belastbarkeit!).
- CAVE: Steroid-Diabetes (»Gluco«-Corticoid!) → Blutzuckerspiegel alle 4 Wochen kontrollieren. Diabetiker engmaschig, mehrfach täglich.
- Kaliumspiegel kontrollieren lassen.
- Knochendichtemessungen, Augenuntersuchungen und Magenuntersuchungen (vor allem in Kombination mit NSAR) durchführen lassen.

Da es sich im vorliegenden Fall jedoch lediglich um eine einwöchige Therapie handelt, ergibt sich nur die Notwendigkeit, die Patientin über die genannten Grundsätze verständlich aufzuklären und zu beruhigen. Wenn die wichtigsten Kontraindikationen (z. B. schwere Infektionen) beachtet werden, sind weitere Hinweise nicht notwendig.

Kommentar
- Bei akut auftretenden Arthritiden sollte auch an die Möglichkeit einer Lyme-Borreliose gedacht werden, da diese Erkrankung mit ca. 60.000 Neuinfektionen pro Jahr mittlerweile in Deutschland weit verbreitet ist und von Ärzten häufig falsch als Rheuma oder Fibromyalgie diagnostiziert wird (genaueres zur Lyme-Borreliose siehe Fall 2).
- Die Substitution von Kalium ist auch bei der Langzeittherapie kaum notwendig, wenn Corticoide mit geringerer mineralocorticoider Wirkung eingesetzt werden (z. B. Methylprednisolon). Vor allem für Risikogruppen wie Hypertoniker, Herzinsuffiziente oder alte, multimorbide Patienten wäre die Anwendung solcher Derivate ein Vorteil. Oft wird dies leider auch aus Kostengründen nicht beachtet (Prednison und Prednisolon sind billiger). In diesem Fall kann der Apotheker, wie erwähnt, bei Langzeittherapie zumindest mit der Empfehlung zur Supplementierung mit Kalium und Calcium sowie dem Hinweis auf NaCl-arme Kost eine wertvolle Hilfe leisten.
- Nicht nur in diesem Fall, sondern generell sollte der Apotheker bei der Beratung mit der bloßen Nennung von Nebenwirkungen aus Compliance-Gründen vorsichtig sein. Zu beachten ist vor allem bei ängstlichen Kunden die suggestive Wirkung der Aussagen des Apothekers. Dies ist sowohl in Bezug auf eine positive als auch auf eine eher negative Haltung gegenüber der Medikation zu beachten. Um es klar zu formulieren: Durch die bloße Nennung von Nebenwirkungen können Sie diese beim Patienten auslösen. Dieses Phänomen ist möglicherweise leichter nachvollziehbar, wenn Sie Folgendes bedenken: Wenn Ihnen jemand am Kopf juckend (scherzhaft) erzählt, dass er Läuse habe, dauert es garantiert nicht lange, bis Sie sich auch kratzen müssen.

Fall 5 — Compliance-Probleme bei Hypertonie

Herr Besserweis, ein eher unbeliebter Stammkunde, betritt die Apotheke und möchte von Ihnen seinen Blutdruck kontrollieren lassen. Sie messen 190/105. Als Sie ihn auf den hohen Wert aufmerksam machen, wiegelt der Patient ab und versichert Ihnen, dass es ihm ausgezeichnet gehe, er sportlich aktiv sei und sich ausgewogen ernähre.

Dann möchte er seine bestellten 500 g Lakritz mitnehmen und bittet um 2 Packungen Aleve®.

Kurzbeschreibung des Fertigarzneimittels

- **Aleve® Filmtabl.** (Naproxen)

Naproxen ist ein nichtsteroidales Antirheumatikum (NSAR) und Analgetikum, das bis 250 mg pro Dosis zur Behandlung von Schmerzen und Fieber von der Verschreibungspflicht ausgenommen ist. Das zu den Propionsäurederivaten zählende Naproxen wirkt u. a. über eine unselektive Hemmung von Cyclooxygenasen (COX), wodurch entzündungs- und schmerzinduzierende Prostaglandine vermindert gebildet werden. Die lange Wirkdauer von 12 bis 14 Stunden ermöglicht eine ein- bis zweimal tägliche Anwendung. Die analgetische Tagesdosis liegt bei 0,25 bis 0,5 g, die antiphlogistische bei 0,5 bis 1,25 g.

Erstes Gespräch mit dem Kunden

Nach der Blutdruckmessung erfahren Sie vom Patienten, dass bei Blutdruckkontrollen in der Vergangenheit immer ähnliche Werte gemessen worden seien. Weil es ihm nicht schlecht gehe, habe er eine Konsultation seines Hausarztes bezüglich des Blutdrucks bislang nicht für notwendig gehalten. Lakritz konsumiere er in größeren Mengen zwischen den Mahlzeiten sowie abends vor dem Fernseher. Aleve® (1-mal 2 = 500 mg) nehme er erst seit ca. 8 Monaten täglich zur Prophylaxe seiner chronischen Spannungskopfschmerzen.

Fragen, die Sie sich stellen könnten

1. Wie könnte man den schwierigen Hochdruck-Patienten motivieren, sich in Hinblick auf die zu befürchtenden Hypertonie-Spätschäden ärztlich untersuchen und behandeln zu lassen?
2. Könnte der starke Lakritzkonsum mit der Hypertonie etwas zu tun haben oder gar kontraindiziert sein?
3. Kann Naproxen zur Prophylaxe von chronischen Spannungskopfschmerzen eingesetzt werden, welche Risiken bestehen bei Dauerkonsum von Naproxen und welche Beratung könnte man in der Apotheke leisten?

Antworten

1. In der Apothekenpraxis ist es nicht ungewöhnlich, dass Sie hypertone Patienten mit Compliance-Problemen antreffen, da ihnen ein Krankheitsgefühl in der Regel fehlt. Dass chronische Hypertonie trotzdem ein ernst zu nehmender Zustand ist, der wegen der möglichen Folgen (Arteriosklerose, KHK, Herzinsuffizienz, Arrhythmien, Schlaganfall etc.) unbedingt konsequent behandelt werden muss, ist in der Medizin unumstritten. Über die möglichen Folgeschäden sollten Sie den Patienten eindringlich aufklären.
2. Echter Lakritz ist der getrocknete Saft (Succus liquiritiae) aus Süßholzwurzel (Glycyrrhiza glabra). Der Inhaltsstoff Glycyrrhizinsäure besitzt mineralocorticoide (aldosteronartige) Eigenschaften, wodurch die Natrium- und Wasserretention gefördert werden und der Blutdruck ansteigen kann. In Untersuchungen kam es zu Erhöhungen um circa 10 mmHg.
3. Chronischer Analgetika-Abusus ist ein weit verbreitetes Problem in Deutschland. Prinzipiell sollte im Bereich der Selbstmedikation die Einnahme nicht häufiger als 3 Tage in Folge und maximal 10-mal pro Monat erfolgen. Abgesehen von Nebenwirkungen (z. B. Magen- und Nierenschäden) kann die Daueranwendung zum so genannten Analgetika-induzierten Kopfschmerz führen und damit das Hauptproblem verschlimmern. Für Herrn Besserweis ist die chronische Applikation von Naproxen besonders schlecht geeignet, da der Blutdruck durch NSAR ansteigen kann (ca. 10 mmHg). Der Mechanismus beruht wahrscheinlich auf einer verminderten Wirkung vasodilatierender Prostaglandine mit konsekutiver Aktivierung des Renin-Angiotensin-Aldosteron-Systems mit der Folge von Vasokonstriktion und Wasserretention.

Beratung

Bei diesem schwierigen und offenbar argumentativ schwer zugänglichen Patienten bietet sich eine eindringliche Warnung über die möglichen Folgeschäden einer Langzeit-Hypertonie an. Das fehlende Krankheitsgefühl sollte dem Kunden verständlich erklärt werden.

Von starkem Lakritzkonsum sollte wegen der möglichen Blutdrucksteigerung abgeraten werden, allenfalls kleine Mengen sind unbedenklich. Nach einer Empfehlung des Gesundheitsministeriums ist Lakritz, der > 1 Prozent Glycyrrhizinsäure enthält, mit der Aufschrift »Nur für gelegentlichen Verzehr« zu versehen. Die im Lebensmittelhandel befindlichen Produkte (z. B. Haribo®) sind hier weniger problematisch, da der Anteil an Glycyrrhizinsäure deutlich geringer ist.

Am schwierigsten wird sich für die Praxis wahrscheinlich das Problem des Analgetika-Abusus darstellen, den der Kunde offensichtlich aufgrund von Kopfschmerzen betreibt. Naproxen sollte hier wegen der beschriebenen Risiken ausschleichend abgesetzt werden. Neben der Problematik Hypertonie ist eine Daueinnahme von NSAR in der Selbstmedikation bei chronischem Spannungskopfschmerz nicht zu rechtfertigen. Im Gegenteil, Analgetika sind hier sogar kontraindiziert. Solche Patienten gehören in die Hände eines qualifizierten Arztes (Neurologe, Schmerzklinik), der bei dieser Indikation andere Maßnahmen (u. a. Antidepressiva) anwendet.

Ansonsten können Sie nicht ausschließlich davon ausgehen, dass sich die vermutete Hypertonie des Patienten nur mit dem Konsum von Lakritz oder Naproxen begründen lässt und der Blutdruck sich bei Nichteinnahme normalisieren wird. Es ist vielmehr auch von anderen Ursachen oder von einer primären Hypertonie auszugehen, was immer einer genauen Diagnose bedarf. Der Patient sollte also unbedingt an einen Arzt verwiesen werden.

Kommentar

- Falsche Einschätzung der Hypertonie ist in Deutschland immer noch ein Problem, sowohl bei Laien als auch in Fachkreisen. Von totaler Ignoranz (wie im beschriebenen Fall) bis hin zu panikartigem Verhalten bei akut leicht erhöhten Werten erlebt der Apotheker in der Praxis eine Vielzahl an Reaktionen seitens der Kunden. Schlimmer jedoch ist die immer noch präsente veraltete Vorstellung von Medizinern, ein »Altershochdruck im Grenzwertbereich« (um 160/95) bei älteren Patienten sei etwas völlig Normales. Diese Einschätzung gilt bereits seit einiger Zeit als obsolet. Die von der WHO und der Deutschen Hochdruckliga genannte Empfehlung lautet aufgrund jüngerer Studienergebnisse ohne Altersunterschied: < 140/90. Auf dieses Ziel hinzuarbeiten wird in Zukunft eine wichtige Aufgabe für Fachkreise und Patienten sein. Hier bedarf es weitgehender Aufklärung, an der sich der Apotheker motiviert beteiligen sollte.
- Weißkittelhypertonie: Aufgrund einer möglichen körperlichen Anstrengung und Nervosität der Patienten ist der beim Arzt oder Apotheker gemessene Blutdruck in der Regel höher als der bei Selbstmessung. Dieses Phänomen sollte bei der Beratung berücksichtigt werden.
- Geeignetes Entgegentreten bei Arzneimittelabusus (z. B. Analgetika, Laxanzien, Schlafmittel, Schnupfensprays) ist in der Praxis schwer. In vielen Fällen wird man kaum etwas erreichen, außer dass der Kunde die Apotheke wechselt. Dass dies für den Kunden so einfach möglich ist, sollte uns bezüglich der Qualität der Beratung in deutschen Apotheken zu denken geben. Für die Zukunft wäre es wünschenswert, bei Missbrauch und Abhängigkeit sensibel, aber konsequent vorzugehen, auch auf die Gefahr hin, den einen oder anderen Kunden zu verlieren. Wenn die Apothekerschaft hier ein wenig mehr an einem Strang ziehen würde, gäbe es die Problematik nicht in diesem Ausmaß.
Im Übrigen hat sich der ein oder andere Apothekeninhaber mit konsequentem Entgegentreten bei Arzneimittelmissbrauch oder Abraten von »viel versprechenden« neuen Arzneimitteln aus der »Yellow Press« bei den Kunden einen ausgezeichneten Namen gemacht. Dies kann sich, langfristig gesehen, auch wirtschaftlich auszahlen.

Fall 6 — Husten und ACE-Hemmer

Herr Schaffer, der in einer bleiverarbeitenden Fabrik beschäftigt ist, kommt in die Apotheke und bittet um Wick MediNait®, da er nachts kaum noch schlafen könne vor lauter Husten und Atemnot, durch die »Grippe«. In der Kundendatei sehen Sie, dass er beim letzten Besuch (vor ca. 2 Wochen) folgende Arzneimittel auf Rezept erhalten hat:

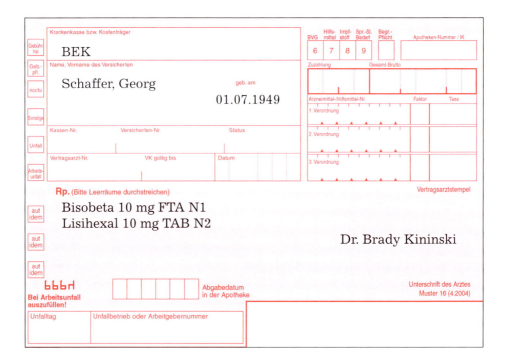

Kurzbeschreibung der Fertigarzneimittel

- **Bisobeta® Filmtabl.** (Bisoprolol)

Bisoprolol ist ein β_1-prävalenter Betablocker, der zur Therapie der arteriellen Hypertonie, der KHK und seit wenigen Jahren auch zur Behandlung der chronisch stabilen Herzinsuffizienz in Kombination mit ACE-Hemmern oder Diuretika eingesetzt wird. Auch bei tachykarden Herzrhythmusstörungen werden Betablocker seit Jahren erfolgreich angewendet, wobei jedoch Bisoprolol derzeit für diese Indikation keine Zulassung hat, da die entsprechenden Studien fehlen. Der Wirkmechanismus der Betablocker umfasst eine Verminderung der Herzfrequenz, eine Hemmung der Renin-Freisetzung sowie eine Verbesserung der Herzökonomie und der Hämodynamik. Bisoprolol wird einschleichend bis zu 20 mg/Tag aufdosiert und kann wegen seiner langen HWZ (10 bis 17 Stunden) einmal täglich eingenommen werden.

Husten und ACE-Hemmer — Fall 6 – Öffentliche Apotheke

- **Lisihexal® Tabl.** (Lisinopril)
Der ACE-Hemmer Lisinopril kann wegen seiner langen HWZ ebenfalls einmal täglich eingenommen werden und ist zugelassen bei Hypertonie und Herzinsuffizienz sowie zur Sekundärprophylaxe bei akutem Myokardinfarkt. Seine günstigen Effekte wie Vasodilatation, Diurese und Hemmung des kardialen Remodelings bei Herzinsuffizienz sind überwiegend durch eine Hemmung von Angiotensin II und Aldosteron bedingt. Zehn Prozent der Patienten leiden jedoch an einem therapielimitierenden Hustenreiz, der überwiegend durch den Mediator Bradykinin bedingt ist. Auch andere allergoide Reaktionen wie Hautausschlag, Juckreiz oder Angioödem könnten auf die Hemmung des Bradykinin-Abbaus durch ACE-Hemmer zurückzuführen sein. Nicht vergessen sollte der Apotheker die Gefahr der Hyperkaliämie, die insbesondere durch Kombination mit kaliumsparenden Diuretika wie Spironolacton oder Eplerenon enorm erhöht wird.

- **Wick MediNait®**
Das Kombipräparat beinhaltet fünf (!) Bestandteile: den Hustenblocker Dextrometorphan, das Schlafmittel und Anticholinergikum Doxylamin, das Schmerzmittel Paracetamol, das zentral wirksame Sympathomimetikum Ephedrin sowie Ethanol. Entsprechend zahlreiche Kontraindikationen sind bei der Abgabe in der Apotheke zu beachten.

Erstes Gespräch mit dem Kunden
Beim genaueren Nachfragen stellt sich heraus, dass der Patient Schichtarbeiter ist und dass außer dem Husten keine weiteren grippalen Symptome vorhanden sind. Der quälende Hustenreiz sei aber seit einigen Wochen persistierend und der Patient habe schon mehrere Hustenmittel wie ACC und sogar vom Arzt verordnetes Codein ausprobiert. Alle Maßnahmen seien bislang jedoch ohne nachhaltigen Erfolg geblieben.

Fragen, die Sie sich stellen könnten
1. Könnte man bei diesem Kunden die Verabreichung von Wick MediNait® verantworten, falls er letztlich auf der Abgabe bestehen sollte?
2. Inwieweit könnte die bleiverarbeitende Fabrik etwas mit seinem Husten zu tun haben?
3. Hat die Dauermedikation aus Betablocker und ACE-Hemmer Einfluss auf die Symptome des Patienten?

Antworten
1. Die Anwendung von Ephedrin (indirekt sympathomimetisch) und Doxylamin (anticholinerg am M_2-Rezeptor des Herzens) ist bei Hypertonikern und Patienten mit schweren Herzerkrankungen wegen der frequenzsteigernden Wirkung kontraindiziert. Die Abgabe ist zu verweigern. Der Apotheker sollte beachten, dass auch Engwinkelglaukom, Prostatahyperplasie und andere Miktionsstörungen sowie Epilepsie generell vor der Abgabe von Sympathomimetika oder Anticholinergika auszuschließen sind.

2. Die Symptome einer chronischen Bleivergiftung können Müdigkeit, Kopfschmerzen, Appetitlosigkeit, Koliken, Änamie mit blasser, grau-gelblicher Hautfarbe (Bleikolorit) sowie ein Bleisaum im Zahnfleisch sein. Der Patient sollte über die möglichen Symptome einer Bleivergiftung aufgeklärt werden, ein direkter Zusammenhang mit seinem nächtlichen Reizhusten ist jedoch eher unwahrscheinlich. Zur Behandlung der Bleivergiftung werden übrigens Ca-Edetat und Ca-Pentetat sowie Penicillamin gegeben. Auch die orale Einnahme des Komplexbildners Dimercaptopropansulfonsäure (Dimaval® Kapseln) kann ein probates Mittel gegen chronische Bleivergiftung sein.
3. Bisoprolol wurde in der Packungsgröße N1 verordnet und lässt auf eine Therapieänderung schließen. Tatsächlich kann bei entsprechend prädisponierten, empfindlichen Patienten auch ein β_1-prävalenter Betablocker in höherer Dosis ungünstige pulmonale Effekte inklusive Bronchoobstruktion bewirken. Die Blockade des β_2-Rezeptors kann mit steigender Dosis deutlich zunehmen. Da der Patient jedoch eher von einem Reizhusten sprach, der von keiner weiteren Erkältungssymptomatik oder Atemnot flankiert war, fällt der Hauptverdacht auf den ACE-Hemmer. Dieser verursacht durch Hemmung des Bradykinin-Abbaus bei ca. 10 Prozent der Patienten einen therapielimitierenden Reizhusten.

Außerdem ist zu berücksichtigen, dass Betablocker auch bei chronischer Herzinsuffizienz eingesetzt werden. Hier ist eine zu hohe Initialdosis wegen des negativ inotropen Effekts zu Beginn der Therapie besonders problematisch. Dadurch können Symptome der Insuffizienz wie Ödeme, Nykturie, Leistungsmangel und eben auch Atemnot durch eine verminderte Aktivität des Herz-Lungen-Kreislaufs (kleinen Kreislaufs) auftreten. Auch dies ist in so einem Fall in Erwägung zu ziehen.

Beratung

Dem Patienten sollte der vorliegende Sachverhalt eindringlich erklärt werden. Vom Gebrauch von Wick MediNait® oder ähnlichen Mitteln ist dringend abzuraten. Vielmehr ist Rücksprache mit dem Arzt zu halten, der den ACE-Hemmer gegen ein Sartan austauschen könnte. Der Patient ist dann in der Folgezeit engmaschig zu überwachen. Nach ca. 2 Wochen müsste der Hustenreiz abgeklungen sein.

Sollte dies nicht der Fall sein, muss der Patient einer weitgehenden Untersuchung unterzogen werden, um mögliche andere Ursachen abzuklären und gegebenenfalls zu behandeln.

Die Initialdosis des Betablockers ist auf ein verträgliches Maß patientenindividuell zu reduzieren und kann dann vorsichtig unter engmaschiger Verträglichkeitsprüfung auf die Erhaltungsdosis gesteigert werden.

Kommentar

- Trotz des hohen Bekanntheitsgrades und des häufigen Auftretens der Nebenwirkung Husten ist es für viele Kollegen immer wieder verwunderlich, wie einige Ärzte den

Hustenreiz längerfristig mit Codein-artigen Arzneimitteln behandeln, ohne den ACE-Hemmer versuchsweise durch ein Sartan zu ersetzen! Hier kann der aufmerksame Apotheker leicht einen Beitrag zur Therapieoptimierung leisten.
- Das Altarzneimittel Wick MediNait® enthält eine umstrittene Kombination von 4 Wirkstoffen plus 4,3 g Alkohol pro Einzeldosis. Neben den schwer vorhersehbaren Nebenwirkungen und Wechselwirkungen mit anderen Arzneistoffen stellt sich auch die Frage, ob die Dosierung sinnvoll ist. Die angegebene Dosierung lautet: 1-mal (abends) 30 ml als Tagesdosis.

Enthalten sind darin:

Dextrometorphan: 7,5 mg (vergleiche: in Hustenstiller ratiopharm® – Tagesdosis: 120 mg)
Doxylamin: 5,22 mg (vergleiche Hoggar® – Tagesdosis: 25 bis 50 mg)
Paracetamol: 600 mg (vergleiche Benuron® – Tagesdosis: 2000 bis 4000 mg)
Ephedrin: 8,01 mg (vergleiche Reactine® – Pseudoephedrin-Tagesdosis: 240 mg)
In diesem Vergleich scheint Wick MediNait® massiv unterdosiert zu sein. Bemerkenswert ist, dass das Präparat Anfang 2006 in unveränderter Zusammensetzung eine Zulassung des BfArm erhalten hat.

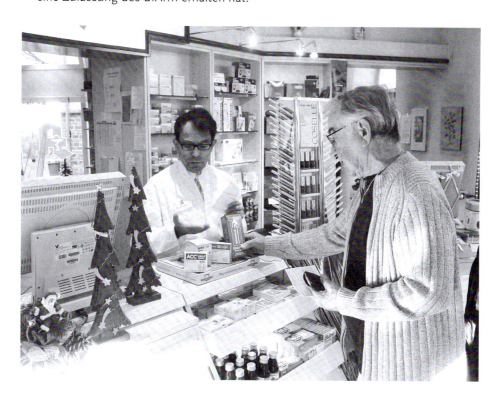

Fall 7 — Schlafstörungen bei Alzheimer

Der Stammkunde Herr Ronald Amens kommt in die Apotheke und bittet um ein Mittel gegen Schlafstörungen für seine Mutter. Konkret fragt er dabei nach den auf dem HV-Tisch im Aufsteller befindlichen Halbmond® Schlaftabletten. Außerdem berichtet er über Probleme mit Sodbrennen bei der Mutter und fragt, ob das von ihr verwendete Bullrich Salz® oder eher Riopan® empfehlenswert seien.

Dann legt er folgendes Rezept seiner Mutter vor:

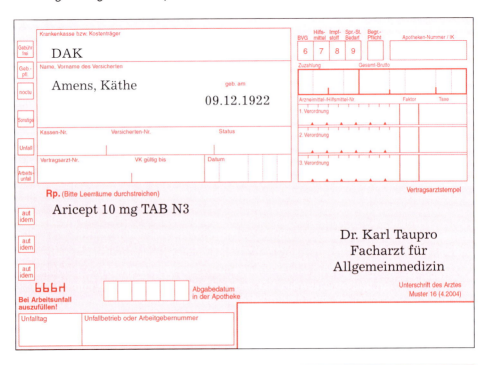

Kurzbeschreibung der Fertigarzneimittel

- **Aricept® Tabl.** (Donepezil)

Donepezil wird als zentral wirksamer Acetylcholinesterase-Hemmer zur symptomatischen Behandlung der Alzheimerdemenz eingesetzt. Morbus Alzheimer ist mit ca. 70 Prozent aller Demenzformen die bei weitem häufigste Demenzerkrankung. Hierbei kommt es zu einer progredienten Degeneration kortikaler Neurone, wobei sich die kognitive Leistung der Patienten kontinuierlich verschlechtert. Hiervon sind insbesondere acetylcholinerge Neurone betroffen, wodurch die Neurotransmission von Acetylcholin (ACh) im Gehirn abnimmt. Durch Donepezil wird die Wirkung von endogenem ACh verstärkt und die kognitiven Leistungen des Patienten verbessern sich nachweislich für eine begrenzte Zeit.

Da ACh auch in der Peripherie als wichtigster Botenstoff des Parasympathikus fungiert, kann es bei der Einnahme zu typischen parasympathomimetischen (cholinergen) Nebenwirkungen wie erhöhtem Speichel- und Tränenfluss, Durchfall, Übelkeit, Bradykardie, Blutdruckabfall, Harninkontinenz und Akkommodationsstörungen am Auge kommen.

- **Halbmond® Tabl.** (Diphenhydramin)

Diphenhydramin wird für die Indikation Schlafstörungen (Wirkdauer ca. 5 bis 7 Stunden) angeboten. Es handelt sich um ein zentral wirksames H_1-Antihistaminikum vom Colamin-Typ, das unter anderem Müdigkeit induziert. Darüber hinaus ist auch sein Einsatz bei Allergien, Übelkeit, Erbrechen und Erkältungskrankheiten gebräuchlich. Unbedingt zu beachten sind die zum Teil sehr ausgeprägten anticholinergen Nebenwirkungen dieser Substanzklasse.

- **Bullrich Salz®** (Natriumhydrogencarbonat)

Das freiverkäufliche Antacidum wird seit langem bei Sodbrennen und funktioneller Dyspepsie eingesetzt.

Da üblicherweise im Grammbereich dosiert wird, muss die Natriumbelastung beachtet werden. Außerdem kann das Säure-Base-Gleichgewicht hin zu einer Alkalose verschoben werden. Diskutiert werden zudem die intensive CO_2-Entwicklung und ein Acid-Rebound.

- **Riopan® Tabl.** (Magaldrat)

Magaldrat ist ein kaum resorbierbares Schichtgitterantacidum, das Magnesium und Aluminium enthält. Magaldrat wird zur Behandlung von dyspeptischen Beschwerden, Gastritiden und Ulcera eingesetzt. Die neutralisierende Wirkung wird auf die im Schichtgitter enthaltenen Hydroxid- und Sulfat-Ionen zurückgeführt.

Erstes Gespräch mit dem Kunden

Der Kunde erzählt Ihnen, dass seine im gemeinsamen Haus lebende Mutter an Morbus Alzheimer leide. Sie habe in letzter Zeit immer häufiger Aggressionen und Durchschlafstörungen, wodurch er und seine Familie auch nachts stark mit der Betreuung belastet würden.

Auf Ihre Frage, ob die Mutter schon mal ein Schlafmittel genommen habe, antwortet Herr Amens, dass der Hausarzt mal Imeson® (Nitrazepam) verordnet habe, das jedoch wegen Verstärkung der Alzheimersymptome wieder abgesetzt worden sei. Halbmond® wolle er nun mal bei der Mutter ausprobieren.

Zudem habe er in der Kundenzeitung der Apotheke gelesen, dass Schichtgitterantacida bei Sodbrennen besser seien als Natriumhydrogencarbonat.

Fragen, die Sie sich stellen könnten

1. Ist Diphenhydramin für eine Alzheimer-Patientin geeignet oder könnten die Wirkungen oder (anticholinergen) Nebenwirkungen eine Anwendung einschränken bzw. verbieten?
2. Wie können Vor- und Nachteile der beiden Präparate für die Auswahl des richtigen Antacidums für Frau Amens beurteilt werden?

Antworten

1. Diphenhydramin ist aufgrund der anticholinergen Wirkung und der müde machenden Wirkung kontraindiziert. Die Kognition und Vigilanz der Patientin wäre durch die zentral sedierenden Eigenschaften des Antihistaminikums und die Wirkungsabschwächung von Donepezil gefährdet.
2. Natriumhydrogencarbonat führt bei regelmäßiger Anwendung hoher Dosen durch CO_2-Entwicklung zu Aufstoßen und Blähungen. Außerdem können sich Magenschleimhautläsionen verschlimmern. Da die Aufnahme von Natrium osmotisch Wasserretention induziert, kann es zu Blutdruckanstieg und Ödemen kommen. Eine bei Nachlassen der Wirkung diskutierte Verstärkung der Magensäuresekretion (acid rebound) wird mit Gewöhnung von Patienten an dieses Antacidum in Zusammenhang gebracht.
   Bei Magaldrat ist eine schonendere, besser verträgliche Anhebung des Magen-pH-Werts belegt. Durch die Schichtgitterstruktur ist die Resorption und damit systemische Belastung durch Magnesium und Aluminium stark reduziert (< 1 Prozent).
   Ein kausaler Zusammenhang zwischen der Einnahme aluminiumhaltiger Antacida und Alzheimer ist übrigens nicht allgemein belegt. Allenfalls bei stark eingeschränkter Nierenfunktion (Creatinin-Clearance < 20 ml/min) und bei Dialyse-Patienten sind bei langfristigem Konsum hoher Dosen Akkumulation und Neurotoxizität (Aluminium-Encephalopathie) denkbar. Gerade bei Schichtgitterantacida dürfte bei therapeutischer Anwendung an Patienten mit einigermaßen normaler Nierenfunktion keine Gefahr bestehen.

Beratung

Sie sollten dem Kunden von der Anwendung von H_1-Antihistaminika bei Frau Amens abraten und bezüglich der Schlafstörungen empfehlen, nochmals einen qualifizierten Arzt (Neurologen) zu konsultieren. Nitrazepam ist wegen seiner langen Halbwertszeit (~ 30 Stunden) und der Akkumulationsgefahr mit sedierender Tageswirkung als reines Schlafmittel ungeeignet. Allgemeine Maßnahmen zur Schlafförderung (»Schlafhygiene«) sowie pflanzliche Präparate (z. B. Baldrian-haltige) könnten zunächst versuchsweise empfohlen werden. Bei stärkeren Unruhezuständen oder Aggressivität können moderne, zentral hemmende, aggressionsmindernde Antidepressiva oder Neuroleptika ohne anticholinerge Nebenwirkungen (z. B. Risperidon) infrage kommen. Hierzu müsste Herr Amens ärztlichen Rat einholen.

Bezüglich der Magenprobleme sollte wegen der genannten Nebenwirkungen das Hydrogencarbonat durch ein modernes Schichtgitterantacidum (Riopan®, Talcid® etc.) oder

Ranitidin bzw. Famotidin (z. B. Zantic®, Pepcid®) bzw. ein Prazol ersetzt werden. Einen Hinweis zur korrekten Anwendung sollten Sie bei Antacida stets leisten: Die Einnahme sollte ca. 2 bis 3 Stunden nach dem Essen und zur Nacht erfolgen; nicht, wie vielfach von Patienten praktiziert, unmittelbar nach dem Essen, denn Nahrungsaufnahme wirkt neutralisierend.

Nach ATC-Klassifikation der WHO gibt es derzeit mit ACh-Esterasehemmern (z. B. Aricept®, Exelon®, Reminyl®), Memantin (Axura®) und Fertigarzneimitteln mit dem Ginkgo-Extrakt EGb 761 (z. B. Tebonin®) wirksame Pharmaka zur Behandlung von Demenzerkrankungen. Jüngere Untersuchungen in Bayern und Sachsen zeigten, dass ein großer Teil der Alzheimer-Patienten medikamentös unterversorgt ist. Dies führt neben einer unnötig starken Verschlechterung der Lebensqualität der Betroffenen auch zu hohen Betreuungskosten, wodurch sich gesamtwirtschaftlich gesehen beim derzeitigen restriktiven Verordnungsverhalten kein Vorteil ergibt. Der Apotheker könnte hier durch Gespräche mit Betroffenen und Ärzten einen wichtigen Beitrag zur Aufklärung und besseren Versorgung der Patienten leisten. Wenn Sie Demenz-Patienten Ginkgo für die Selbstmedikation empfehlen, sollte der in klinischen Studien als wirksam erwiesene Extrakt EGb 761 in der dort erprobten Tagesdosis (120 bis 240 mg/d) zum Einsatz kommen.

Kommentar

- Seit einigen Jahren hat man in der Pharmazie geradezu eine »Aluminium-Hysterie« verspürt, die zu obskuren Empfehlungen geführt hat, wie z. B. Antacida nicht mit Fruchtsäften einzunehmen, da durch die Ansäuerung des Darmes die Resorption erhöht sein könne. Auch wurde schon oft Patienten mit neurodegenerativen Erkrankungen oder Schwangeren von der topischen Anwendung aluminiumhaltiger Deoroller abgeraten.
Der Sinn derartiger Aussagen bei Nierengesunden ist äußerst fraglich, da hier eine Toxizität von Aluminium in Antacida nicht belegt ist. Daher sollte der Apotheker die Kunden nicht unnötig durch überflüssige Warnhinweise verunsichern. Die genannten Mutmaßungen fußen im Wesentlichen auf einer 1989 im Lancet publizierten Studie, bei der ein Zusammenhang zwischen der Aluminium-Konzentration im Trinkwasser und der Alzheimer-Häufigkeit beschrieben wurde. Derartige Ergebnisse können jedoch nicht auf Folgen von Antacidakonsum übertragen werden.
Bezüglich Aluminium wird übrigens auch über Ulcus-protektive Effekte diskutiert, die über die neutralisierende Wirkung hinausgehen. Eine adstringierende Wirkung am Ulcus sowie die Freisetzung von Prostaglandinen (PGE_2) mit konsekutiver Erhöhung der Schleimproduktion des Magens sollen daran beteiligt sein.
An dieser Stelle sei nochmals eindringlich gesagt, dass niereninsuffiziente Patienten bzw. Dialysepatienten aus beschriebenen Gründen auf keinen Fall Aluminium-haltige Arzneimittel in der Selbstmedikation erhalten sollten.
- Bei Schlafmitteln, die Antihistaminika enthalten, sollte in der Selbstmedikation wegen Abhängigkeitsrisiken und Nachlassen der Wirksamkeit bei Dauergebrauch (in Deutschland weit verbreitet) zu Zurückhaltung geraten werden. Zumindest sind wegen der anticholinergen Wirkung die Kontraindikationen wie Engwinkel-Glaukom,

BPH, Herzerkrankungen, Hypertonie, Obstipation und Miktionsstörungen bei der Beratung Ihrer Kunden unbedingt zu beachten! Mit pflanzlichen Schlafmitteln wie hoch dosierten Baldrianpräparaten (ca. 400 mg Extrakt/Dosis) lassen sich in der Praxis bei deutlich geringeren Risiken vielfach gute Ergebnisse erzielen (auch großer Placeboeffekt).

- Das mittlerweile auch in Deutschland erhältliche Schlafmittel Melatonin (Circadin® TAB 2 mg) war in den Zulassungsstudien erstaunlich wenig wirksam. Es erhielt nur eine Zulassung zur Kurzzeittherapie bei primären Insomnien bei Patienten, die älter als 55 Jahre sind. Hier verkürzte sich die Zeit bis zum Einschlafen im Vergleich zu Placebo um ca. 9–12 min. Auch die Schlafqualität konnte nur geringfügig verbessert werden. Bei jüngeren Patienten konnte keine Überlegenheit gegenüber Placebo nachgewiesen werden, was damit begründet wird, dass es erst im Alter zu mangelnder Melatonin-Produktion in der Epiphyse kommt. Die hohen Placebo-Responderraten waren in beiden Gruppen auffällig (wie bei so vielen psychogenen Indikationen). Immerhin, auch die Nebenwirkungsrate war (bis auf Kopfschmerzen) auf Placebo-Niveau, allerdings wird Melatonin über CYP1A2 abgebaut. Daher sind Wechselwirkungen mit Enzyminduktoren (auch Rauch!), die die Wirkung vermindern können, und Enzyminhibitoren, die die Wirkung verstärken können, zu beachten.

Fall 8 — Lithium-Vergiftung

Herr Launig legt Ihnen mit zittrigen Händen folgendes Rezept vor und wünscht Aktren forte® Tabletten zur Behandlung seiner in letzter Zeit immer häufiger auftretenden Kopfschmerzen.

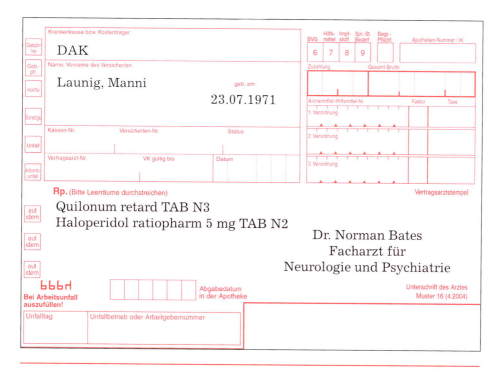

Kurzbeschreibung der Fertigarzneimittel

- **Quilonum retard® Tabl.** (Lithiumcarbonat)

Lithium weist antimanische und antidepressive Eigenschaften auf und wird in Form von Lithiumacetat, Lithiumcarbonat oder Lithiumcitrat eingesetzt. Obwohl der genaue Wirkungsmechanismus noch nicht bekannt ist, wird ein Eingriff in die neuronale Signaltransduktion angenommen (Hemmung des »PI-Turnover«). Psychische Erkrankungen mit zyklischem Erscheinungsbild (Zyklothymien, bipolare Störungen) sprechen besonders gut auf Lithium an. Bei Gesunden besitzt Lithium keine psychotropen Wirkungen. Die Therapie chronischer psychiatrischer Erkrankungen ist in der Regel auf mehrere Jahre ausgerichtet und bedarf einer genauen Therapieüberwachung, da die therapeutische Breite von Lithium gering ist. Bei Lithiumintoxikationen können neurologische Störungen (z. B. Tremor, Krämpfe), Herzrhythmusstörungen (v. a. ventrikuläre Tachykardien), gastrointestinale Störungen (Übelkeit, Durchfall), Nierenschäden (z. B. nephrogener Diabetes insipidus) und Schilddrüsen-Funktionsstörungen auftreten. Lithium wird zu 95 bis 99 Prozent renal eliminiert.

- **Haloperidol ratiopharm® 5 mg Tabl.**
Haloperidol gehört zur Gruppe der Butyrophenon-Neuroleptika und wird vorwiegend bei psychotischen Symptomen (Wahn, Halluzinationen, Stimmungslabilität, Affektstörungen, Wahrnehmungsstörungen) und Verwirrtheit eingesetzt. Wie andere Neuroleptika blockiert Haloperidol Dopaminrezeptoren (D_2) im ZNS. Bei den Nebenwirkungen dominieren anticholinerge Effekte (u. a. Mundtrockenheit, Miktionsstörungen, Obstipation, Sedation, Tachykardie, Akkommodationsstörungen am Auge) sowie hypotone Dysregulationen, psychische Störungen mit Nachlassen geistiger und körperlicher Aktivität, Potenzstörungen und vor allem so genannte extrapyramidal-motorische Bewegungsstörungen (EPS). Die EPS-Problematik schließt Frühdyskinesien, Parkinsonismus, Akathisie und die oft irreversiblen Spätdyskinesien ein. Eine einschleichende Dosierung zu Therapiebeginn sowie ein ausschleichendes Absetzen werden empfohlen.

- **Aktren® forte Tabl.** (Ibuprofen)
Ibuprofen ist ein nichtsteroidales Antirheumatikum (NSAR) und Analgetikum, das in Form von Tabletten, Salben, Gelen und Zäpfchen eingesetzt wird. Ibuprofen wirkt u. a. über eine unselektive Hemmung von Cyclooxygenasen (COX), wodurch entzündungs- und schmerzinduzierende Prostaglandine vermindert gebildet werden. Zu den häufigen Nebenwirkungen bei systemischer Anwendung der üblichen Tagesdosis (400 bis 1200 mg) gehören abdominelle Schmerzen, Übelkeit, Erbrechen und Durchfall.

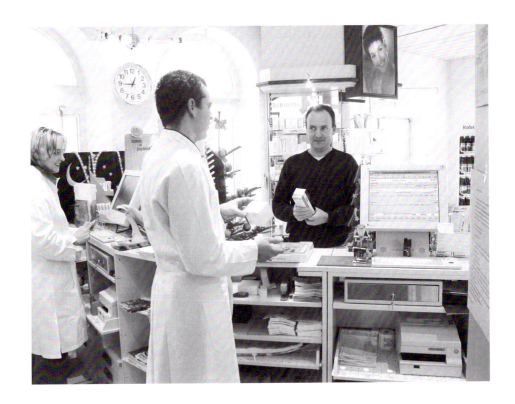

Lithium-Vergiftung — Fall 8 – Öffentliche Apotheke

Erstes Gespräch mit dem Kunden
Herr Launig berichtet Ihnen, dass er nach monatelangem Wechsel mehrerer Psychopharmaka nun seit einem halben Jahr eine Kombination aus Lithium und Haloperidol erhalte. Lithium müsse er dabei konstant morgens und abends einnehmen, während er das Haloperidol nur bei Bedarf einnehme, »wenn es mal besonders schlimm ist«. Die Spannungskopfschmerzen seien in letzter Zeit immer häufiger geworden, zu deren Behandlung habe er bisher Ibuprofen 200 mg eingesetzt. Nun aber wolle er wegen der unzureichenden Wirksamkeit die »stärkeren Aktren forte®« mal ausprobieren. Der Patient streckt seine Hand nach vorne und Sie bemerken einen auffälligen grobschlägigen Tremor.

Fragen, die Sie sich stellen könnten
1. Ist die Kombination von Lithium mit Neuroleptika überhaupt sinnvoll?
2. Könnten die Kopfschmerzen und der auffällige Tremor durch die Medikamente induziert sein?
3. Ist Ibuprofen gut für die Selbstmedikation des Patienten geeignet oder gibt es ein empfehlenswerteres Schmerzmittel?

Antworten
1. Eine Tagesdosis von 900 mg Lithiumcarbonat wird wegen der geringen therapeutischen Breite von Lithium nur bei schwerwiegenden depressiven Störungen bzw. manischen Depressionen eingesetzt. Oft ist die Lithium-Therapie eine »ultima ratio«, wenn gängige Antidepressiva (z. B. NSSRI, SSRI) nicht ausreichend angeschlagen haben. Haloperidol ist zur Therapie akuter psychotischer Störungen (Halluzinationen, Persönlichkeitsstörungen, Wahn) zugelassen. Des Weiteren wird Haloperidol gelegentlich auch zur Phasenprophylaxe manischer Episoden bei bipolaren Störungen eingesetzt. Eine Kurzzeittherapie im akuten Schub als »add-on«, auch in der Kombination mit Lithium, gilt als sinnvoller Behandlungsversuch. Die Kombination von Lithium und Haloperidol (z. B. bei schizoaffektiven Störungen) ist also prinzipiell weder ungewöhnlich noch bedenklich, denn der therapeutische Nutzen der Kombination ist belegt. Dennoch sind Interaktionen hinsichtlich der Lithiumtoxizität bekannt und müssen beachtet werden.
2. Eine Wirkungsverstärkung und ein vermehrtes Auftreten kardio- und neurotoxischer Nebenwirkungen wurden vielfach bei der Kombination von Lithium mit potenten Neuroleptika beobachtet. Der Mechanismus ist noch nicht vollständig geklärt. Diskutiert werden u. a. eine vermehrte intrazelluläre Lithiumaufnahme und eine Erhöhung des Lithiumplasmaspiegels. Unter der Kombination ist eine engmaschige Plasmaspiegelüberwachung und Kontrolle neurologischer sowie kardiotoxischer Symptome notwendig. Die Kopfschmerzen können im Zusammenhang mit der Einnahme der Psychopharmaka stehen, jedoch ist dies eher unwahrscheinlich und vom Apotheker nicht zu beurteilen. Der grobschlägige Tremor hingegen ist typisches Indiz einer Lithiumintoxikation. Dieses Symptom kann auch zur zusätzlichen Selbstkontrolle durch den Patienten eingesetzt werden:
Tremor nicht vorhanden bis feinschlägig → richtige Einstellung
Grobschlägiger Tremor → Intoxikation möglich! Patienten zum Arzt schicken

3. Ibuprofen ist im vorliegenden Fall wegen der Gefahr der Interaktion mit Lithium zur Selbstmedikation ungeeignet. Durch Hemmung der Cyclooxygenasen werden weniger vasodilatierende Prostaglandine gebildet. Dabei sinkt die Nierendurchblutung, was mit einer reduzierten glomerulären Filtration einhergeht → die Lithium-Plasmaspiegel steigen um bis zu 60 Prozent. ASS und vor allem Paracetamol, das vorwiegend zentrale Cyclooxygenasen hemmt, interagieren weniger und sollten daher bevorzugt eingesetzt werden. CAVE: auch Diuretika (Thiazide und Schleifendiuretika) vermindern die renale Lithium-Elimination → Dosisreduktion von Lithium prüfen.

Beratung

Raten Sie dem Patienten zur vorübergehenden Einnahme von Paracetamol statt Ibuprofen als Analgetikum, da bei Paracetamol keine Interaktionen mit Lithium bekannt sind. Ansonsten ist es wegen der Problematik stetig zunehmender Kopfschmerzen und des ausgeprägten Tremors empfehlenswert, den Arzt zu konsultieren oder den Patienten zur genaueren Untersuchung an einen Facharzt zu verweisen. Von einer umfangreichen Selbstmedikation mit Analgetika ist sowohl wegen der Interaktionsproblematik, als auch wegen des möglichen Analgetika-induzierten Kopfschmerzes dringend abzuraten.

Zur Konstanthaltung der Lithiumplasmaspiegel ist eine kontrollierte Kochsalzzufuhr vom Patienten zu beachten. Mineralienverluste durch übermäßiges Schwitzen (z. B. beim Sport) sind durch konsequente Zufuhr von Mineralwasser zu vermeiden.

Kommentar

- Bei bipolaren Störungen werden zunehmend Antiepileptika wie Carbamazepin oder Valproat zur Prophylaxe depressiver Episoden und Neuroleptika zur Vorbeugung vor manischen Phasen eingesetzt. Das für diese Indikation zugelassene und besser verträgliche Olanzapin (Zyprexa®) ist dabei dem Haloperidol vorzuziehen.
- Der vom Patienten beschriebene häufige Wechsel der Psychopharmaka kann durchaus als probates Mittel zur richtigen Einstellung angesehen werden, da bei schweren Geisteskrankheiten viele Therapieresistenzen auftreten. Außerdem kann das individuelle Ansprechen auf ein Psychopharmakon sehr unterschiedlich ausgeprägt sein. Hier sollte der Apotheker darauf achten, ob die Einstellung von einem Facharzt (Psychiater) vorgenommen worden ist, und sollte »überkritische« Kommentare zum Verordnungsverhalten des Arztes vermeiden, um das Arzt-Patienten-Vertrauen nicht zu stören! Erst wenn ernsthafte Bedenken bestehen sollten, empfiehlt es sich, den Fall unmittelbar mit dem behandelnden Arzt zu erörtern.
- Die immer noch in dem Fertigarzneimittel Togal® classic (ASS 250 mg, Chinin-HCl 1,5 mg und Lithiumcitrat 42 mg) enthaltene Menge an Lithium (0,51 mmol entsprechend nur 1/16 der Quilonum®-Dosis!) ist oft Gegenstand von Diskussionen in der Apothekerschaft. Zwar gibt es Hinweise auf eine Wirksamkeit von Lithium beim seltenen Cluster-Kopfschmerz und Chinin (200 bis 1000 mg) wirkt fiebersenkend. Jedoch ist der therapeutische Nutzen derart geringer Lithium- und Chinin-Dosen in keiner Weise belegt und eine solche Therapie daher nicht empfehlenswert.

Fall 9 — Notfall: Diabetiker kollabiert

Der Ihnen als Typ-2-Diabetiker bekannte David Zucker fragt nach, ob er sich kurz auf den im HV befindlichen Stuhl setzen könne, da ihm schwindelig und übel sei. In der Zwischenzeit sehen Sie in der Kundendatei, dass dem Patienten gewöhnlich Glibenclamid Heumann® 3,5 N2 und Starlix® 60 mg FTA N2 verordnet werden. Außerdem kaufte er des Öfteren Diacard® 200 ml Tropfen N3 in Selbstmedikation. Als Sie nach dem Patienten sehen wollen, bemerken Sie, dass dieser am Boden liegt.

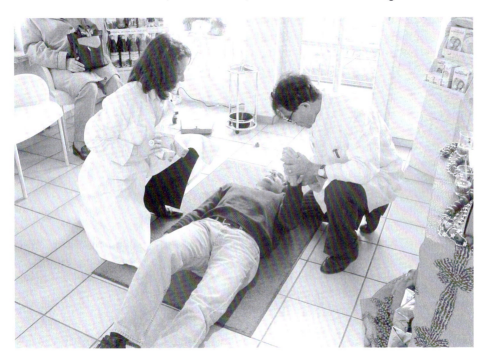

Kurzbeschreibung der Fertigarzneimittel

- **Glibenclamid Heumann® Tabl. 3,5**
Glibenclamid ist ein älteres Sulfonylharnstoffderivat, das die Insulinfreisetzung aus den B-Zellen (Blockade von Kaliumkanälen) der Bauchspeicheldrüse bei Typ-2-Diabetes steigert. Zu beachten ist die lange Wirkdauer von bis zu 24 Stunden. Dies ermöglicht zwar die 1- bis 2-mal tägliche Applikation, in der Regel morgens vor dem Frühstück, birgt jedoch auch die Gefahr der Unterzuckerung (Hypoglykämie), die häufigste Nebenwirkung von Glibenclamid. Eine wichtige Nebenwirkung ist die erhebliche Gewichtszunahme.

- **Starlix® 60 mg Filmtabl.** (Nateglinid)
Nateglinid gehört neben Repaglinid (NovoNorm®) zur Gruppe der neueren Insulin freisetzenden oralen Antidiabetika. Nateglinid bindet nur für wenige Sekunden an den

Kaliumkanal der B-Zellen. Gegenüber den Sulfonylharnstoffen besitzt es den Vorteil der kürzeren Wirkdauer, wodurch eine adaptive Gabe unmittelbar vor dem Essen möglich ist und die Insulinspiegel schneller wieder abfallen. Das postprandiale Hypoglykämierisiko ist daher im Vergleich zu Glibenclamid geringer. Das bei Glibenclamid immer wieder diskutierte »Ausbrennen« der B-Zellen mit Gefahr des Sekundärversagens scheint bei Gliniden weniger ausgeprägt zu sein. Auch bei den Gliniden tritt Gewichtszunahme auf.

- **Diacard® Trpf.** (Valeriana officinalis D1, Aether sulfuricus D1, Camphora D2, Cactus D2, und Crataegus D2, Ethanol 50 Vol.-%)

Das als Homöopathikum eingestufte Komplexmittel wird bei funktionellen Herzbeschwerden mit vegetativer Labilität eingesetzt. Die empfohlene Tagesdosis beträgt bis zu 12-mal 10 Tropfen. Wegen des hohen Alkoholgehalts darf es bei Kindern, Alkoholikern sowie Patienten mit Leberschäden nicht eingesetzt werden.

Erstes Gespräch mit dem Kunden

Sie versuchen, mit dem am Boden liegenden Patienten zu reden, doch dieser ist bereits nicht mehr ansprechbar. Die Atmung ist schwach, der Puls schnell und die Haut des Patienten feucht und kühl.

Fragen, die Sie sich stellen könnten

1. Welches ist die erste Maßnahme, die in einem solchen Notfall durchzuführen ist?
2. Bei Typ-2-Diabetikern kommen als Ursache für den Kollaps sowohl ein hypoglykämischer Schock als auch ein *hyper*glykämisches Koma in Betracht. Woran erkennt man, welche Maßnahme geeignet ist?
3. Inwieweit könnte die Medikation (Glibenclamid, Nateglinid und Diacard®) an der akuten Notfallsituation des Patienten beteiligt sein?
4. Wie weit darf der Apotheker mit seinem Eingreifen im Notfall gehen, ohne seine Kompetenzen angesichts der ärztlichen Therapiehoheit zu überschreiten bzw. ohne dass haftungsrechtliche Konsequenzen zu befürchten sind?

Antworten

1. Eine Person des Apothekenpersonals sollte unter Hinweis auf die Zuckerkrankheit des Patienten unverzüglich einen Arzt, Notarzt oder Rettungsdienst anrufen, damit so schnell wie möglich qualifizierte Hilfe geleistet werden kann.
2. a) Hyperglykämie: Beim hyperglykämischen Koma (Blutzucker über 500 mg/dl) kommt es zu starker Diurese und Ketoacidose, was sich in Durstgefühl und starken Flüssigkeitsverlusten äußern kann. Häute und Schleimhäute sind entsprechend trocken und durch die mangelnde Kühlung sehr warm. Die Ausatemluft des Betroffenen riecht wegen der übermäßigen Bildung von Ketokörpern häufig nach Aceton. Zur Behandlung erhalten die Patienten unter ärztlicher Kontrolle Insulin in hoher Dosis. Das hyperglykämische Koma ist bei behandelten Patienten vergleichsweise selten.

b) Hypoglykämie: Bei der weitaus häufiger vorkommenden Unterzuckerung versucht der Organismus durch eine Aktivierung des Sympathikus gegenzusteuern. Dies äußert sich in Schwitzen, Herzrasen, Schwächegefühl, Schwindel, Übelkeit, Zittern und Koma. Die genannten Symptome im vorliegenden Fall sind Anzeichen für einen hypoglykämischen Schock, der eine gefährliche Komplikation darstellen kann. Daher ist die unverzügliche Gabe von Glucose erstes Gebot. Sollte der Patient nicht mehr in der Lage sein zu kauen, ist die Anwendung von fester Glucose wie z. B. in Dextro Energen® Würfeln unmöglich. Hier sind eventuell schnellwirkende Glucose-Halbflüssigpräparate wie z. B. Jubin® sinnvoll. Für den Notfall werden 2 bis 3 BE (Broteinheiten), entsprechend 24 bis 36 g benötigt (ca. 5 Blättchen Dextro Energen®). Bei bewusstlosen Patienten bleibt die Injektion von Glucagon (GlucaGen® Hypokit) als letzte Option. Dieses Notfallkit wurde speziell für die Bedürfnisse von Patienten entwickelt und kann auch von Angehörigen und anderen Laien (auch vom Apotheker) angewendet werden.
Wenn man sich unsicher ist, ob es sich um eine Hypo- oder Hyperglykämie handelt, sollte man in jedem Fall Glucose geben. Dies ist bei der Unterzuckerung eine hilfreiche Maßnahme, während sich bei einer Hyperglykämie die Symptome nicht wesentlich verschlimmern würden.

3. Sowohl Glibenclamid als auch Nateglinid sind Insulin freisetzende Wirkstoffe, deren Anwendung ein Hypoglykämierisiko birgt. Die Kombination ist daher nicht empfehlenswert und könnte im vorliegenden Fall zusammen mit körperlichen Belastungssituationen bzw. mangelnder Nahrungsaufnahme die Notfallsituation mitbedingt haben. In der Regel sollte daher bei den oralen Antidiabetika ein insulinotroper Arzneistoff (Sulfonylharnstoffe, Glinide) nur mit nicht-insulinotropen Arzneistoffen (Metformin, Acarbose, Miglitol, Glitazone) kombiniert werden.
Diacard® enthält 50 Prozent Ethanol. Alkohol kann, in großen Mengen konsumiert, akut Hypoglykämien auslösen. Da mit den üblichen Dosen des Arzneimittels (bis zu 12-mal 10 Tr./d) jedoch nur maximal 5 g Alkohol pro Tag aufgenommen werden, erscheint eine Beteiligung unwahrscheinlich. Dennoch sollte Diabetikern sowohl von Einnahme großer Alkoholmengen als auch von konstanter Zufuhr geringer Mengen abgeraten werden. Die chronische Zufuhr bewirkt eine Enzyminduktion (z. B. CYP 2E1), während der akute Genuss hoher Dosen zu einer Enzyminhibition führt. Beides kann zu unerwünschten Wechselwirkungen mit den verordneten Pharmaka führen und die Einstellung des Diabetikers erschweren.

4. Der Apotheker sollte sich bei therapeutischen Maßnahmen in der Apotheke nicht zu weit aus dem Fenster lehnen und diese in der Regel Ärzten überlassen. Dies sollte jedoch nicht darüber hinwegtäuschen, dass jeder zum Erste-Hilfe-Leisten verpflichtet ist. Für den Apotheker gilt dies ganz besonders, da man ihm hier wegen seiner Ausbildung gegenüber Laien eine höhere Kompetenz zutraut. Daher gilt für Notfallsituationen: Maßnahmen nach den Vorgaben der Erste-Hilfe-Kurse sollten bis zum Eintreffen des Arztes immer mit großem Engagement und der nötigen Entschlossenheit geleistet werden. Hierzu ist es übrigens auch notwendig, die gesetzlichen Vorgaben zur mindestens 2-jährigen Auffrischung in einem 1-tägigen Kurs zu befolgen. Im vorliegenden Fall aus falscher Ängstlichkeit auf die Gabe von Glucose oder notfalls auch Glucagon zu verzichten, könnte unterlassene Hilfeleistung darstellen!

Bezüglich der haftungsrechtlichen Konsequenzen kann man keine allgemeinen Empfehlungen geben. Sowohl die unterlassene Hilfeleistung als auch ein »Behandlungsfehler« können dem Apotheker zum Verhängnis werden. Daher gilt im Notfall: Handeln Sie immer konsequent nach bestem Wissen und Gewissen!

Kommentar

- Diacard®, das als Homöopathikum deklariert wird, setzt man bei vegetativ bedingten Herzproblemen ein. Diese Indikation kann in der Selbstmedikation durchaus problematisch sein. Um zu vermeiden, dass ernsthafte Erkrankungen wie KHK, Herzrhythmusstörungen oder Herzinsuffizienz lange Zeit unerkannt bleiben, sollte der Apotheker die Empfehlung geben, Arzneimittel mit derartigen Indikationen nur mit Zustimmung des Hausarztes dauerhaft einzunehmen.
- Auch wenn das Arzneimittel Diacard® nach den Vorschriften das HAB hergestellt wurde, ist die Einordnung als Homöopathikum nach den Lehren Hahnemanns (Gleichheitsprinzip, Verdünnungsprinzip) bei den vorhandenen Niedrig-Potenzen (nur D1 und D2) fragwürdig. Wie bei so vielen anderen, manchmal auch als Antihomotoxika bezeichneten Fertigarzneimitteln mit Niedrig-Potenzen oder Urtinkturen (z. B. Grippheel®, Toxi-Loges®, Meditonsin®, Metavirulent®, Schwörocard®, Vertigoheel®, Traumeel®) drängt sich der Verdacht auf, dass man allopathische Arzneimittel mit möglicher pharmakologischer Wirkung (Opium ist bis D5 BtM-pflichtig!) unter dem Deckmantel der Homöopathie auf den Markt bringt. Dies hat für den Hersteller den Vorteil der arzneimittelrechtlich leichteren Markteinführung bzw. Vermarktung, da nach AMG für Homöopathika keine aufwendige Zulassung, sondern nur eine Registrierung (ohne klinische Wirksamkeitsnachweise) beim BfArM erforderlich ist. Außerdem lässt sich die Bezeichnung »homöopathisches Arzneimittel« in der Praxis vielfach besser an die Kunden verkaufen als das Unwort »chemisches Arzneimittel«. An dieser Stelle soll jedoch keineswegs der Eindruck entstehen, dass von oben genannten FAM abzuraten sei. Im Gegenteil, einige dieser FAM (z. B. Diacard®) haben eine Zulassung und damit den Versuch, die Wirksamkeit gesetzeskonform zu belegen, bei den Zulassungsbehörden unternommen. Allerdings sollte Ihnen klar sein, dass bei Zulassungsanträgen von homöopathischen Arzneimitteln und traditionellen Altarzneimitteln vom BfArM nicht die gleichen hohen Standards bezüglich klinischer Studien gefordert werden wie bei neuen Arzneimitteln. In jedem Fall jedoch muss man sich als Apotheker vergegenwärtigen, dass die subjektive Zufriedenheit von Patienten mit solchen Niedrig-Potenzen keinen Beweis für die Wirksamkeit klassischer Homöopathie im Allgemeinen liefert.

Fall 10 — Hypoglykämierisiko bei neuem Insulin?

Der Typ-1-Diabetiker Herr Zucker betritt die Apotheke und legt Ihnen mit den Worten »Ich brauch mal wieder Insuline« folgendes Rezept vor:

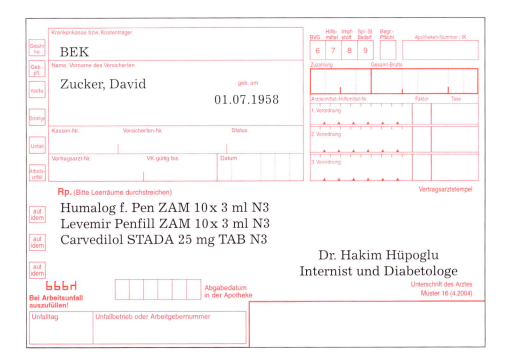

Kurzbeschreibung der Fertigarzneimittel

- **Humalog®** (Insulin lispro)

Das biosynthetisch aus Escherichia coli hergestellte Insulinderivat unterscheidet sich von Humaninsulin durch die umgekehrte Reihenfolge der Aminosäuren 28 (*Lysin*) und 29 (*Prolin*) in der B-Kette. Dieser Aminosäureaustausch erschwert die Bildung von Hexameren, sodass Insulin lispro schneller aus dem Gewebe dissoziiert und bereits nach ca. 15 Minuten wirkt. Der bei Humaninsulin notwendige Spritz-Ess-Abstand von 15 bis 30 Minuten entfällt, sogar die postprandiale Applikation ist bei Schnellmahlzeiten zugelassen. Ein weiterer Vorteil ist die dem natürlichen Insulin entsprechende kürzere Wirkdauer des Insulin lispro von etwa 2 Stunden, wodurch die bei Humaninsulin gegebenenfalls notwendigen Zwischenmahlzeiten entfallen können.

- **Levemir®** (Insulin detemir)

Detemir ist ein neueres Langzeitinsulin, das zur Basaltherapie zweimal täglich subkutan appliziert wird. Als Verzögerungsprinzip wurde an der B-Kette biosynthetisch die Aminosäure Threonin gegen die langkettige C14-Fettsäure Myristinsäure ausgetauscht. Dadurch kommt es einerseits bei der subkutanen Applikation zur Ausbildung lipophiler Aggregate, die langsam aus dem Fettdepot diffundieren, und andererseits zu einer hohen Plasmaeiweißbindung, die zur langen Wirkdauer des Insulins beiträgt. Eine hohe Plasmaeiweißbindung impliziert jedoch generell die Gefahr von Wechselwirkungen mit anderen Pharmaka durch Verdrängungsreaktionen.

- **Carvedilol STADA 25 mg Tabl.**
Carvedilol ist ein unselektiver Betablocker (β_1 und β_2), bei dem eine vasodilatierende Zusatzwirkung durch eine gleichzeitige Blockade an α_1-Rezeptoren auftritt. Carvedilol wird bei essentieller Hypertonie, chronisch stabiler Angina pectoris und in Kombination bei chronischer Herzinsuffizienz in Steady-state-Dosierungen von ein- bis zweimal täglich 25 bis 50 mg eingesetzt. Die Dosierung sollte wie bei allen blutdrucksenkenden Medikamenten einschleichend erfolgen, wobei bei Patienten mit Herzinsuffizienz besonders vorsichtig vorgegangen werden sollte. Die Startdosis beträgt hier 2-mal 3,125 mg und sollte im Abstand von 2 Wochen jeweils unter engmaschiger Therapiekontrolle langsam erhöht werden. Die Nebenwirkungen entsprechen den typischen der α- und β-Blocker inklusive kardiodepressiver Effekte (über β_1), orthostatischer Dysregulationen (über α_1), Bronchokostriktion (über β_2) und peripherer Durchblutungsstörungen (über β_2).

In Bezug auf Diabetiker ist es wichtig zu wissen, dass eine Blockade von β_2-Rezeptoren auch die endogene Glucosemobilisation aus der Leber und der Muskulatur vermindert. Außerdem hemmen Betablocker die typische Warnsymptomatik einer Unterzuckerung wie Tremor, Heißhunger und Herzrasen.

Erstes Gespräch mit dem Kunden
Auf Nachfrage zur Qualität der Zuckereinstellung gab der Patient an, dass er erst vor wenigen Monaten von Humaninsulin plus NPH-Insulin auf die neueren Insuline umgestellt worden sei. Carvedilol müsse er wegen seiner ausgeprägten Hypertonie schon seit ein paar Jahren einnehmen. Gelegentlich träten Unterzuckerungen auf, die den Patienten überfallartig überkämen. Während der Abwicklung und Bedruckung der Rezepte war plötzlich ein lautes »Oh je« vom Kunden zu vernehmen. Ein Blick auf die Stirn des Patienten ergab ein beeindruckendes Bild: Sie war regelrecht »schweißgebadet« und das Wasser lief die Wangen hinunter. Daraufhin wurden dem Patienten auf einem Stuhl in der Offizin 15 g Glucose in halbfester Form oral (Jubin®) verabreicht, woraufhin er innerhalb von ca. 3 Minuten wieder bei vollem Bewusstsein war. Anschließend verzehrte Herr Zucker ca. 10 g Glucose zusätzlich in fester Form.

Herr Zucker nimmt zur Dauermedikation noch die folgenden sechs weiteren Arzneistoffe: Phenprocoumon, Simvastatin, Ramipril, Lercarnidipin, Hydrochlorothiazid und Moxonidin.

Fragen, die Sie sich stellen könnten
1. War die vor kurzem getätigte Insulin-Umstellung des Patienten optimal zur Verbesserung der Lebensqualität und zur Minderung der Hypoglykämien, vor allem im Hinblick auf das neue Langzeitinsulin?
2. Inwieweit könnte Carvedilol für die Hypoglykämien des Patienten mitverantwortlich sein und welches Arzneimittel wäre gegebenenfalls besser geeignet?

Antworten
1. Die Umstellung von Humaninsulin auf das schnell wirksame Insulin lispro ist empfehlenswert, da es nicht nur durch Wegfall des Spritz-Ess-Abstands die Lebensqualität verbessert, sondern durch die deutlich kürzere Wirkdauer das Hypoglykämierisiko senkt. Die Verwendung von Insulin detemir ist generell durchaus empfehlenswert, da die Plasmaspiegel unter den neuen Langzeitinsulinen wie Insulin glargin (Lantus®) oder Insulin detemir konstanter sind als unter NPH-Insulin. Dies könnte prinzipiell zu einer Verminderung von Unterzuckerungen beitragen. Die Werbeaussagen des Herstellers NovoNordisk suggerieren diesen Vorteil. Jedoch stellt die Verwendung von Insulin detemir bei Patienten, die mehrere andere Medikamente als Komedikation brauchen, wegen der oben beschriebenen möglichen Wechselwirkungen durch Verdrängung aus der Plasmaeiweißbindung ein schwer kalkulierbares Risiko dar. Da das Arzneimittel sich erst seit kurzem auf dem Markt befindet, ist zur tatsächlichen Relevanz dieser Interaktion noch zu wenig bekannt (siehe auch Kommentar). Besser wären daher sicherheitshalber bei Patienten mit Polymedikation Insuline ohne solches Interaktionspotenzial wie Insulin glargin oder die konventionellen Langzeitinsuline geeignet.
2. Ein unselektiver Betablocker kann den Glucosespiegel senken, da die endogene Glucosemobilisation u. a. über β_2-Rezeptoren vermittelt wird. Der Insulinbedarf kann sinken und ist wegen des erhöhten Hypoglykämierisikos entsprechend anzupassen. Außerdem vermindern Betablocker die typischen Warnsymptome einer Unterzuckerung. Da der Patient tatsächlich Probleme hat, bietet sich eine Rücksprache mit dem Arzt an. Dieser könnte Carvedilol gegen einen α-Blocker (z. B. Doxazosin) plus einen β_1-selektiven Betablocker wie Bisoprolol oder Metoprolol unter engmaschiger Therapieüberwachung austauschen. Gegebenenfalls pharmakologisch geeigneter als Betablockerkomponente sind Celiprolol (z. B. Selectol®) wegen seiner partiell agonistischen Aktivität (PAA) am β_2-Rezeptor sowie Nebivolol (z. B. Nebilet®) wegen seiner vasodilatierenden Zusatzkomponente. Nebivolol fördert die Freisetzung von vasodilatierendem NO (Stickstoffmonoxid) aus dem Gefäßendothel. Gerade Diabetiker könnten davon profitieren, denn sie leiden durch die diabetischen Mikro- und Makroangiopathien häufig an den Folgen einer peripheren Minderdurchblutung wie Parästhesien, schlecht heilenden Wunden und Gangrän sowie Impotenz.

Beratung
Der Patient ist über die beschriebenen Probleme aufzuklären und entsprechend für die Lage zu sensibilisieren. Bezüglich der Betablocker sollten insulinpflichtige Diabetiker wissen, dass von den üblichen Warnsymptomen der Hypoglykämie das verstärkte

Schwitzen nicht gehemmt wird, da die Schweißdrüsen von Acetylcholin über mAch-Rezeptoren stimuliert werden. Hierauf sollte der Patient entsprechend sensibel achten und bei nicht durch starke körperliche Belastung erklärbarer plötzlicher Hyperhidrosis unverzüglich 1 bis 2 BE (1 BE: 10 bis 12 g) Glucose zu sich nehmen. Hierzu empfiehlt sich besonders Glucose in flüssiger Form, da sie leichter eingenommen werden kann als die trockenen Plättchen und auch schneller zur Wirkung kommt. Die Handelspräparate mit Flüssigglucose sind beispielsweise Jubin® oder Carrero®.

Kommentar

- Die in der Fachinformation von Insulin detemir (Levemir®) unter »Pharmakokinetik« gegebenen Hinweise, dass keine klinisch relevanten Wechselwirkungen mit anderen Arzneimitteln oder Fettsäuren zu erwarten seien, müssen wegen des prinzipiellen Risikos hinterfragt werden. Begründet wird die Aussage vom Hersteller mit Proteinbindungsstudien, bei denen sich laut Auskunft der medizinisch-wissenschaftlichen Abteilung von NovoNordisk keine Interaktionen mit den getesteten Arzneistoffen oder in der Nahrung vorkommenden Fettsäuren gezeigt hätten. Liest man jedoch in der im »Journal of Pharmaceutical Science« publizierten Studie genauer nach, wurden gerade mal vier (!) in Deutschland relevante Arzneistoffe untersucht (Kurtzhals P, Havelund S, Jonassen I, Markussen J: Effect of fatty acids and selected drugs on the albumin binding of a long-acting, acylated insulin analogue. J Pharm Sci. 1997, Dec; 86 (12): 1365-8.). Als weiteres Argument führt der Hersteller an, dass in klinischen Studien die Hypoglykämierate mit 6 Prozent vergleichbar mit dem NPH-Insulin sei. Hierzu ist anzumerken, dass wegen des deutlich konstanteren Plasmaspiegels bei Insulin detemir eigentlich ein niedrigeres Risiko zu erwarten gewesen wäre. Außerdem ist die Behauptung angesichts des ausgewählten Patientenkollektivs in den vorliegenden Studien mit *wenig Komedikation* geradezu fahrlässig! Allein bei unseren Kunden erhält von den auf Levemir® eingestellten Patienten keiner weniger als drei weitere Arzneimittel. Sobald die Therapie umgestellt wird und insbesondere wenn ein neues Fertigarzneimittel mit Plasmaalbuminbindung > 95 Prozent zusätzlich appliziert wird, sollte der Patient aus Sicherheitsgründen engmaschiger überwacht werden. So kann die benötigte Insulindosis oder die Dosis anderer Arzneistoffe gegebenenfalls reduziert werden.
- Die in letzter Zeit ausgelöste Debatte zum Kosten-Nutzen-Verhältnis der modernen schnell wirksamen Insuline Lispro und Aspart verkennt den Einfluss auf die Lebensqualität. Ein Verzicht auf die bei Humaninsulin meist notwendigen Spritz-Ess-Abstände und Zwischenmahlzeiten sowie die zugelassene postprandiale Applikation macht den Diabetiker deutlich flexibler. Den fehlenden Benefit im Bereich kardiovaskulärer Folgeschäden gegenüber dem Altinsulin als entscheidenden Grund für die Nicht-Erstattungsfähigkeit bei Typ-2-Diabetikern in den Vordergrund zu spielen, ist sehr einseitig und stellt de facto einen therapeutischen Rückschritt dar.

Hypoglykämierisiko bei neuem Insulin? Fall 10 – Öffentliche Apotheke

Beispiele für Insulinanaloga

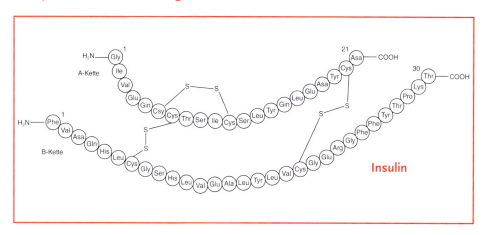

Insulin

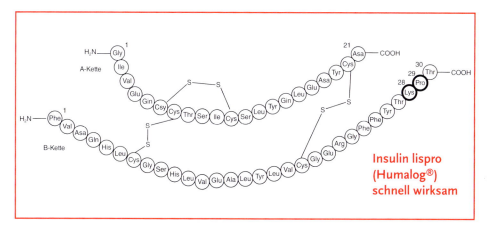

Insulin lispro (Humalog®) schnell wirksam

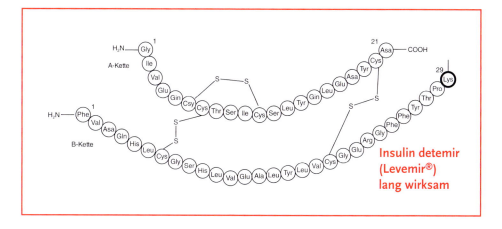

Insulin detemir (Levemir®) lang wirksam

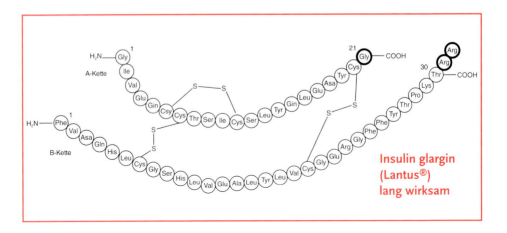

Fall 11 Therapieumstellung bei Prostatakarzinom

Herr Rostata bittet um die Abgabe des neu verschriebenen Medikaments zur Behandlung seines Prostatakarzinoms. Das bisher in der Apotheke bezogene Bicalutamid (Casodex®) benötige er nicht mehr. Die Therapie solle auf ein neues Arzneimittel umgestellt werden, da der PSA-Wert in letzter Zeit leider angestiegen sei. Jetzt habe er Angst vor den möglichen Nebenwirkungen einer Therapieumstellung und sei zudem an Zusatzempfehlungen zur Verbesserung seiner Prognose interessiert.

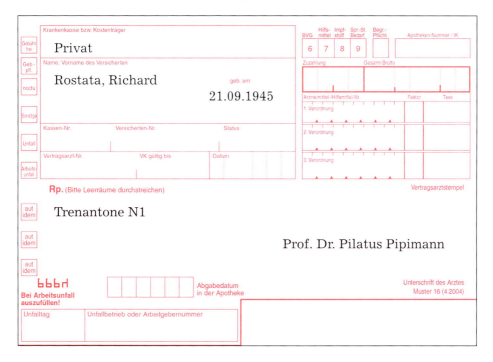

Kurzbeschreibung der Fertigarzneimittel

- **Trenantone®** Leuprorelin (acetat)

Leuprorelin ist bei fortgeschrittenem, androgenabhängigem Prostatakarzinom zugelassen. Es ist ein synthetisches Analogon des physiologischen Gonadorelins (= GnRH oder LHRH), das die Freisetzung der gonadotropen Hormone LH (luteinisierendes Hormon) und FSH (follikelstimulierendes Hormon) aus dem Hypophysenvorderlappen (HVL) kontrolliert. Diese Hormone stimulieren ihrerseits beim Mann die Testosteron-Synthese und die Spermatogenese im Hoden. Im Gegensatz zum physiologischen GnRH, das pulsatil vom Hypothalamus freigesetzt wird, führt das auch als Superagonist bezeichnete Leuprorelin bei therapeutischer Dauer(!)-Anwendung zu einer gezielten Downregulation der GnRH-Rezeptoren. Als Folge kommt es zu einem reversiblen Abfall des Testosteronspiegels und damit zu einem verminderten Wachstum des karzinomatös veränderten Prostatagewebes. Der Testosteronspiegel wird dabei in den Kastrationsbereich abgesenkt. Das Arzneimittel wird alle drei Monate subkutan appliziert, was der Patient nach entsprechender Anleitung auch selbstständig durchführen kann.

- **Casodex®** (Bicalutamid)

Auch der Testosteronrezeptor-Antagonist Bicalutamid ist bei fortgeschrittenem, androgenabhängigem Prostatakarzinom zugelassen, als Monotherapie in hoher Dosis (150 mg) allerdings nur bei hohem Progressionsrisiko. Bicalutamid unterbindet den Androgen-Stimulus auf die Prostatakarzinomzelle. Die Einnahme erfolgt einmal täglich zur gleichen Tageszeit. Auch eine Kombinationstherapie mit einem Gonadorelin-Analogon ist möglich, wobei die Tagesdosis von Bicalutamid dann in der Regel mit 50 mg niedriger liegt. Neben den unten genannten antiandrogentypischen Nebenwirkungen kommen bei Bicalutamid häufig Leberfunktionsstörungen vor. Die Leberenzyme sollten daher während der Therapie überwacht werden.

Erstes Gespräch mit dem Kunden

Der Patient berichtet, dass seine Prostata vor etwa vier Jahren wegen eines bösartigen Karzinoms mit regionalem Lymphknotenbefall entfernt worden sei. Anschließend habe eine Strahlentherapie den Erfolg der Behandlung sicherstellen sollen. Casodex® (Bicalutamid) habe er seit der Operation in steigender Dosierung (zuletzt 150 mg) erhalten. Der Blutspiegel des Tumormarkers PSA (Prostataspezifisches Antigen) sei dabei jahrelang auf einigermaßen konstantem Niveau geblieben, habe sich aber nun binnen 5 Monaten verdreifacht. Daher habe der Arzt einen Therapiewechsel zu Trenantone® verordnet, da dieses im Vergleich zu Casodex® eine intensivere antiandrogene Wirkung zeige. Nun frage er sich, ob er Casodex® unmittelbar nach Erstapplikation von Trenantone® absetzen könne. Außerdem sorge er sich um die Nebenwirkungen, die bereits bei Casodex® sehr unangenehm gewesen seien. Ohnehin plage ihn seit der Prostasta-Entfernung eine postoperative Inkontinenz, die seinen Aktionsradius doch sehr einschränke.

Fragen, die Sie sich stellen könnten

1. Kann Bicalutamid (Casodex®) sofort abgesetzt werden und was ist bei der Therapieumstellung auf den Gonadorelin-Superagonisten Leuprorelin zu beachten?
2. Welche Nebenwirkungen drohen dem Patienten und welche Zusatzempfehlungen könnten bei einem Prostatakarzinom-Patienten, auch im Hinblick auf die Inkontinenz, sinnvoll sein?

Antworten

1. Bereits bei alleiniger Gabe eines Testosteronrezeptor-Antagonisten wie Bicalutamid

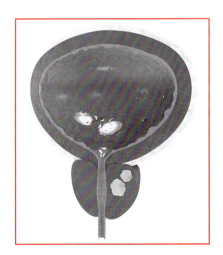

Prostatakarzinom

findet man einen kompensatorisch erhöhten Testosteronspiegel im Blut (Faktor: 1,5 bis 2 oberhalb der Norm). Die nun geplante subkutane Verabreichung von Gonadorelin-Analoga löst einen anfänglichen Anstieg von LH und FSH aus. Dies wird den Plasmaspiegel von Testosteron weiter erhöhen. Da in den ersten drei Wochen eine damit zusammenhängende symptomatische Verschlechterung des Krankheitsbildes beobachtet wurde, ist bei Männern mit Prostatakarzinom die zusätzliche Gabe von Antiandrogenen zu empfehlen. Im vorliegenden Fall wird bereits mit dem Antiandrogen Bicalutamid behandelt. Obwohl hier keine dauerhafte Kombitherapie von Superagonist und Antiandrogen angedacht ist, sollte das Antiandrogen nicht sofort abgesetzt werden. Stattdessen ist ein ausschleichendes Absetzen binnen drei bis vier Wochen empfehlenswert, um die Phase der initialen Mehrproduktion der Sexualhormone unter Leuprorelin abzufedern.

2. Zu den bei Prostatapatienten eingesetzten Antiandrogenen gehören Testosteronrezeptor-Antagonisten (z. B. Bicalutamid, Flutamid und Cyproteron), Superagonisten (z. B. Leuprorelin, Goserelin, Buserelin), 5-alpha-Reduktasehemmer (z. B. Finasterid, Dutasterid) und Gonadorelinrezeptor-Antagonisten (Abarelix, Degarelix). Prinzipiell sind die Nebenwirkungen bei allen antiandrogenen Arzneimitteln ähnlich. Hierzu gehören die typischen Androgenmangel-Symptome Gynäkomastie, Mastodynie, Müdigkeit, Leistungsmangel, Muskelabbau, Zunahme des Fettgewebes, Gewichtszunahme, Potenzstörungen und ein erhöhtes Osteoporose-Risiko bei Langzeittherapie. Das Ausmaß der Nebenwirkungen kann jedoch unterschiedlich sein und hängt von der Art der Substanz und von der Dosis ab. Werden die Plasma-Testosteronspiegel auf Kastrationsniveau abgesenkt, wie das bei GnRH-Superagonisten und GnRH-Rezeptor-Antagonisten angestrebt wird, können die Nebenwirkungen durchaus stärker ausgeprägt sein als bei Bicalutamid. Letztlich ist das Ausmaß der Nebenwirkungen jedoch nicht exakt vorhersehbar. Demzufolge muss die Verträglichkeit beim Patienten geprüft werden.

Inkontinenz ist nach Prostatektomie leider ein weit verbreitetes Problem, das man durch Beckenbodengymnastik teilweise in den Griff bekommen kann. Auch eine medikamentöse Behandlung mit anticholinergen Arzneimitteln ist eine therapeutische Option. Zur Verfügung stehen urologische Spasmolytika wie Darifenacin (Emselex®), Solifenacin (Vesikur®), Tolterodin (Detrusitol®), Fesoterodin (Toviaz®), Oxybutinin (z. B. Dridase®), Trospium (z. B. Spasmex®) oder Propiverin (Mictonorm®). Da die therapeutische Wirkung vor allem auf einem anticholinergen Wirkmechanismus beruht, sind parasympatholytische bzw. anticholinerge Kontraindikationen und Nebenwirkungen zu beachten. Hierzu gehören Mundtrockenheit, trockenes Auge, Akkommodationsstörungen, Obstipation, Tachykardie, Hyperthermie und bei zentraler Wirkung auch psychogene Effekte. Weniger anticholinerge Nebenwirkungen hat das verschreibungsfreie Flavoxat (Spasuret®), das in der Apotheke zwar ohne Rezept angeboten werden kann, aber auch schwächer wirkt als die oben genannten Arzneimittel. Auf eine Latenzzeit bis zur maximalen Wirkung von Flavoxat ist hinzuweisen.

Beratung

Absetzen von Casodex®
Im vorliegenden Fall ist Rücksprache mit dem Patienten und dem behandelnden Arzt zum ausschleichenden Absetzen des Bicalutamids zu halten. Eine Option wäre ein Absetzen binnen drei Wochen, zum Beispiel eine Woche 150 mg, eine Woche 100 mg und in der letzten Woche 50 mg täglich.

Sorge des Patienten wegen der Nebenwirkungen
Hinsichtlich antiandrogener Nebenwirkungen sollte der Patient zum unvoreingenommenen Ausprobieren des Therapiewechsels ermutigt werden. Zu beachten ist, dass diese Nebenwirkungen im Laufe der Behandlung abnehmen können. Hierauf sind die Patienten aus Compliance-Gründen hinzuweisen.

Therapiekontrolle
Sehr wichtig bei antiandrogen behandelten Prostatakarzinom-Patienten in der Rezidivprophylaxe ist eine gute Therapiekontrolle. In der Regel kann nach etwa drei Monaten abgeklärt werden, ob das fortgeschrittene Prostatakarzinom androgenempfindlich ist. Führender diagnostischer Parameter ist die Serumkonzentration des Prostataspezifischen Antigens (PSA), die im fortgeschrittenen Tumorstadium über 10 ng/ml liegt. Ein positives Testergebnis liegt vor, wenn nach drei Monaten antiandrogener Therapie der Testosteronspiegel auf Kastrationsniveau liegt (< 1 ng/ml) und der PSA-Wert deutlich abgefallen ist (nach Möglichkeit unter 1 ng/ml). Dies wäre als guter prognostischer Indikator für die Langzeitantwort auf den Androgenentzug und damit auch für die Lebenserwartung anzusehen. Der Therapieerfolg sollte außerdem regelmäßig durch klinische Untersuchungen wie rektale Austastung des urologischen Gewebes, Sonographie, Computertomographie und Skelettszintigraphie kontrolliert werden. So können Rezidive und streuende Tumore, beispielsweise Knochenmetastasen, rechtzeitig erkannt werden.

Zusätzliche Empfehlungen
Prostatapatienten unterliegen zudem einer erhöhten Osteoporose-Gefahr sowie einer höheren Inzidenz von Osteosarkomen. Das Fehlen von androgener Wirkung am Knochen begünstigt, ähnlich einem Estrogenmangel bei Frauen, den Knochenabbau. Empfehlenswert ist daher die regelmäßige Gabe von Calcium und Vitamin D_3 oder bei höherem Risiko die Gabe von Bisphosphonaten wie Alendronat, Risedronat oder Zoledronat. Bei Verdacht auf Knochenmetastasen sollte die rechtzeitige Gabe von Bisphosphonaten Standard sein. Für das Ausmaß der Nebenwirkungen unter Antiandrogenen gilt das Motto »Wer rastet, der rostet«. Um Müdigkeit, Leistungsmangel, Muskelabbau, Zunahme des Fettgewebes, Gewichtszunahme, Potenzstörungen und Osteoporose aktiv entgegenzuwirken, empfiehlt sich auch bei älteren Patienten: möglichst viel Bewegung und gesunde Ernährung! Ob sich eine gesunde, an pflanzlicher Nahrung orientierte Ernährung auch prognostisch günstig auf das Auftreten von Rezidiven und die Progression von Prostatakarzinomen auswirkt, ist umstritten. Aus klinischen Untersuchungen gibt es jedoch Hinweise hierauf.

Kommentar

- Die Anwendung von Bicalutamid (Casodex®) bei Patienten mit Prostatakarzinom ist umstritten. Eine große, placebokontrollierte Studie an 8113 Patienten, in denen Bicalutamid als unmittelbare Hormontherapie oder adjuvant zu radikaler Prostatektomie oder Strahlentherapie verabreicht wurde, zeigte im Vergleich zur Placebogruppe nach 7,4 Jahren keinen Unterschied hinsichtlich des Gesamtüberlebens. Dennoch waren in exploratorischen Subgruppen-Analysen Unterschiede bei hohem Progressionsrisiko zugunsten von Bicalutamid sichtbar. Das erklärt die Zulassungseinschränkung von Casodex® in der Monotherapie auf Patienten mit hohem Progressionsrisiko.
- Vor kurzem sind auch Gonadorelinrezeptor-Antagonisten wie Abarelix (Plenaxis®) oder Degarelix (Firmagon®) auf den Markt gekommen. Beworben werden sie im Vergleich mit etablierten Superagonisten mit der Beobachtung, dass der Testosteronspiegel sofort sinkt. Die initiale Mehrsekretion in den ersten zwei bis vier Wochen unterbleibt und damit ist auch die kurzfristige parallele Gabe eines Testosteron-Antagonisten wie Bicalutamid nicht erforderlich. In ihrer klinischen Wirkung und in ihren Nebenwirkungen entsprechen sie jedoch den Superagonisten. Weitere klinische Vorteile sind also nicht zu erkennen und der Erfolg der neuen Substanzen bleibt abzuwarten.

Fall 12 — Impotenz durch β-Blocker

Stammkunde Herr Henger betritt die Apotheke und übergibt das dargestellte Rezept über Arzneimittel zur Behandlung seiner seit vielen Jahren bestehenden essenziellen arteriellen Hypertonie.

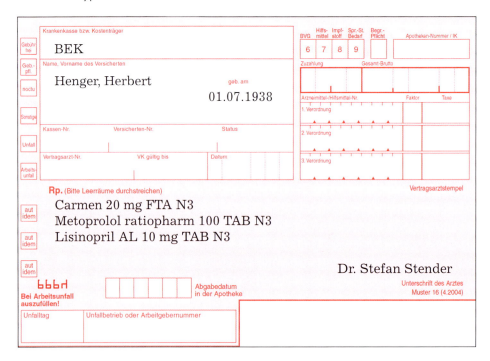

Kurzbeschreibung der Fertigarzneimittel

● Metoprolol ratiopharm® Tabl.

Metoprolol ist ein lipophiler β-Rezeptorenblocker mit relativer $β_1$-Selektivität (»Kardioselektivität«). Die Substanz senkt in Abhängigkeit von der Höhe des Sympathikotonus den Blutdruck, die Herzfrequenz, die AV-Überleitungsgeschwindigkeit und die Plasma-Renin-Aktivität. Die Indikationen leiten sich aus diesen Wirkungen ab: Hypertonie, Angina pectoris, tachykarde Arrhythmien, Akut- und Langzeitbehandlung bei/nach Herzinfarkt, und Migräneprophylaxe. Je nach Galenik wird durch 1-mal (retard) oder 2-mal tägliche Einnahme eine Tagesdosis von 50 bis 200 mg angestrebt. Zu den Nebenwirkungen gehören: Bradykardie, AV-Überleitungsstörungen, orthostatische Dysregulation, Verstärkung einer Herzinsuffizienz, Müdigkeit, Schwindel, Depressionen, Kopfschmerzen, Albträume, Schwitzen, Diarrhö, Übelkeit und Erbrechen. Bei Diabetikern kann die Erkennung einer Unterzuckerung erschwert sein, weshalb der Patient auf die auch unter β-Blockern noch stark ausgeprägte Hypoglykämie-Symptomatik »starkes Schwitzen« hinzuweisen ist. In höheren Dosierungen können durch Metoprolol auch Nebenwirkungen verursacht werden, die durch eine Hemmung von β_2-Rezeptoren bedingt sind. Hierzu gehören Bronchokonstriktion mit Dyspnoe (insbesondere bei bestehenden obstruktiven Atemwegserkrankungen) und Durchblutungsstörungen, die sich in Parästhesien, Kribbeln, Kältegefühlen in den Akren bzw. Extremitäten und Impotenz äußern können.

- **Lisinopril AL® Tabl.**
Der ACE-Hemmer Lisinopril kann wegen seiner langen Halbwertszeit 1-mal täglich (5 bis 40 mg/d) eingenommen werden und ist zugelassen bei Hypertonie und Herzinsuffizienz sowie teilweise (je nach Fertigarzneimittel) zur Sekundärprophylaxe bei akutem Myokardinfarkt.

- **Carmen® Filmtabl.** (Lercarnidipin)
Lercarnidipin ist ein vasoselektiver Dihydropyridin-artiger Calciumantagonist der 3. Generation (neben Amlodipin, Manidipin und Lacidipin) und wird zur Behandlung der essenziellen Hypertonie 1-mal täglich oral eingesetzt.

Erstes Gespräch mit dem Kunden
In der Apotheke fiel auf, dass die Hände des Patienten stark zitterten. Auf die Frage, ob er die Dauermedikation mit den Antihypertensiva auch gut vertrage, antwortete er zunächst, dass alles bestens sei. Erst bei mehrfachem Nachhaken bezüglich des auffälligen Tremors gab der Patient zu, dass er den seit etwa fünf Jahren eingesetzten β-Blocker Metoprolol vor einer Woche »versuchsweise« abgesetzt habe. Diese Maßnahme sei ohne Absprache mit dem Arzt erfolgt, da dieser kein Verständnis für seine Probleme mit dem Medikament gezeigt habe. Weiter berichtete der Kunde, dass er vor etwa vier Wochen die bis dahin gut verträgliche Metoprolol-Dosis wegen unzureichender Blutdrucksenkung auf ärztliche Anweisung von 2-mal 50 mg auf 2-mal 100 mg erhöhen musste. Seitdem sei er mit dem Medikament nicht mehr zurechtgekommen. Außerdem gibt der Patient an, dass er seit der Dosiserhöhung bei sportlichen Aktivitäten (Joggen) schlecht Luft bekommen habe und die körperliche Leistungsfähigkeit auch allgemein eingeschränkt gewesen sei. Vor allem aber belaste ihn eine im Zusammenhang mit der Dosiserhöhung aufgetretene Impotenz, die ihn schon zu der Überlegung gebracht habe, Viagra® einzunehmen. Das Absetzen des Metoprolols sei versuchsweise geschehen, um die Reversibilität des derzeitigen inakzeptablen Zustands zu testen.

Fragen, die Sie sich stellen könnten
Inwieweit können die beschriebenen Symptome beim Absetzen und die Nebenwirkungen des Patienten mit dem β-Blocker in Zusammenhang stehen und welche besser verträglichen Alternativen kommen in Betracht?

Antworten
Die typischen Betablockerwirkungen Blutdrucksenkung, Frequenzminderung, Hemmung der AV-Überleitungsgeschwindigkeit und Verminderung von Zittern werden durch eine kompensatorische Aktivierung der zentralen sympathischen Aktivität und eine

Upregulation peripherer β-Rezeptoren teilkompensiert (endogene Gegenregulation). Beim abrupten Absetzen werden die β-Rezeptoren daher durch Adrenalin/Noradrenalin überstimuliert. In der Folge kann es zu starkem Blutdruckanstieg, Herzrasen, Schwitzen und Zittern kommen. Im vorliegenden Fall stellte sich heraus, dass diese Symptome nach dem Absetzen in unterschiedlicher Ausprägung alle vorhanden waren.

Die vom Patienten beschriebenen Nebenwirkungen beruhen vermutlich auf einer Blockade von $β_2$-Rezeptoren, die wegen der $β_1$-Prävalenz des Metoprolols erst in höheren Dosierungen klinisch relevant wird. $β_2$-Rezeptoren kommen an glatten Muskelzellen vor, z. B. an Bronchialmuskulatur, Uterus und Gefäßmuskulatur. Der vorwiegende adrenerge Rezeptor der Gefäßmuskulatur ist in der Regel der $α_1$-Rezeptor (Ausnahme Herzkranzgefäße). Noradrenalin und Adrenalin bewirken über den α-Rezeptor eine Vasokonstriktion, während Adrenalin über den vaskulären β-Rezeptor eine Dilatation verursacht. Diese kompensatorische Balance wirkt einer zu starken, unökonomischen Vasokonstriktion bei der Sympathikusaktivierung, vor allem in den Akren und Extremitäten, entgegen. Eine pharmakologische Blockade der $β_2$-Rezeptoren kann zu verstärkter Vasokonstriktion und damit zu einer Minderdurchblutung der oben genannten Organe führen. Die beschriebenen Nebenwirkungen kalte Hände und Füße, Missempfindungen und Impotenz sowie eine Verschlimmerung arterieller Durchblutungsstörungen (»Schaufensterkrankheit« und M. Raynaud) können so erklärt werden. Ein gehäuftes Auftreten vom Impotenz als Nebenwirkung wurde auch in klinischen Studien beschrieben. Das abrupte Absetzen eines β-Blockers birgt zu große Gefahren für den Patienten. Blutdrucksteigerungen bis zu hypertensiven Krisen und schwere tachykarde Rhythmusstörungen sind möglich. Daher muss ein β-Blocker ausschleichend abgesetzt werden. Für das Absetzen empfiehlt sich die allgemein bei vielen Arzneistoffen gültige Faustformel: »5 bis 10 Prozent der bisherigen Therapiedauer«. Im vorliegenden Fall betrug die Einnahmedauer 5 Jahre, was für eine Absetzdauer von ca. 3 bis 6 Monaten spricht. Dabei kann die Dosis etwa alle 4 Wochen halbiert werden. Da das Absetzen aber den Blutdruck steigern würde, müsste der β-Blocker durch ein anderes blutdrucksenkendes Arzneimittel ohne negativen Einfluss auf Bronchien und Gefäßweite ersetzt werden. Als Alternative eignen sich Diuretika (v. a. Hydrochlorothiazid oder Schleifendiuretika), Antisympathotonika wie Clonidin/Moxonidin und vor allem vasodilatierende α-Blocker.

Beratung
Es empfiehlt sich, zur Beseitigung der Compliance-Probleme des Patienten die Arzneimitteltherapie zu modifizieren. Hierzu ist eine Rücksprache mit dem behandelnden Arzt notwendig. Da Betablocker nach den Therapie-Leitlinien als Mittel der 1. Wahl sehr empfehlenswert sind, könnte der Apotheker dem Arzt einen β-Blocker mit vasodilatierenden Eigenschaften empfehlen. Hierzu gehören die Substanzen Carvedilol (Dilatrend®, Querto®, etc.), Nebivolol (Nebilet®) und Celiprolol (Selectol®). Im vorliegenden Fall wären Nebivolol und Celiprolol besser geeignet als Carvedilol, da es sich bei Carvedilol um einen unselektiven β-Blocker ($β_2$-Blockade in den Bronchien) handelt. Auf die vaskulären Nebenwirkungen bei dem Patienten könnte sich Carvedilol günstig auswirken, jedoch wären ungünstige Effekte auf die subjektiv empfundene Atemnot bei sportlichen Aktivitäten möglich.

Tabelle: Vasodilatierende β-Blocker der 3. Generation

β-Blocker	Dynamische Eigenschaften	Kinetische Eigenschaften	Zusatzinfo
Nebivolol	Vasodilatierend durch Freisetzung von NO im Gefäßendothel	HWZ: 7 Stunden, $BV_{abs.}$: 12 % Verteilungs-Vol.: 0–40 l/kg Dosis: 1-mal 5 mg	Günstig bei Patienten mit peripheren Durchblutungsstörungen
Celiprolol	Vasodilatierend durch $β_2$-PAA (partielle agonistische Aktivität)	HWZ: 7 Stunden, $BV_{abs.}$: 30–80 % Verteilungs-Vol.: 6 l/kg, Dosis: 1-mal 200–400 mg, Einnahme: nüchtern!	Günstig bei Asthmatikern, Anwendung (außer bei schwerem Asthma) unter Vorsicht möglich
Carvedilol	Vasodilatierend durch zusätzliche α-Blockade (CAVE: unselektiver β-Blocker)	HWZ: 7–10 Stunden, $BV_{abs.}$: 30 % Verteilungs-Vol.: 1,5–2 l/kg, Dosis: 1-mal 12,5–50 mg	Günstig bei Herzinsuffizienz, ungünstig bei obstruktiven Atemwegserkankungen

Kommentar

- Die Therapie wurde dann auf Empfehlung des Apothekers auf Nebivolol umgestellt. Der Patient berichtete ca. 4 Wochen später sichtlich begeistert, dass die Probleme beseitigt seien und dass »alles wieder läuft wie geschmiert«. Inwieweit eine Placebo-Wirkung durch die Änderung der Medikation zur Verbesserung der Potenz beigetragen haben könnte, ist unklar. Interessant sind sicherlich die auffallend hohen Placebo-Responder-Raten bei den PDE-Hemmer-Studien (z. B. Viagra®): ca. 30 Prozent Placebo, ca. 60 Prozent Verum.
- Die Impotenz scheint bei Betablockern als Nebenwirkung umso seltener aufzutreten, je $β_1$-prävalenter und je lipophiler die Substanz ist. Da erektile Dysfunktion bei kardioselektiven Betablockern insgesamt eine nur gelegentliche Nebenwirkung ist, sollte der Apotheker die Patienten nicht grundlos vor Impotenz warnen. Dies könnte neben einer Verschlechterung der Compliance beim Patienten eine Versagensangst auslösen, die letztlich zum Hauptgrund für diese Nebenwirkung werden könnte.

Fall 13 — Erektile Dysfunktion bei KHK

Der Stammkunde Herr Herzlich legt folgendes Rezept vor. In der Kundendatei finden Sie, dass er das vor 2 Wochen vom Urologen verordnete Cialis® in der Apotheke erhalten hat.

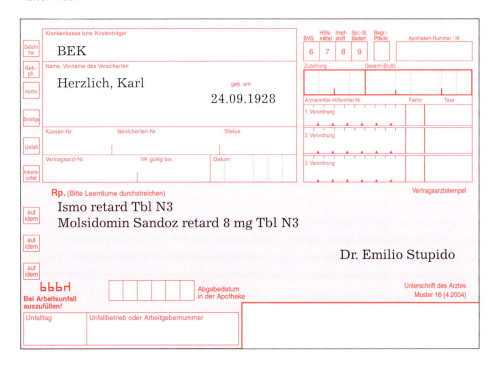

Kurzbeschreibung der Fertigarzneimittel

- **Ismo® retard Tabl.** (Isosorbidmononitrat)
Das Nitrat ISMN ist zugelassen zur Vorbeugung und Langzeittherapie der Angina pectoris. Die zu den NO-Donatoren gehörende Substanz setzt Stickstoffmonoxid (NO) frei, das an der glatten Gefäßmuskulatur der Arterien, Koronararterien und Venen eine Vasodilatation bewirkt. Dadurch werden die Vor- und Nachlast gesenkt und Koronarspasmen verhindert. In der Regel werden 2-mal täglich 10 bis 50 mg ISMN oral eingenommen. Die abendliche Einnahme sollte wegen der möglichen Nitrattoleranz nicht nach 18 Uhr erfolgen. Dadurch wird eine nächtliche Nitratpause gewährt. Häufigste Nebenwirkung sind der vor allem zu Therapiebeginn auftretende Nitratkopfschmerz, Flush, hypotone Dysregulationen und Knöchelödeme. Eine einschleichende Dosierung mindert die Nebenwirkungen deutlich.

- **Molsidomin Sandoz® retard Tabl.**
Molsidomin wird als Mittel der 2. Wahl zur Prophylaxe und Langzeitbehandlung der Angina pectoris eingesetzt. Da es NO aus seinem Metaboliten SIN-1 im entscheidenden Schritt enzymunabhängig freisetzt, unterliegt es im Gegensatz zu den Nitraten keiner Nitrattoleranz. Molsidomin wird 1- bis 2-mal täglich in Dosierungen von 4 bis 8 mg eingenommen und kann auch zur Überbrückung nächtlicher Nitratpausen in Kombination mit ISDN-, ISMN- oder GTN-Pflastern verwendet werden. Wegen seines verzögerten Wirkungseintritts ist es allerdings nicht zur Kupierung eines akuten Angina-pectoris-Anfalls geeignet.

- **Cialis® Filmtabl.** (Tadalafil)
Tadalafil ist nach Sildenafil und Vardenafil der dritte Vertreter der Phosphodiesterase-5-Hemmer zur Behandlung der erektilen Dysfunktion. Die Hemmung dieses Enzyms bewirkt einen Anstieg der Phosphodiester c-AMP und c-GMP in der glatten Gefäßmuskulatur, wodurch es zu einer Vasodilatation kommt. Dies gilt auch für die Durchblutung des Schwellkörpers des männlichen Glieds. Entsprechend wird bei Vorliegen einer sexuellen Stimulation die Erektionsfähigkeit verbessert. Wegen der langen Halbwertszeit des Tadalafils beträgt die Wirkdauer bis zu 48 Stunden, was dem Arzneimittel den Spitznamen »Wochenend-Viagra« einbrachte.

Die Einnahme von 10 bis 20 mg sollte mindestens 30 Minuten vor der geplanten sexuellen Aktivität erfolgen. Zu den häufigen Nebenwirkungen zählen Kopfschmerzen, Dyspepsie, Schwindel, Hautrötung und verstopfte Nase. Schwerwiegende kardiovaskuläre Ereignisse, einschließlich Myokardinfarkt, plötzlichen Herztods, ventrikulärer Arrhythmien, Schlaganfall und transienter ischämischer Attacken (TIA), treten vor allem bei Patienten mit vorbestehenden kardiovaskulären Risikofaktoren auf!

Erstes Gespräch mit dem Kunden
Auf Ihre Warnung bezüglich der möglichen gefährlichen Interaktionen zwischen den NO-Donatoren und dem Tadalafil antwortet der Kunde, dass sein Arzt ihm mitgeteilt habe, er könne Cialis® ruhig nehmen, wenn er an diesem Tag die anderen Medikamente absetze.

Fragen, die Sie sich stellen könnten
1. Wie ist die bekannte Wechselwirkung zwischen NO-Donatoren und Phosphodiesterasehemmern zu erklären?
2. Ist die Empfehlung des Arztes zur Ausschaltung der Wechselwirkung ausreichend und damit therapeutisch vertretbar oder müsste man als Apotheker Bedenken haben?

Antworten
1. Bei gleichzeitiger Anwendung von NO-Donatoren und PDE-Hemmern kommt es zu einer additiven Vasodilatation, die sich mit dem im Schaubild dargestellten Mechanismus erklären lässt. In der Folge kann es zu massiver Hypotonie mit reflektorischen

Tachyarrhythmien und letztlich Kreislaufversagen (plötzlicher Herztod) kommen. Weitere kardiovaskuläre Ereignisse mit zum Teil tödlichem Ausgang sind: Myokardinfarkt, Schlaganfall und transiente ischämische Attacken.

2. Aus den dargestellten Gründen sind die absoluten Gegenanzeigen in der Praxis streng zu beachten. Hierzu gehören Patienten, die organische Nitrate in jeglicher Form einnehmen, Herzinfarkt während der vorangegangenen 90 Tage, instabile Angina pectoris oder Angina pectoris, die während sexueller Aktivität auftrat, Herzinsuffizienz (NYHA II oder höher), unkontrollierte Arrhythmien, Hypotonie (< 90/50 mm Hg) oder unkontrollierte Hypertonie und Schlaganfall während der vorangegangenen 6 Monate. Die angebliche Empfehlung des Arztes ist angesichts der Gefahr für den Patienten durch Rückfrage beim behandelnden Arzt zu überprüfen. Die Erfahrung lehrt, dass Kunden in der Apotheke die ärztlichen Anweisungen unbewusst oder bewusst falsch oder unvollständig darstellen. Sollte sich die Information des Kunden als richtig herausstellen, ist der Arzt auf die Bedenken eindringlich hinzuweisen, da für ein einfaches Auslassen der Dosis niemand Wirksamkeit und Sicherheit der Therapie garantieren kann. Bei derartiger Missachtung der absoluten Gegenanzeigen geht die Haftungspflicht des Pharmazeutischen Unternehmers nach § 84 AMG auf den Arzt und die abgebende Apotheke über. Sollte der Arzt auf der Therapie bestehen, empfiehlt es sich, dies mindestens schriftlich zu dokumentieren und ggf. der AMK oder dem BfArM zu melden. Der Apotheker sollte jedoch auch beachten, dass der Wunsch des Patienten nach der Wirkung des PDE-Hemmers sehr stark und er eventuell unbelehrbar sein kann. In diesem Falle ist es natürlich immer noch besser, unter wenn auch zweifelhafter ärztlicher Kontrolle die Therapie durchzuführen, als eine heimliche Anwendung des Patienten hinzunehmen. Dies wird von uneinsichtigen Patienten, auch unter Verwendung illegaler Bezugswege, leider immer wieder praktiziert.

Beratung

In der Beratung sollte der Patient unbedingt umfangreich über die Risiken der Kombinationstherapie aufgeklärt werden. Ein Auslassen der Dosis der NO-Donatoren kann

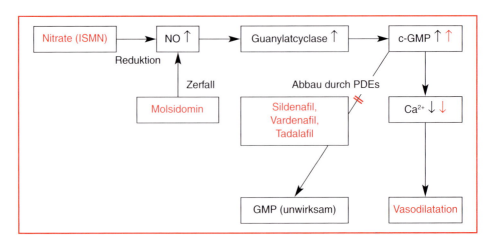

das Risiko für kardiovaskuläre Komplikationen nicht sicher mindern. Hier würde sich der Patient außerhalb der evidenzbasierten Medizin unnötigen Gefahren aussetzen. Außerdem darf bezweifelt werden, dass die alleinige Gabe eines PDE-5-Hemmers die gleiche prophylaktische Wirkung gegen KHK hat wie ISMN plus Molsidomin. Durch das Auslassen könnten also wieder verstärkt pektanginöse Zustände auftreten. In der Praxis sollten unbedingt auch Wechselwirkungen beachtet werden, da Tadalafil über CYP3A4 abgebaut wird (z. B. mit Makrolidantibiotika, Protease-Inhibitoren, Itraconazol, Grapefruitsaft).

Kommentar
- Eine seltene, aber gefährliche Nebenwirkung der PDE-5-Hemmer ist eine schmerzhafte, reizunabhängige Dauererektion (Priapismus), die zu einer irreversiblen Gewebeschädigung des Penis und nachfolgender Impotenz führen kann. Spätestens nach drei bis vier Stunden ist ein Krankenhaus aufzusuchen, wo dann eine vasokonstriktorische Substanz wie Adrenalin oder Noradrenalin lokal injiziert werden kann. Darauf ist der Patient entsprechend hinzuweisen, da er einen Priapismus aus Unwissenheit fälschlicherweise für einen gewollten Effekt des Arzneistoffs halten könnte.
- Im Frühjahr 2006 wurde der PDE-5-Hemmer Sildenafil unter dem Handelsnamen Revatio® zur Behandlung der pulmonalen arteriellen Hypertonie zugelassen. So viel auch zum Thema »selektive Wirkung« auf das Corpus cavernosum des Penis, wie vom gleichen Hersteller noch vor Jahren beworben. Der Apotheker sollte beachten, dass auch die neueren PDE-5-Hemmer Vardenafil (Levitra®) und Tadalafil (Cialis®) bezüglich ihrer Organwirkung nicht so selektiv sein können, wie es die von den Herstellern herausgegebenen Fachinformationen unter »Pharmakologische Eigenschaften« suggerieren. Dies lässt sich aus den angegebenen kardiovaskulären Nebenwirkungen unschwer ableiten.

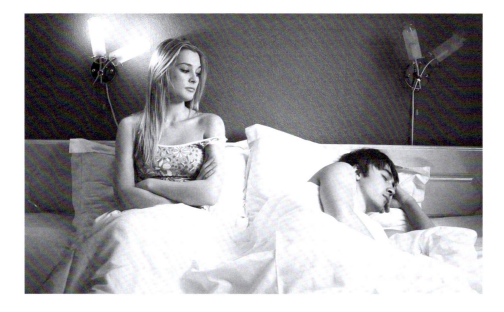

Fall 14 — Hormonsubstitution Pro & Kontra

Die langjährige Stammkundin Frau Bolika erzählt besorgt, dass sie heute die letzte Verordnung über Hormonpflaster bekommen habe, da ihr Arzt dieses Medikament in Zukunft nicht mehr für sie verschreiben wolle. Daher fragt die Kundin, ob pflanzliche Alternativen, von denen sie des Öfteren in der Kundenzeitung gelesen habe, für sie in Zukunft geeignet seien.

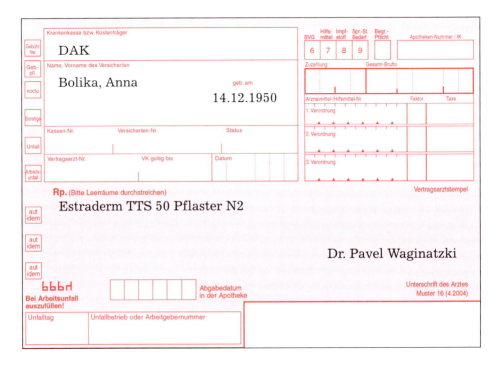

Kurzbeschreibung der Fertigarzneimittel

- **Estraderm TTS®** (17-β-Estradiol)

Das Hormonpräparat wird zur Behandlung von Wechseljahresbeschwerden (klimakterisches Syndrom) wie Hitzewallungen, Stimmungsschwankungen, trockener Haut und Schleimhäute, Urogenitalatrophie und zur Osteoporoseprophylaxe eingesetzt. Die Pflaster werden dabei 2-mal wöchentlich auf geeignete Hautstellen aufgetragen (siehe auch Beratung).

Die Substitutionstherapie ist in den meisten Fällen gut verträglich. Zu den häufigen Nebenwirkungen bei Substitutionstherapie zählen: Spannungsgefühle in der Brust (Mastodynie), Endometriumhyperplasie (Monotherapie) sowie zu Beginn der Therapie Übelkeit und Erbrechen. Das Risiko für thromboembolische Komplikationen scheint in

Abhängigkeit von vielen Faktoren (z. B. Rauchen, gen. Prädisposition) erhöht zu sein. Mögliche Langzeitrisiken werden strittig diskutiert (s. u.).

Erstes Gespräch mit der Kundin
Die Kundin gibt an, die Hormonpflaster bereits seit drei Jahren wegen erheblicher Wechseljahresbeschwerden angewendet zu haben. Nach dem vorletzten Arztbesuch sei das Arzneimittel versuchsweise abgesetzt worden, worauf die Beschwerden in milder Form wieder aufgetreten seien. Der Arzt habe ihr jedoch neue Erkenntnisse mitgeteilt, die darauf hinweisen, dass die langfristige Anwendung wegen Krebsgefahr und erhöhten Herzinfarktrisikos nicht mehr vertretbar sei. Daher sei dies die letzte Verordnung. Dennoch mache sie sich Sorgen, wie sie in Zukunft ihre Beschwerden in den Griff bekommen könne, und möchte daher eine Beratung zu geeigneten pflanzlichen Alternativen. Außerdem sorge sie sich darum, dass ihr Osteoporose-Risiko steigen könnte, denn die Osteoporose-Prophylaxe sei bislang eines der Argumente des Arztes für eine konsequente Fortführung der Therapie gewesen.

Fragen, die Sie sich stellen könnten
1. Ist die Begründung des Arztes für das Absetzen trotz weiterhin bestehender Beschwerden berechtigt?
2. Gibt es wirksame pflanzliche Alternativen, die einen Ersatz für die Hormonpflaster darstellen könnten, auch im Hinblick auf eine Osteoporose-Prophylaxe?

Antworten
1. Kaum ein Thema wurde bei Arzneimitteln in den letzten Jahren so kontrovers diskutiert wie der Langzeitnutzen einer postmenopausalen Hormonsubstitution. Zahllose Studien haben Parameter wie Osteoporose und Frakturen, Endometriumkarzinom, Mammakarzinom, Herzinfarkt und Schlaganfall untersucht. Die Ergebnisse sind widersprüchlich, lassen jedoch einige interessante Aussagen zu. Vor allem der Abbruch der WHI(Women health initiative)-Studie im Jahr 2002 führte weltweit zu Reaktionen: Die Gruppe (I) der nicht hysterektomierten Frauen bekam täglich konjugierte Estrogene und das Gestagen Medroxyprogesteronacetat zum Schutz des Endometriums. Die Gruppe hysterektomierter Frauen erhielt nur konjugierte Estrogene. Positiv in beiden Gruppen war die Senkung des Osteoporose-Risikos sowie eine eindeutige Reduktion von Knochenbrüchen (vor allem Hüftfrakturen). Auch das Darmkrebsrisiko war signifikant reduziert. Jedoch gab es auch auffällige negative Resultate, die letztendlich sogar zum Abbruch der Studie bei Gruppe I führten: Die Inzidenz kardiovaskulärer Komplikationen (KHK), von Mammakarzinomen, Schlaganfällen und Lungenembolien war signifikant erhöht. Offen blieb die Frage, warum dieses Phänomen bei den hysterektomierten Frauen nicht auftrat. Sind diese durch die Entfernung des Uterus weniger vulnerabel oder war die Gestagenkomponente für die Komplikationen verantwortlich? Medroxyprogesteron ist ein Gestagen mit androgenen Eigenschaften und wird auch in Deutschland in einigen FAM eingesetzt (z. B. Climopax®, Sisare®, Osmil®, Indivina®, Farlutal®). Mit älteren Studien übereinstimmende Ergebnisse weisen jedoch

klar darauf hin, dass gerade die Kombination von Estrogenen mit Gestagenen ein besonderes Risiko darstellt. Letztendlich bleiben auch nach dieser Studie viele Fragen offen, die nicht abschließend geklärt werden konnten. Vor allem der langjährige Einsatz zur reinen Osteoroseprophylaxe ohne erkennbare Wechseljahresbeschwerden ist angesichts der Risiken fraglich. Die so genannte »Millionen-Frauen-Studie«, die im Sommer 2003 im Lancet publiziert wurde, bestätigt derartige Ergebnisse und postuliert ein konsequentes Absetzen sämtlicher Hormonersatztherapien, die ohne dringende medizinische Indikation für einen längeren Zeitraum durchgeführt werden. Auch hier ist die Kombination mit einem Gestagen als besonders problematisch in Bezug auf das Mammakarzinom beschrieben worden. Außerdem stieg das Risiko für venöse Thromboembolien, KHK und Schlaganfälle. Auch für das bisher als sicherer vermutete Tibilon (Liviella®) gab es keine wesentlich besseren Ergebnisse. Auf der Basis dieser Erkenntnisse hat auch das BfArM reagiert und ein Stufenplanverfahren in Gang gesetzt, nach dem die Zulassung für sämtliche Fertigarzneimittel zur Behandlung von Frauen nach der Menopause insoweit geändert werden musste, dass eindeutig auf die neu gezeigten Risiken zu Brustkrebs, Ovarialkarzinom, Thromboembolien, KHK und Schlaganfall in der Gebrauchsinformation hinzuweisen ist. Als sichere Indikation für Hormonersatzpräparate bleibt jedoch der kurzfristige Einsatz zur Linderung klimakterischer Beschwerden.

2. Oft diskutiert wurden in den letzten Jahren die »Phytoestrogene« als Arzneimittel aus Pflanzen wie Soja, Rotklee oder Traubensilberkerze (Cimicifuga) zur Behandlung von Wechseljahresbeschwerden (Hitzewallungen, Schweißausbrüche, Schlafstörungen, Nervosität und depressive Verstimmungszustände). Die aus diesen Pflanzen gewonnenen Arzneimittel werden gerne auch als Phyto-SERMs (Selektive Estrogen-Rezeptor-Modulatoren) bezeichnet, da sie an verschiedenen Organen mehr oder weniger estrogenartige Wirkung entfalten. Weder die für die Wirkung entscheidenden Inhaltsstoffe (diskutiert werden z. B. Isoflavone) noch der genaue Wirkmechanismus konnten bislang vollständig geklärt werden. Die Datenlage zu klinischen Studien war viele Jahre eher dürftig, aber auch hier hat sich in den letzten Jahren im Zuge der Hormondiskussion einiges bewegt. Somit kann heute gesagt werden, dass zumindest eine geringe Wirksamkeit für Soja, Rotklee und vor allem Cimicifuga bezüglich der Wechseljahresbeschwerden belegt ist. Erstaunlicherweise konnte eine Studie zeigen, dass auch das Osteoporoserisiko durch standardisierte Cimicifuga-Arzneimittel signifikant gesenkt werden konnte. Die Verträglichkeit war dabei gut und Hinweise auf ein erhöhtes Mammakarzinomrisiko oder auf eine Zunahme kardiovaskulärer Komplikationen bestanden nicht.

Beratung

Da die Entscheidung über eine Fortführung der Therapie immer vom Arzt getroffen werden muss, bleibt für den Apotheker allenfalls die Möglichkeit, Rücksprache mit dem Arzt über die Grundproblematik zu halten. Der Ausgang eines solchen Gesprächs dürfte hier jedoch eher offen sein.

Es empfiehlt sich daher, der Kundin ein ausschleichendes Absetzen zu empfehlen. Dazu müssten jedoch vom Arzt weitere niedrigere Dosen verordnet werden, da man die verordneten Pflaster nicht zerschneiden kann. Sollten die Wechseljahresbeschwerden nach ausschleichendem Absetzen der Hormonpflaster fortbestehen, empfiehlt es sich, ein »Phytoestrogen«, z. B. standardisiertes Cimicifuga 20 bis 40 mg/d aus Flüssigextrakt oder 5 bis 10 mg/d aus Trockenextrakt, auszuprobieren. Entsprechende Fertigarzneimittel stehen zur Verfügung. Da die Wirkung im Vergleich zum Hormonpflaster schwächer sein kann und in der Regel mit einer Latenzzeit von Wochen einsetzt, sollte die Kundin zu etwas Geduld in Bezug auf die Wirkung angehalten werden.

Da im vorliegenden Fall TTS verordnet wurden, ist es an dieser Stelle angebracht, einige wichtige allgemeine Applikationshinweise an Patienten bei der Anwendung von Pflastern zu wiederholen, die in einem guten Beratungsgespräch (vor allem bei Erstverordnungen) nicht fehlen sollten:

- Pflaster beim Abziehen der Schutzfolie nicht an der Innenseite mit den Fingern berühren.
- Auf eine mit Wasser gereinigte, haar- und faltenfreie Körperregion wie Brust, Rücken oder Oberarm durch Andrücken (mindestens 30 Sekunden) aufkleben.
- Haut kurz vor dem Auftragen des Pflasters nicht rasieren, um stärkere Hautirritationen und der Gefahr des »Dose-Dumpings« über die hyperämisierte, eventuell sogar geschädigte Haut zu vermeiden (gegebenenfalls Haare mit der Schere abschneiden).
- Hautstellen häufig wechseln, um Irritationen zu mindern.
- Pflaster bei körperlicher Aktivität oder beim Duschen auf der Haut belassen, jedoch gegebenenfalls vor einem Saunabesuch entfernen! Auch die sonstige Anwendung von Wärme an der Applikationsstelle (Heizkissen, warme Decken, heißes Bad etc.) hat wegen der Gefahr des Dose-Dumpings zu unterbleiben. Bei Fentanyl-TTS sind viele Fälle von akuter Opioid-Überdosierung bei solchen Gegebenheiten gemeldet worden.
- Nur speziell gekennzeichnete Matrixpflaster können zerteilt werden (z. B. Transtec®).

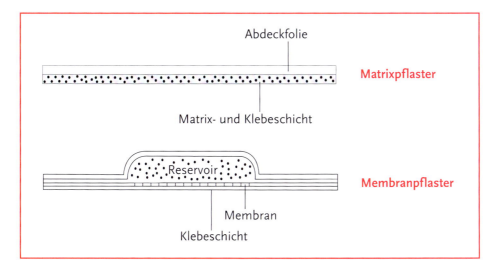

- Bei vorzeitigem Ablösen Packungsbeilage beachten (Empfehlungen je nach Fertigarzneimittel unterschiedlich).

Kommentar
- Die kardiovaskulären Komplikationen sowie das Mammakarzinomrisiko beim Einsatz von Medroxyprogesteronacetat als Kontrazeptivum (»Dreimonatsspritze« Depo-Clinovir®) lassen sich derzeit noch nicht abschließend beurteilen. Zumindest gelten Phlebitiden, thromboembolische Komplikationen in der Anamnese, Hypertonie und maligne Erkrankungen der Brust als Kontraindikation. Wegen der androgenen Wirkung ist Medroxyprogesteron für Frauen mit Akne oder Virilisierungserscheinungen nicht empfehlenswert.
- Trotz der negativen Angaben zur Hormonersatztherapie sollte nicht vergessen werden, dass Hormone der einzige adäquate Weg zur Behandlung von Wechseljahresbeschwerden sind. Außerdem wurden von Fachgesellschaften immer wieder methodische Mängel in den zitierten Studien kritisiert. Vielmehr wird es für die Hormontherapie der Zukunft wichtig sein, solche Akutbeschwerden gezielt und so kurz wie nötig zu behandeln. Individuelle Risiken für die betroffenen Frauen sind dabei durch den Gynäkologen sorgfältig zu untersuchen, wobei Patientinnen mit Risikofaktoren wie Adipositas, Rauchen, Thrombosen, KHK oder Karzinomen in der Anamnese von der Hormontherapie ausgeschlossen werden sollten.
- Da der hier geschilderte Fall der »Hormonunsicherheit« in letzter Zeit gehäuft auftrat, könnte der Apotheker in Zukunft ein größeres Augenmerk auf den gezielten Einsatz von Phytoestrogenen bei Wechseljahresbeschwerden legen.
- Immer wieder wird diskutiert, ob die Anwendung von TTS zur Hormonsubstitution mit einem geringeren Risiko für thrombotische Ereignisse assoziiert ist als die perorale Therapie. Einerseits sind Studien, die ein erhöhtes Risiko für kardiovaskuläre Ereignisse zeigten, überwiegend mit Peroralia durchgeführt worden. Andererseits werden infolge des hohen First-Pass-Effektes nach oraler Gabe höhere Hormonkonzentrationen in der Leber erreicht, wo die Synthese von Gerinnungsfaktoren stattfindet, die durch Hormone stimuliert wird. Bei transdermaler Gabe wird der First-Pass-Effekt hingegen umgangen. Ob dies auch klinisch bedeutsam ist, ist bisher unklar.

Fall 15 Hyperkaliämie-Gefahr

Herr Hochdruck betritt die Apotheke und überreicht Ihnen das folgende Rezept. Außerdem wünscht er Tabletten mit Vitaminen und Mineralien. Konkret fragt er nach den in der Sichtwahl stehenden Multibionta® plus Mineral.

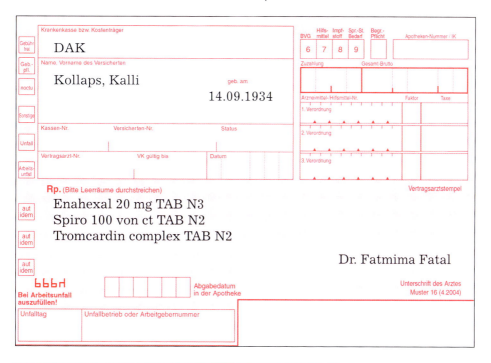

Kurzbeschreibung der Fertigarzneimittel

- **Enahexal® Tabl.** (Enalapril)

Enalapril ist ein ACE-Hemmer, der zur Behandlung der Hypertonie und Herzinsuffizienz eingesetzt wird. Enalapril hemmt die Umwandlung von Angiotensin I zu Angiotensin II. Dadurch wird weniger vasokonstriktorisches Angiotensin I gebildet und die Aldosteronfreisetzung vermindert. Dies führt über Vasodilatation und Diurese zur Blutdrucksenkung sowie Minderung der Vor- und Nachlast des Herzens. Als weitere protektive Effekte werden bei ACE-Hemmern eine Reduzierung des bei der Herzinsuffizienz progredienten Verlustes von Elastizität und Kontraktilität (kardiales Remodeling) und eine Prophylaxe schädlicher Gefäßveränderungen diskutiert. Der Langzeitnutzen von ACE-Hemmern bei beiden Indikationen konnte in jüngeren Studien eindrucksvoll belegt werden. Zu den bekanntesten Nebenwirkungen zählen trockener, vor allem nachts im Liegen auftretender Hustenreiz (ca. 10 Prozent der Patienten), Hautreaktionen (5 Prozent), Kopfschmerzen (4 Prozent), Blutbildstörungen (1 Prozent) und Hyperkaliämie (4 Prozent). Der Hustenreiz und die Hautreaktionen sind vermutlich durch einen gehemmten Kininabbau mit einer Kumulation von Bradykinin und anderen Entzündungsmediatoren (z. B. Histamin) bedingt.

- **Spiro 100 von ct® Tabl.** (Spironolacton)
Das kaliumsparende Diuretikum bzw. dessen aktiver Metabolit Canrenon hemmen im spätdistalen Tubulus der Niere die Aldosteron-abhängige Retention von Natrium und Wasser sowie die Ausscheidung von Kalium. Dadurch kommt es zu einem Anstieg des Kaliumspiegels sowie zu einer vermehrten Diurese mit Blutdrucksenkung und der Ausschwemmung von Ödemen. Daher wird Spironolacton hauptsächlich bei Hyperaldosteronismus und Ödemen eingesetzt. Die diuretische Wirkung kann durch die Kombination mit anderen Thiazid- oder Schleifendiuretika gesteigert werden (Kombinationspräparate im Handel). Aufgrund der Steroidstruktur von Spironolacton sind hormonelle Störungen mit der Folge von Gynäkomastie bei Männern und Zyklusstörungen bei Frauen möglich. Zu den häufigen Nebenwirkungen zählen auch bedrohliche Hyperkaliämien, vor allem bei eingeschränkter Nierenfunktion.

- **Tromcardin® complex Tabl.** (Kalium und Magnesium)
Die Kombination von Kalium und Magnesium wird häufig zur unterstützenden Behandlung bei Herzrhythmusstörungen, Herzinsuffizienz, Hypokaliämie, Hypomagnesiämie, Herzinfarktprophylaxe und bei Digitalisvergiftung eingesetzt. Zu den prominentesten Nebenwirkungen zählt der Durchfall (durch Osmose), was jedoch in der Praxis von vielen obstipierten Patienten als angenehme Begleiterscheinung geschätzt wird.

Erstes Gespräch mit dem Kunden
Auf Ihre Frage nach dem Sinn des Wunsches nach Multibionta® gibt der Patient an, dass es ihm in letzter Zeit sehr schlecht gehe. Es sei zusätzlich zur schon lange bestehenden Hypertonie eine Herzinsuffizienz entdeckt worden, nachdem er einige Zeit mit »Wasser in den Beinen« zu kämpfen gehabt habe. Seit ein paar Wochen nehme er daher zusätzlich zu Enahexal® nun auch Spiro® und Tromcardin®. In den letzten Tagen jedoch fühle er sich richtig »schwach auf den Beinen«, bekomme schwer Luft und habe das Gefühl, sein Herz würde poltern. Daher wolle er sich mit Multibionta wieder »aufpäppeln«.

Fragen, die Sie sich stellen könnten
1. Was könnte die Ursache für die akute, schwerwiegende Verschlechterung der Befindlichkeit von Herrn Hochdruck sein?
2. Ist die Gabe eines Multivitamin-/Mineralstoffpräparates ausreichend oder im Gegenteil sogar kontraindiziert und welche Maßnahmen sind zu treffen?

Antworten
1. Die vom Patienten beschriebenen Probleme sind typisch für eine Hyperkaliämie. Hierbei treten Muskelschwäche, zentralnervöse Störungen, Herzrhythmusstörungen (charakteristische Veränderungen im EKG) bis hin zum Herzstillstand auf. Jedes der

drei verordneten Arzneimittel (Enalapril, Spironolacton und Tromcardin®) allein könnte schon eine Hyperkaliämie auslösen. Die Kombination ist jedoch strikt zu meiden. Kaliumsparende Diuretika dürfen bei älteren und bei niereninsuffizienten Patienten (Creatinin-Clearance < 40 ml/min) auf keinen Fall mit ACE-Hemmern kombiniert werden, da beide Arzneistoffe antialdosteronerge Wirkung haben. Bei allen anderen Patienten ist eine engmaschige Überwachung der Serumkaliumspiegel notwendig. Ein Kommentar zu der zusätzlichen Verordnung von Kalium (Tromcardin®) erübrigt sich.
2. Die Abgabe von Multibionta® plus Mineral verbietet sich nicht nur, weil die Maßnahme völlig ungeeignet wäre, sondern weil dies die Situation durch den Kaliumgehalt der Tabletten weiter verschlimmern würde.

Beratung

Eine Hyperkaliämie kann im Gegensatz zur Hypokaliämie schnell zu schwerwiegenden Komplikationen führen. Wegen der ernsten Situation ist dringendes Handeln geboten. Die Abgabe der Arzneimittel ist zunächst abzulehnen (§ 17 ApoBetrO und § 5 AMG) und es muss Rücksprache mit der behandelnden Ärztin gehalten werden. Nicht zuletzt wegen der problematischen Verordnung von Frau Dr. Fatal ist jedoch der Weg ins Krankenhaus zur schnellen Untersuchung die konsequentere Lösung. Dazu müssten Sie den Patienten, ohne Panik zu verbreiten, für den Ernst der Lage sensibilisieren und über die Probleme aufklären. Zu den Maßnahmen, die im Krankenhaus bei schwerwiegenden Hyperkaliämien getroffen werden, zählen die Injektion von Calcium und Humaninsulin sowie die Gabe des Kationenaustauscherharzes Natriumpolystyrolsulfonat unter EKG-Kontrolle.

Kommentar

Im vorliegenden, authentischen Fall wurde der Patient übrigens im Krankenhaus auf der Intensivstation behandelt, die Medikation umgestellt und der Hausarzt gewechselt. Auch die bisher an der Abgabe beteiligten Apotheker trugen eine Mitverantwortung für die Situation des Patienten. Bereits bei der ersten Verordnung hätte Rücksprache mit dem behandelnden Arzt erfolgen können, was nicht geschah. In fast allen Apotheken ist bei der Bedienung Software aktiv, die auf schwerwiegende Interaktionen auffällig (!) hinweist. Dies sollte von Apothekern im Interesse der Patientensicherheit konsequent beachtet werden. An dieser Stelle sei nochmals darauf hingewiesen, dass an 1 bis 3 Prozent aller Krankenhauseinweisungen Arzneimittelinteraktionen beteiligt sind.

Fall 16 — Altersheim: »Psychopharmaka für alle!«

Bei der Kontrolle der Rezepte für die tägliche Altersheimbelieferung fällt Ihnen folgendes Rezept ins Auge:

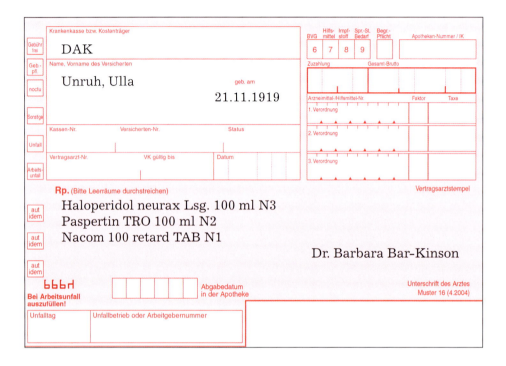

Kurzbeschreibung der Fertigarzneimittel

- **Haloperidol neurax® Saft** (Haloperidol)

Haloperidol gehört zur Gruppe der Butyrophenon-Neuroleptika und wird vorwiegend bei Angst- und Erregungszuständen sowie bei psychotischen Symptomen aus dem schizophrenen Formenkreis (Wahn, Halluzinationen, Stimmungslabilität, Affektstörungen, Wahrnehmungsstörungen) eingesetzt. Wie andere Neuroleptika blockiert Haloperidol vorwiegend Dopaminrezeptoren (D2) im ZNS. Der Saft wird mit einer Dosierhilfe 1- bis 3-mal täglich angewendet. Wegen vieler möglicher Nebenwirkungen, wie anticholinerger Effekte (u. a. Mundtrockenheit, Miktionsstörungen, Obstipation, Sedation, Tachykardie, Akkommodationsstörungen am Auge), hypotoner Dysregulationen, psychischer Störungen mit Nachlassen geistiger und körperlicher Aktivität, Potenzstörungen und Bewegungsstörungen (Frühdyskinesien, Parkinsonismus), ist eine einschleichende Dosierung zu Therapiebeginn sowie ein ausschleichendes Absetzen geboten.

- **Paspertin® Trpf.** (Metoclopramid)
Metoclopramid wird als Prokinetikum mit einer Tagesdosis von 30 bis 50 mg zur Förderung der Magenentleerung und als Antiemetikum bei Übelkeit und Erbrechen eingesetzt. Der Wirkmechanismus beruht vorwiegend auf einer Blockade von Dopaminrezeptoren im zentralen Nervensystem (Area postrema, Brechzentrum). Zu den häufigen Nebenwirkungen gehören Schwindel, Schläfrigkeit und andere zentralnervöse Reaktionen. Vor allem bei älteren Patienten können auch Parkinsonismus, Dyskinesien und ein malignes Neuroleptikasyndrom (siehe unten) ausgelöst werden.

- **Nacom® 100 retard Tabl.** (Levodopa 100 mg + Carbidopa 25 mg)
Levodopa (L-Dopa) wird zur Behandlung der Parkinsonschen Krankheit angewendet. Bei Parkinson-Patienten entsteht durch eine degenerative Zerstörung dopaminerger Neurone in bestimmten Hirnregionen (Basalganglien, u. a. Striatum und Pallidum) ein Dopamin-Defizit. Dadurch kommt es zu einem Ungleichgewicht der Neurotransmitter Dopamin, GABA, Acetylcholin und Glutamat. In der Folge entwickeln sich charakteristische Bewegungsstörungen. Hierzu zählen so genannte Plussymptome wie Muskelsteifigkeit (Rigor), Zittern (Tremor) und Minussymptome wie Bewegungsarmut (Bradykinesie) und Gangunsicherheit.

Levodopa ist ein Prodrug, das nach Aufnahme über die Blut-Hirn-Schranke im Striatum durch das Enzym Dopa-Decarboxylase in die Wirkform Dopamin umgewandelt wird. Mit der individuell festzulegenden Levodopa-Tagesdosis (ca. 200 bis 750 mg) können die genannten Symptome zeitlich begrenzt gelindert werden. Als typische Nebenwirkungen dominieren vor allem zu Therapiebeginn oder bei Dosissteigerungen Übelkeit, Erbrechen und innere Unruhe (häufig) sowie Müdigkeit, Psychosen, Geschmacksstörungen, Hypotonie und Tachyarrhythmien (gelegentlich). Auch Dyskinesien können durch Levodopa ausgelöst werden. Die fixe Kombination mit Carbidopa verbessert die Bioverfügbarkeit und reduziert Nebenwirkungen, indem der periphere Abbau von Levodopa gehemmt wird. Zur Minderung von Wirkungsschwankungen (On-off-Phänomene) durch Interaktionen mit der Nahrung (Eiweiße, Vitamin B_6) hat die Einnahme nüchtern, z. B. 30–60 min. vor den Mahlzeiten zu erfolgen (siehe auch Fall 36).

Erstes Gespräch mit der Kundin

Da Frau Unruh im Altersheim persönlich nicht erreichbar ist, rufen Sie ihren Sohn an, der Ihnen als guter Kunde bekannt ist. Dieser berichtet Ihnen, dass seine Mutter schon seit längerem Haloperidol® Saft zur Ruhigstellung erhalten habe, nachdem das Pflegepersonal des Altersheims sich über die Aggressivität der Mutter und nächtliche Schlaflosigkeit beklagt habe. Die Paspertin® Tropfen nehme sie immer vor dem Essen ein, weil sie einige Zeit unter Übelkeit, Appetitlosigkeit und Verdauungsstörungen gelitten habe. Vor kurzem jedoch habe er bei seiner Mutter Bewegungsstörungen, Zittern und Gangunsicherheit bemerkt. Dies sei unverzüglich der behandelnden Ärztin mitgeteilt worden, woraufhin diese Nacom® zur Behandlung der Bewegungsstörungen aufgeschrieben habe.

Altersheim: »Psychopharmaka für alle!«

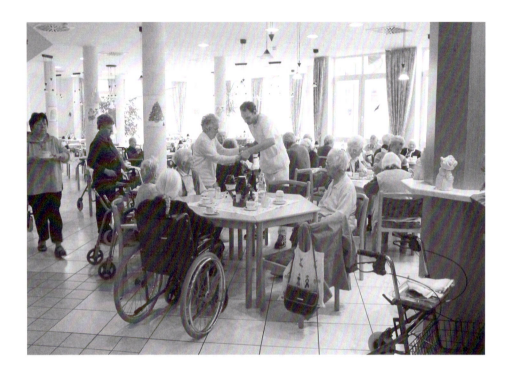

Fragen, die Sie sich stellen könnten
1. Was könnte die Ursache der parkinsonoiden motorischen Störungen von Frau Unruh sein?
2. Eignet sich das Parkinsonmittel Levodopa zur Behandlung der Bewegungsstörungen der Patientin?
3. Neuroleptika gehören zu den am häufigsten für Bewohner von Altersheimen verschriebenen Arzneimitteln. Was ist der Hintergrund und wie ist die massive Anwendung von Neuroleptika bei Bewohnern von Altersheimen zu bewerten?

Antworten
1. Sowohl das Neuroleptikum Haloperidol als auch das Prokinetikum Metoclopramid können als zentrale Dopaminantagonisten Bewegungsstörungen, die man auch als extrapyramidal-motorische Störungen (EPS) bezeichnet, hervorrufen. Hierzu gehören die oben beschriebenen Parkinson-Symptome sowie Dyskinesien wie ruckartiges Herausstrecken der Zunge, krampfartige Bewegungen der Gesichtsmuskulatur, Blickkrämpfe und Akathisie. Die Beschwerden der Patientin sind also wahrscheinlich auf einen medikamentösen Parkinsonismus (Parkinsonoid) zurückzuführen.
2. Mit der Gabe von Levodopa wird ein dopaminerges Defizit ausgeglichen, wodurch sich Bewegungsstörungen vorübergehend bessern können. Die Anwendung von Levodopa bei iatrogenem (durch ärztliche Therapie verursachtem) Parkinsonismus ist jedoch kontraindiziert. Hierbei würde eine exogen durch Arzneimittel herbeigeführte mangelnde Dopaminwirkung durch die Gabe von Dopamin (Levodopa) kompensiert.

Jedoch können sich die mit dem Neuroleptikum und Metoclopramid behandelten Symptome der Patientin, vor allem Unruhe und Übelkeit, wieder verschlimmern. Außerdem kann Levodopa selbst Dyskinesien hervorrufen und vor allem in Kombination mit Neuroleptika das gefürchtete maligne Neuroleptikasyndrom auslösen. Hierbei handelt es sich um einen fulminanten Anstieg der Körpertemperatur auf über 40 °C, begleitet von Muskelkrämpfen. Ein malignes Neuroleptikasyndrom wird intensivmedizinisch, unter anderem durch die Gabe von Dantrolen und Bromocriptin, behandelt.
3. Neuroleptika werden in Altersheimen überproportional oft eingesetzt. Hintergrund ist zumeist ihre effektive Wirkung gegen Unruhe, Schlaflosigkeit und Aggressivität der Bewohner. Die Behandlung dieser Symptome wird vor allem vom Pflegepersonal zu dessen Entlastung gewünscht und bei den behandelnden Ärzten eingefordert (siehe auch Kommentar).

Beratung

Eine angemessene Beratung der Patientin und des Sohnes bzw. die Wahl der richtigen Vorgehensweise sind in diesem Fall ausgesprochen schwierig. Es bietet sich an, die Sache mit dem Arzt unter Hinweis auf die Problematik, vor allem die Kontraindikation von Levodopa zur Behandlung von Neuroleptika-induzierten motorischen Störungen zu erörtern. Als alternative Vorgehensweise empfehlen sich:
- Dosisreduktion des Neuroleptikums.
- Kurzfristig: Therapie von Frühdyskinesien mit Anticholinergika wie Biperiden (Akineton®), Metixen (Tremarit®) oder Trihexyphenidyl (Parkopan®) anstelle von Levodopa. Wenn die beim Absetzen auftretenden iatrogenen Spätdyskinesien im Vordergrund stehen, eignet sich zu deren Behandlung Tiaprid (Tiapridex®). Diese Problematik kann deutlich reduziert werden, wenn vorsichtig ausschleichend abgesetzt wird.
- Umstellung von Haloperidol auf ein anderes Arzneimittel. Infrage kommen atypische Neuroleptika wie Risperidon (Risperdal®), das auch zur Behandlung von Aggressivität oder Erregungszuständen zugelassen ist und kaum EPS zeigt. Eventuell wären auch Tranquilizer wie Benzodiazepine denkbar.
- Wechsel von Metoclopramid auf ein anderes Antiemetikum ohne zentrale antidopaminerge Wirkung wie den peripheren Dopaminantagonisten Domperidon (Motilium®).

Zur Behandlung der Übelkeit und Verdauungsstörungen könnte Domperidon als Alternative zu Metoclopramid zum Einsatz kommen. Levodopa, aber auch die genannten Anticholinergika (Hemmung der GIT-Motorik) könnten die Verdauungsstörungen jedoch wieder verstärken. Hier gilt es, mit der Ärztin und der Patientin die Ursachen für die bestehenden Probleme zu erörtern bzw. zu diagnostizieren. Bei alten Patienten können Appetitlosigkeit mit Übelkeit und mangelndes Durstgefühl Ausdruck einer Neurodegeneration sein. Die geringe Flüssigkeitszufuhr wiederum bedingt unter anderem Störungen der gastrointestinalen Motorik. Eine Behandlung mit MCP ist in solchen Fällen nicht indiziert. Vielmehr sollten die Patientin und auch das Pflegepersonal über die Wichtigkeit einer richtigen Ernährung aufgeklärt werden. Eventuell kommen Flüssignahrungen infrage.

Kommentar

- Etwa 40 Prozent der Altersheimbewohner in Deutschland bekommen Neuroleptika, Benzodiazepine oder Antidepressiva zur Beruhigung. Vor allem Frauen sind dabei überproportional betroffen. Der Anteil der Psychopharmaka einnehmenden Menschen im Altersheim ist 5- bis 6-mal (!) höher als in der gleichen Altersgruppe außerhalb des Heimes. Die Verordnung von Psychopharmaka wird vom Pflegepersonal, zum Teil sicher auch aus Unkenntnis über die Konsequenzen, immer wieder eingefordert und viele Ärzte erfüllen diesen Wunsch. Die bei starken Neuroleptika häufigen extrapyramidal-motorischen Bewegungsstörungen sind dabei vielfach vorprogrammiert. Gelegentlich erlebt der Apotheker dann die Behandlung der vom Arzt induzierten EPS mit Antiparkinsonmitteln, wobei der Patient wieder unruhiger wird, was dann durch eine Dosiserhöhung der Neuroleptika ausgeglichen wird, woraus dann wieder mehr EPS resultieren.

  Angesichts der nicht selten durch Zwangs-Heimeinweisung (> 20 Prozent der Bewohner) hervorgerufenen starken Veränderung der Lebensumstände sind Unruhe, Ängste, Aggressionen und Niedergeschlagenheit der alten Menschen eine durchaus adäquate Reaktion. Zum Teil ist es sicher verständlich, dass Pfleger lieber in Ruhe arbeiten möchten, als sich mit unruhigen, teilweise sogar recht aggressiven Bewohnern auseinandersetzen zu müssen. Auch der immer wieder beklagte Pflegepersonalmangel mag zu dieser Entwicklung beigetragen haben. Angesichts der möglichen Nebenwirkungsspirale für betroffene alte Menschen auf dem »Abstellgleis« des Lebens stellt die unreflektierte Gabe von Neuroleptika »ad libitum« der Betreuer jedoch eine vielfach praktizierte traurige Realität dar. Psychopharmaka als Antwort auf die schwierige Lebenslage älterer Menschen zerstören noch zusätzlich ihre dringend benötigten physischen, psychischen und sozialen Ressourcen.

  Daher wäre es wünschenswert, dass sich alle im Gesundheitswesen Beteiligten (Ärzte, Pflegepersonal, Heimleitung und Apotheker) Gedanken über eine sinnvolle Lösung der »Psychopharmakaproblematik« machen und hier das notwendige Engagement an den Tag legen. Darin einzuschließen ist die Forderung nach einem differenzierten, vielfältigen und selbstverständlichen Angebot psychotherapeutischer und anderer heilsamer Verfahren für Ältere. Die Änderungen in § 12 Apothekengesetz zur Altersheimversorgung bieten auch für den Apotheker eine gute Möglichkeit, während Arzneimittelschulungen oder Stationsbesichtigungen der Arzneimittelvorräte einen wichtigen Beitrag zur Aufklärung und Beratung des Pflegepersonals zu leisten.

- Vorträge zum Thema für Pflegepersonal können auf der Homepage der Dr. Ravati Seminare unter der Rubrik Apotheker-Service als beliebig veränderbare Powerpoint-Dateien kostenfrei heruntergeladen und für Präsentationen verwendet werden. Auch die ABDA und der Govi-Verlag bieten Vorlagen und Formulierungshilfen an.

Fall 17 — Missbrauch bei Adipositas

Frau Dickel, eine 45 Jahre alte Kundin mit offensichtlichem Übergewicht, kommt und verlangt Antiadipositum® Tropfen und Tenuate® retard (ohne Rezept). Normalerweise bekomme sie die Arzneimittel vom Arzt verordnet. Nun wolle sie die Mittel lieber so kaufen, da ihr der ständige Gang zum Arzt zu aufwendig sei. Außerdem müsse sie die Arzneimittel ja sowieso selber bezahlen.

Kurzbeschreibung der Fertigarzneimittel

- **Antiadipositum® Trpf.** (Cathin = Norpseudoephedrin)

Cathin ist zugelassen zur Unterstützung der Gewichtsreduktion bei ernährungsbedingtem Übergewicht im Rahmen eines therapeutischen Gesamtkonzeptes, das zur Verhaltensänderung des Patienten führen soll. Cathin ist ein indirekt wirkendes Sympathomimetikum, das die Freisetzung von Noradrenalin aus den synaptischen Vesikeln fördert. Da die Substanz ZNS-gängig ist, ruft sie eine zentral stimulierende und appetithemmende Wirkung hervor. Durch die erhöhte Stoffwechselaktivität steigt der Grundumsatz und damit der Kalorienverbrauch.

- **Tenuate® retard Tabl.** (Amfepramon)

Die Zulassung des Amfetamin-Derivats und indirekten Sympathomimetikums Amfepramon lautet: »Adjuvante Behandlung von Patienten mit Übergewicht und Körper-Masse-Index (BMI) von mindestens 30, die auf geeignete gewichtsreduzierende Maßnahmen alleine nicht angesprochen haben.« Hinweis: Es wurde lediglich eine kurz anhaltende Wirksamkeit im Hinblick auf eine Gewichtsreduktion nachgewiesen. Auch wenn hier valide Daten fehlen, muss wegen der sympathomimetischen Wirkung bei Langzeiteinnahme von einer Erhöhung der kardiovaskulären Morbidität ausgegangen werden. Wegen der Retardierung kann das Arzneimittel 1-mal täglich (75 mg) genommen werden. Die Einnahme sollte aufgrund der zentral stimulierenden Wirkung nicht nach 14 Uhr erfolgen.

Erstes Gespräch mit der Kundin

Als Sie kritisch nachfragen, gibt die Kundin an, dass die Therapie früher schon mehrfach mit Ärzten abgesprochen worden sei und daher keine Bedenken bestünden. Mit der Adipositas kämpfe sie schon seit vielen Jahren und die Mittel seien die einzig wirksamen. Außerdem möge man sich ranhalten, denn sie habe es eilig.

Fragen, die Sie sich stellen könnten

1. Welche Bedenken könnten gegen die unkontrollierte Therapie mit den gewünschten Arzneimitteln bestehen?
2. Welche Alternativen kommen für die Patientin infrage und was kann sie tun, um ihre Adipositas langfristig erfolgreich zu behandeln?

Antworten

1. In der Peripherie kommt es durch den erhöhten Sympathikustonus und in Abhängigkeit vom physiologischen Verteilungsmuster der α- und β-Rezeptoren zur Steigerung von Herzfrequenz, Kontraktionskraft, Blutdruck und Muskeldurchblutung. Außerdem werden die (Schleim-)Hautdurchblutung und der Bronchialmuskeltonus erniedrigt. Die zentralen Wirkungen der Stimulanzien sind: reduziertes Schlafbedürfnis, Unruhe, Erregungszustände und Euphorie. Abhängig von Dosis und psychischer Ausgangslage kann es zu Verkennung der Realität, zu Halluzinationen und weiteren psychotischen Reaktionen kommen. Das physiologische Schlafmuster wird verändert, wobei vermehrt REM-Phasen auftreten. Wegen des indirekten Wirkmechanismus kommt es zur Entwicklung einer Tachyphylaxie. Das heißt, dass die Wirkung mit länger dauernder Anwendung nachlässt, da die Menge an freizusetzendem Transmitter abnimmt und die adrenergen Rezeptoren heruntergeregelt werden. Daher muss bei plötzlichem Absetzen der Medikation nach längerer Einnahme mit einer Unterfunktion der betroffenen Neurone und einer daraus resultierenden Entzugssymptomatik, inklusive massiver Gewichtszunahme, gerechnet werden.

2. Bei Kunden, die adjuvante (Arznei-)Mittel zur Gewichtsreduktion in der Apotheke kaufen möchten, stellt sich die Frage, welche Produkte tatsächlich sinnvoll sein können.
Die nachfolgende Tabelle soll einen Überblick über die derzeit verfügbaren Produkte liefern. Zu beachten ist jedoch, dass auch empfehlenswerte Produkte ausschließlich in Verbindung mit einer »therapeutischen Lebensstiländerung«, die insbesondere eine Ernährungsumstellung notwendig macht, zu nachhaltigen Erfolgen führen können (siehe Beratung).

Produktgruppe	Beispiele	Wirkung/Bewertung
Sympathomimetika	Amfepramon (Tenuate®, Regenon®), Phenylpropanolamin (Boxogetten®-Svencipon, Recatol mono®), Ephedrin-(Cathin)-Derivate (z. B. Antiadipositum®) *[alle Rp]*	Appetithemmung, Stoffwechselaktivierung Problem: sympathomimetische NW, WW und KI, Rebound beim Absetzen, Gefahr der Abhängigkeit Fazit → kritisches Nutzen-Risiko-Profil – auf keinen Fall Daueranwendung!
Hemmstoffe der Fettresorption	Orlistat (Xenical 120 mg®), *Rp*, Alli 60 mg®, *AP*, Polyglusam/Chitosan (Formoline® L112, Strobby®, Bellyslim®)	Hemmung der Fettaufnahme Anwendung: unmittelbar vor den Hauptmahlzeiten NW: Fettstühle und andere GIT-NW bei falscher Ernährung WW: BV von AM, die auf Fett angewiesen sind, ist vermindert (z. B. Ciclosporin) Fazit → nur hilfreich zur Ernährungsumstellung, sehr geringe Wirksamkeit

Fortsetzung nächste Seite

Fortsetzung

Produktgruppe	Beispiele	Wirkung/Bewertung
Antidepressiva	Sibutramin (Reductil®, a. H.), Fluoxetin *[Rp]*	Antidepressiva mit appetithemmender Nebenwirkung → NW, WW, KI wie Hypertonie und KHK beachten Fazit → nur unter engmaschiger ärztlicher Kontrolle
Sättigungskomprimate/ Quellstoffe/ Ballaststoffe	Guar-Verlan®, Figur Verlan®, Matricur®, CM3®, Bionorm®	Sättigungsgefühl, verzögerte Resorption von Kohlenhydraten Anwendung: 30 Minuten vor Hauptmahlzeiten mit mindestens 200 ml Wasser empfehlenswert
Laxanzien/ Diuretika	Dulcolax®, Laxoberal®, Midro-Tee®, Agiolax®, Kräuterlax®, Biofax®, Schleifendiuretika *[Rp]*	Reine Wasserverluste → keine dauerhafte Gewichtsreduktion, Gefahr der Demineralisierung und Dehydierung Fazit → nicht empfehlenswert
Sonstiges	Homöopathika, Pflanzenextrakte, Fettsäuren etc.	Zumeist liegen keine ausreichenden wissenschaftlichen Daten vor Fazit → wenig hilfreich, allenfalls zur Motivationsförderung
	Thyroxin, Wachstumshormone, Metformin, Acarbose	Wegen möglicher Nebenwirkungen nicht zur reinen Behandlung der Adipositas geeignet

Beratung

Übergewicht ist in allen Industrienationen zu einem erheblichen gesundheitsökonomischen Problem geworden. 2008 waren in Deutschland ca. 60 Prozent der Bevölkerung übergewichtig (BMI: 25 bis 30) und 25 Prozent hatten bereits Adipositas (BMI > 30). Mögliche Folgeschäden und Komorbiditäten, die in den nächsten Jahren noch erheblich an Bedeutung gewinnen werden, sind: kardiovaskuläre Erkrankungen (z. B. Koronare Herzkrankheit, Schlaganfall, Herzinsuffizienz), Diabetes mellitus, Dyslipoproteinämie, Hyperurikämie/Gicht, Arterielle Hypertonie, Karzinome (!), hormonelle Störungen, pulmonale Komplikationen, gastrointestinale Erkrankungen, degenerative Erkrankungen des Bewegungsapparates (z. B. Coxarthrose,

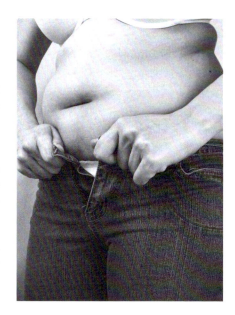

Gonarthrose, Wirbelsäulensyndrome), verstärktes Schwitzen, Einschränkung der Aktivitäten des täglichen Lebens, verminderte Lebensqualität, erhöhtes Unfallrisiko, erhöhtes Komplikationsrisiko während der Schwangerschaft (z. B. Eklampsie, Gestationsdiabetes), psychosoziale Konsequenzen mit erhöhter Depressivität, sozialer Diskriminierung und Selbstwertminderung.

Wie die Tabelle zeigt, gibt es eine Vielzahl am Markt beworbener Arzneistoffe und Produkte, die sich in ihrem Nutzen-Risiko-Verhältnis unterscheiden. Jedoch gibt es eine Gemeinsamkeit: Sie können die Probleme des Patienten nicht alleine lösen. Zur Behandlung des Überwichts ist nur eine dauerhafte therapeutische Lebensstiländerung nachhaltig erfolgreich. Daher sollte für die Apotheke die Abgabe adjuvanter Produkte nicht zu sehr in den Vordergrund des Beratungsgespräches gestellt werden. Entscheidend für den Erfolg ist die Motivation und Disziplin des Patienten, die in der Apotheke zusammen mit Informationen zur Durchführung der therapeutischen Lebensstiländerung (Sport, fettmodifizierte Ernährung, Nikotinverzicht) gefördert werden sollten.

Die nachfolgenden Angaben zur Zusammensetzung der Ernährung basieren auf den Leitlinien der DGE (Deutsche Gesellschaft für Ernährung) und der WHO (World Health Organisation)

Optimale Zusammensetzung der Nahrung
- Kohlenhydrate ca. 60 Prozent
- Eiweiße ca. 20 Prozent
- Fette ca. 20 Prozent
- Gesättigte Fettsäuren < 10 Prozent
- Mehrfach ungesättigte Fettsäuren 5 bis 10 Prozent
- Einfach ungesättigte Fettsäuren 10 bis 20 Prozent
- Ballaststoffe 27 bis 40 Prozent
- Obst und Gemüse (g/d) > 400
- Hülsenfrüchte, Nüsse (g/d) > 30
- Cholesterin (mg/d) < 300
- Fisch (g/d) > 20

Für die praktische Umsetzung können folgende Empfehlungen hilfreich sein:

Weniger	Mehr
Schweine- und Rindfleisch	Geflügel, Fisch (v. a. Seefisch 2-mal pro Woche)
Bratfett (tierisches), fette Wurst	Pflanzenöle (z. B. Rapsöl, Walnussöl, Olivenöl)
Süßes, Brot, Nudeln, Reis, Mais, Kartoffeln	Salate, Obst und viel Gemüse (5-mal/Tag)
Vollmilchprodukte	Fettarme Milchprodukte
Alkohol (optimal: 10–20 g/d, in Form von Wein, KI beachten!)	

Kommentar

- Im Jahr 1995 erschütterte ein Skandal die Medien, als ein belgischer Arzt in Zusammenarbeit mit deutschen Ärzten und Apothekern Schlankheitskapseln vertrieb. Diese Kapseln enthielten verschiedene Kombinationen aus Amphetaminen, Schleifendiuretika, L-Thyroxin, Metformin und Laxanzien. Zahlreiche Todesfälle bei den Anwendern waren die Folge. Derartige Rezepturen wurden im Nachgang vom BfArM offiziell als bedenklich eingestuft, wie im Neuen Rezeptur-Formularium (NRF), Kapitel 1.5, »Bedenkliche Arzneimittel« nachzulesen ist. Ende der 1990er-Jahre mehrten sich Fallmeldungen über pulmonale Hypertonien, andere kardiovaskuläre Ereignisse und Konvulsionen im Zusammenhang mit amphetaminartigen Appetitzüglern. Hierauf hat das BfArM in Zusammenarbeit mit der EU-Kommission im Jahr 2000 die Zulassung von Amfepramon, Dexfenfluramin, Fenfluramin, Mefenorex und Norpseudoephedrin widerrufen. Die Hersteller der betroffenen Arzneimittel zogen vor ein europäisches Gericht und bekamen Recht. Nach Einschätzung des Gerichts sei die Entscheidung des BfArM nicht ausreichend gut belegt gewesen. Seit 2004 gibt es die betroffenen FAM in Deutschland wieder. Die Art und Weise, wie hier Verbrauchersicherheit mit Füßen getreten wurde, sollte zu denken geben.
- Arzneimittel kommen auch als Ursache einer Gewichtszunahme von Patienten in Betracht. Insbesondere zu nennen sind: Psychopharmaka mit H_1- und/oder $5-HT_{2A}$-antagonistischer Wirkung (z. B. die sedierenden Antidepressiva Amitriptylin, Trimipramin, Doxepin, Mirtazapin; die sedierenden Neuroleptika Clozapin, Olanzapin, Quetiapin, Zotepin), Glucocorticoide und die insulinotropen oralen Antidiabetika wie Glibenclamid. Die Patienten sind zu Therapiebeginn umfassend über die mögliche Gewichtszunahme und die oben genannten Maßnahmen zur Begrenzung der Problematik zu beraten.
- Weitergehende Informationen zum Thema Gewichtsreduktion finden sich in den Adipositas-Leitlinien der Deutschen Gesellschaft für Ernährung (DGE) unter www.dge.de.

Fall 18 — Mit Arzneimitteln auf Reisen

Die junge Frau Hoppe-Reiter, die sonst nur die »Pille« abholt, legt einen handgeschriebenen Zettel vom Arzt mit der Aufschrift »Paracetamol, Nasenspray, Grippemittel, Verbandstoff, Einmalspritzen mit Kanülen und antiallergische Creme« sowie den Worten »Das hätte ich gern« vor. Außerdem überreicht sie Ihnen noch das folgende Rezept:

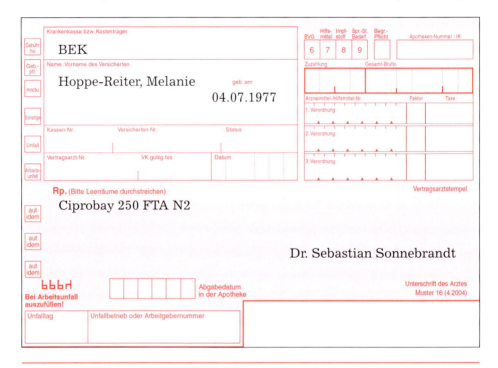

Kurzbeschreibung der Fertigarzneimittel

- **Ciprobay® Filmtabl.** (Ciprofloxacin)

Das Chinolon Ciprofloxacin ist ein Gyrasehemmer der zweiten Generation, der als bakterizid wirkendes Antibiotikum über ein breites Wirkspektrum zur Behandlung verschiedenster bakterieller Infektionen durch gramnegative und grampositive Keime verfügt. Zu beachten sind die Nebenwirkungen, welche von gastrointestinalen Störungen über Knorpel- und Sehnenschäden bei prädisponierten Patienten (CAVE: Leistungssportler!) bis hin zu zentralnervösen Reaktionen reichen können. Bei Chinolonen ist generell die mögliche Photosensibilisierung mit der Gefahr von Hautirritationen zu erwähnen. Empfindliche Patienten sollten während und bis zu zwei Wochen nach der Therapie starke Solarium- oder Sonnenexposition meiden. Bei allen Gyrasehemmern zu beachten ist das erhöhte Risiko von Tendopathien (Schäden an Bändern und Sehnen). Daher sollten die Patienten bis mindestens 2 Wochen nach Absetzen keinen gelenkbelastenden Sport treiben.

Mit Arzneimitteln auf Reisen — Fall 18 – Öffentliche Apotheke

Erstes Gespräch mit der Kundin
Ihre Frage, ob die Patientin in Urlaub fahren möchte, beantwortet diese mit der Schilderung einer bevorstehenden dreiwöchigen Reise durch Indien, die sie in einigen Tagen mit ihrer Freundin antreten möchte. Die Arzneimittel habe der Arzt ihr als Reiseapotheke empfohlen und das Antibiotikum Ciprobay® diene als »Stand-by für alle Fälle«.

Fragen, die Sie sich stellen könnten
1. Welche Beratung ist für die Eigenentscheidung zu einer möglichen Anwendung von Ciprobay® im Urlaub zu leisten?
2. Was könnte in der Reiseapotheke noch fehlen und welche Zusatzhinweise wären von Nutzen?
3. Kann es zu Wechselwirkungen zwischen der sonst von der Kundin bezogenen »Pille« und Ciprobay® kommen und welche Empfehlungen sind diesbezüglich notwendig?

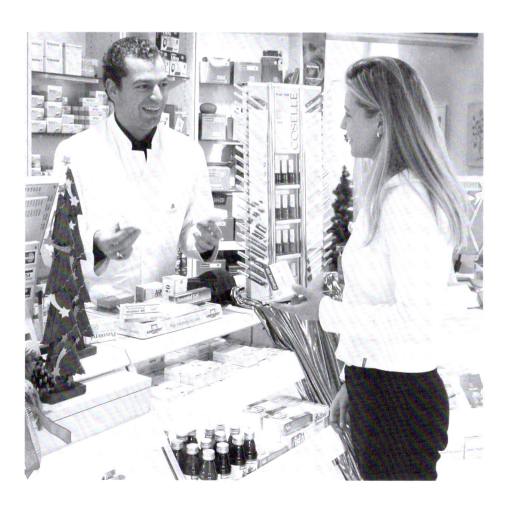

Antworten

1. Ciprofloxacin wird nicht selten als Stand-by für Fernreisen eingesetzt. Es besitzt ein breites Wirkspektrum, das auch Problemkeime wie Pseudomonas, Klebsiella, Proteus, Enterobacter oder Salmonellen abdeckt, und weist sogar eine gewisse Wirkung gegen Plasmodien (Malaria) auf. Für einen Entschluss zur eigenständigen Einnahme sollten der Kundin unbedingt Entscheidungshilfen mitgegeben werden (siehe Beratung).
2. Obwohl mit der Empfehlung des Arztes schon einiges abgedeckt ist, fehlt noch ein Mittel zur Prophylaxe oder Behandlung von Durchfall, denn Ciprobay® ist nur bei schweren bakteriellen Durchfällen indiziert. Hierbei könnten Sie z. B. zu Perenterol® forte, Tannacomb® und Loperamid (lingual) raten. Perenterol® und Tannacomb® werden auch zur Prophylaxe empfohlen. Bei der Auswahl eines geeigneten Antidiarrhoikums ist Folgendes zu beachten: Loperamid sollte bei Reisen in Dritte-Welt-Staaten allenfalls kurzfristig in Situationen eingesetzt werden, in denen eine schnelle, zuverlässige Wirkung gewünscht ist (z. B. längere Busfahrt). Ansonsten sollte man mit der Anwendung von Loperamid vor allem bei blutigem Stuhl oder Fieber vorsichtig sein, da es bei bakteriellen Infektionen des Darmes durch eine Hemmung der Peristaltik zu einer Infiltration der Erreger ins Blut kommen kann. Hierbei kann sich der Krankheitsverlauf erheblich verschlimmern (z. B. Salmonellose). Aus ähnlichen Gründen ist Loperamid bei postantibiotischer Diarrhö kontraindiziert. Dahinter kann sich die durch das Bakterium Clostridium difficile ausgelöste pseudomembranöse Colitis verbergen. Auch eine Elektrolytmischung (z. B. Elotrans®, Oralpädon®) sollte auf einer Reise nach Indien nicht fehlen. Außerdem muss überprüft werden, ob bereits eine sorgfältige Impfberatung durchgeführt wurde.
3. Durch die Einnahme von Antibiotika kann die Sicherheit der hormonalen Kontrazeptiva abnehmen. Dies wird zum einen mit einer Unterbrechung des enterohepatischen Kreislaufs der Estrogene und zum anderen durch die bei Antibiotika häufigen gastrointestinalen Nebenwirkungen wie Erbrechen und Durchfall begründet. Gerade im Urlaub könnte aber eine verlässliche Empfängnisverhütung von großem Nutzen sein.

Beratung

Wichtige Hilfen für die Entscheidung zur Einnahme des Stand-by-Antibiotikums Ciprobay® im Urlaub:

- Einer Einnahme sollte wenn möglich auch im Ausland die Konsultation eines Arztes vorausgehen. Hierfür sind auch die Einmalspritzen mit Kanülen gedacht, auf deren Einsatz man im Bedarfsfall bestehen sollte.
- Typische Kriterien zur Antibiotikaeinnahme für den Fall, dass kein Arzt zur Verfügung steht, sind: hohes Fieber, starke, blutige Durchfälle sowie eine drastische Verschlechterung des Allgemeinbefindens.
- Da die Kundin für den Fall der Selbstbehandlung keine Diagnose für die Dosisfindung zur Verfügung hat, ist eine sichere Dosis von 2-mal täglich 500 mg sinnvoll.

Falls die Anwendung des Antibiotikums begonnen wird, sollte sie auch bei vorzeitiger Besserung der Beschwerden konsequent beendet werden, um Unwirksamkeit und die Entwicklung von Resistenzen zu vermeiden.

Außerdem sollten Sie der Kundin den Hinweis geben, für die Dauer der Einnahme bis zu einer Woche danach wegen der möglichen Phototoxizität von Gyrasehemmern starke Sonnenexposition weitgehend zu meiden und gute Lichtschutz-Kosmetik zu verwenden. Ein entsprechendes Produkt mit hohem Lichtschutzfaktor (> 20) könnte der Kundin gleich für die Ausstattung der Reiseapotheke empfohlen werden. Gyrasehemmer bilden Komplexe mit mehrwertigen Kationen. Ein ausreichender zeitlicher Abstand zu mineralienhaltigen Präparaten (z. B. Antacida) ist einzuhalten. Aus gleichem Grund sollte die Einnahme mindestens 30 Minuten vor den Mahlzeiten erfolgen. Unter der Therapie mit Ciprofloxacin ist ein starker Konsum koffeinhaltiger Getränke zu vermeiden, da zentralnervöse Nebenwirkungen verstärkt auftreten können.

Die Kundin sollte auch darüber aufgeklärt werden, dass bei Einsatz des Antibiotikums die Wirksamkeit der »Pille« herabgesetzt sein kann. Dies gilt für die Dauer der Einnahme zuzüglich eines Sicherheitszuschlags von einer Monatspackung. Für den Bedarfsfall sind zusätzliche Schutzmaßnahmen geeignet, wobei sich aus leicht ersichtlichen Gründen für die Reiseapotheke Kondome anbieten.

Bei der Empfehlung zum Antidiarrhoikum sollte der Hinweis ergehen, dass Loperamid nur in Situationen angewendet werden darf, bei denen im Urlaub keine Toilette kurzfristig verfügbar ist. Ansonsten sollte wegen der beschriebenen Gefahren die Anwendung weitestgehend eingeschränkt werden. Perenterol® forte muss im akuten Fall hoch dosiert werden (ca. 3-mal 3 = 9 g/d), zur Prophylaxe reichen 1 bis 2 Kapseln pro Tag. Dennoch sollten Sie der Kundin für die Reise nach Indien unbedingt folgende allgemeinen Vorsichtsmaßnahmen zum Umgang mit Lebensmitteln mit auf den Weg geben: »Boil it, peel it, cook it or forget it«.

Kommentar

Die normalen Perenterol® Kapseln enthalten 50 mg Saccharomyces boulardii, während in Perenterol® forte 250 mg enthalten sind. Für eine gute Wirksamkeit sind Tagesdosen von 1 bis 2,5 g erforderlich. Die Empfehlung von Perenterol® (50 mg) scheint daher nicht mehr gerechtfertigt. Ähnlich verhält es sich mit Kohle-Tabletten, die viele Kollegen sogar noch aus leidvoller Eigenerfahrung in der Kindheit kennen werden. Die bei Diarrhö wirksame Dosis liegt mit ca. 10 bis 30 g/d jenseits des Zumutbaren.

Fall 19 — Harnwegsinfekt oder Blutbildschaden?

Frau Ulzer legt folgendes Rezept in der Apotheke vor. Sie leide unter Colitis ulcerosa und werde schon lange mit Mesalazin und Corticoiden behandelt. Um Cortison einzusparen, habe ihr Hausarzt vor kurzem versucht, sie auf Azathioprin umzustellen. Jetzt habe sie jedoch Probleme mit einem heftigen Harnwegsinfekt und ein Vertretungsarzt habe ihr ein Antibiotikum verordnet. Nun wolle sie fragen, ob sich das auch mit der bestehenden Medikation vertrage. Außerdem behauptet die Patientin, sie habe sonst immer Prednisolon verordnet bekommen und wolle nun wissen, ob es sich bei dem verordneten Prednison um das Gleiche handele.

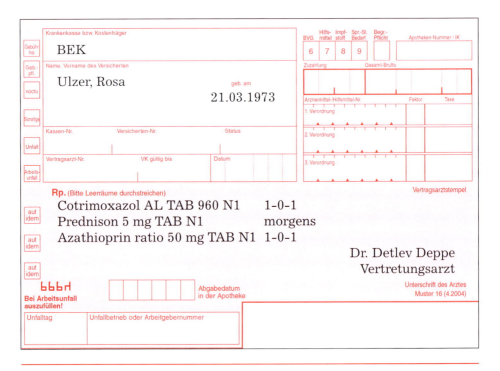

Kurzbeschreibung der Fertigarzneimittel

- **Cotrimoxazol**

Das Breitbandantibiotikum Cotrimoxazol besteht aus einer Kombination von Trimethoprim und dem Sulfonamid Sulfamethoxazol im Mengenverhältnis von 1 : 5. Beide Wirkstoffe sind kompetitive Inhibitoren des bakteriellen Folsäurestoffwechsels. Sulfamethoxazol hemmt die Dihydropteroinsäuresynthetase (»bakterienexklusives« Enzym), während Trimethoprim die Dihydrofolsäurereduktase (die menschliche ist für Trimethoprim wesentlich unempfindlicher als die bakterielle) inhibiert. Hierdurch wird die Synthese von Tetrahydrofolsäure unterbunden. Die Verbindungen wirken alleine bakteriostatisch, jedoch in Kombination synergistisch und zumeist bakterizid. Für die synergistische Wirkungssteigerung gegenüber den Erregern im Körper ist ein Dosisverhältnis Trimethoprim zu Sulfamethoxazol von 1:5 optimal. Die Dosierung richtet sich nach Art und Schwere der bakteriellen Infekte. Üblicherweise werden zweimal täglich 960 mg über einen Zeitraum von bis zu 10 Tagen eingenommen. Neben den Antibiotika-typischen Nebenwirkungen Durchfall, Übelkeit, Candidose kommen bei Sulfonamiden häufig allergische Hautreaktionen unterschiedlichen Schweregrades wie Exantheme, Purpura, Photodermatose und Erythema nodosum vor. Auch Entzündungen des Mundraumes sind eine häufige Nebenwirkung (z. B. Gingivitis, Stomatitis, abnormer Geschmack).

- **Prednison**

Diese synthetische Variante des körpereigenen Cortisols verfügt über eine mittlere Wirkdauer (ca. 24 Stunden) und Wirkstärke (etwa viermal stärker als Cortisol). Corticoide verstärken die Gluconeogenese, Proteolyse und Lipolyse. Therapeutisch genutzt werden die in pharmakologischen Dosen auf humoraler und zellulärer Ebene wirkenden antiphlogistischen, antiproliferativen und immunsuppressiven Eigenschaften. Die Indikationen sind den Wirkungen entsprechend vielfältig und reichen von rheumatischen Erkrankungen über Asthma und Allergien bis hin zur Verhinderung von Autoimmunreaktionen. Die Einnahme erfolgt in der Regel morgens zwischen 6 und 8 Uhr. Orale Dosierungen schwanken je nach Indikation und Behandlungsstadium sehr stark und liegen etwa zwischen 1 und 250 mg. Nebenwirkungen treten üblicherweise bei einer Langzeittherapie ab der Cushing-Schwelle (7,5 mg Prednisolon-Äquivalent) auf. Hierzu gehören die bei Laien sehr bekannten Stoffwechselstörungen wie Gewichtszunahme, Vollmondgesicht, Stiernacken, Stammfettsucht, und Steroid-Diabetes. Aber auch Steroid-Akne, Osteoporose, Hypertonie, Ödeme, Kaliumverluste, Haut- und Muskelatrophie (»Pergamenthaut«), eine erhöhte Infektanfälligkeit, Hämatome sowie Depressionen und andere zentralnervöse Nebenwirkungen können die Therapie erschweren.

- **Azathioprin**

Azathioprin ist ein immunsuppressiver und zytostatischer Antimetabolit, der als Prodrug rasch in das aktive 6-Mercaptopurin (6-MP) umgewandelt wird. Für 6-MP werden folgende Wirkungen postuliert: Purin-Antimetabolit und Blockade von SH-Gruppen durch Alkylierung. Dadurch hemmt 6-MP mehrere Stufen der Nukleinsäure-Biosynthese von immunkompetenten Zellen (z. B. B- und T-Lymphozyten) sowie von Tumorzellen. Auch eine direkte Schädigung der DNA durch Einbau von Purin-Thioanaloga wurde beschrieben. Das Maximum der Wirkung wird bei Azathioprin erst nach Monaten erreicht. Azathioprin wird zur Verhinderung einer Organabstoßung sowie bei allen mittelschweren bis schweren Autoimmunerkrankungen (auch Colitis ulcerosa und Morbus Crohn) eingesetzt. Auch eine Einsparung der Corticoid-Dosis ist eine zugelassene Indikation. Die Dosierung bei diesen Indikationen liegt zwischen 1 und 3 mg pro kg Körpergewicht und der Wirkstoff wird zu den Mahlzeiten mit einem großen Glas Wasser in aufrechter Haltung eingenommen. Die Dosis soll dem Ansprechen sowie der hämatologischen Verträglichkeit angepasst werden. Die Nebenwirkungen sind typisch für immunsuppressive bzw. zytostatische Arzneimittel. Hierzu gehören eine erhöhte Infektanfälligkeit, Haarausfall, eine Schädigung der Schleimhaut im Gastrointestinaltrakt (Mucositis) inkl. Durchfall und vor allem Blutbildschäden. Zu den Gegenanzeigen gehören akute

Infektionen, Blutbildstörungen, Pankreatitis und Lebendimpfungen. Allopurinol hemmt den Abbau von Azathioprin durch Blockierung des Enzyms Xanthinoxigenase. Bei gleichzeitiger Anwendung von Allopurinol muss die Azathioprin-Dosis auf ein Viertel des sonst Üblichen reduziert werden.

- **Mesalazin** (z. B. Salofalk®, Pentasa®, Claversal®)
Mesalazin ist wie Sulfasalazin und Olsalazin ein Aminosalicylat. Der Wirkungsmechanismus des Mesalazins ist noch nicht vollständig geklärt. Zu den Hypothesen gehören eine Verminderung der intraluminalen Freisetzung von Leukotrien B4, eine Inhibition der Chemotaxis von Leukozyten und Radikalfänger-Eigenschaften. Orale Arzneiformen sind bei Colitis ulcerosa und Morbus Crohn zugelassen. Rektalschäume, Klysmen und Zäpfchen wirken jedoch nur bei Colitis, einer Entzündung, die auf den Dickdarm beschränkt ist (bei Morbus Crohn ist der ganze Darm betroffen). Orale Gaben liegen je nach Schweregrad bei 2-mal täglich 500 mg bis 3-mal täglich 1500 mg. Da die meisten Oralia von Mesalazin magensaftrestistent sind, empfiehlt sich die Einnahme nüchtern 30 bis 60 Minuten vor den Mahlzeiten.

Erstes Gespräch mit der Kundin
Die Kundin wirkt stark geschwächt und zudem verunsichert, da sie schon viele arzneimittelbedingte Probleme vor allem durch hohe Cortison-Dosen mitgemacht habe, und nun sei ihr Hausarzt auch noch im Urlaub. Dieser habe ihr zur Reduktion der Cortison-Dosis vor einer Woche eine kleine Packung Azathioprin verschrieben. Die Prednisolon-Dosis wurde parallel dazu von täglich 30 mg auf 15 mg vermindert und soll wöchentlich um weitere 5 mg reduziert werden. Vom Azathioprin nehme sie nun seit 7 Tagen zweimal täglich 50 mg. Seit zwei Tagen leide sie jedoch unter Grippe-ähnlichen Symptomen wie steigendem Fieber, Hautausschlag, Kreislaufschwäche, Gliederschmerzen, Halsschmerzen und Entzündungen im Mundraum. Außerdem habe sie Schmerzen beim Wasserlassen und der Vertretungsarzt habe soeben weiße Blutkörperchen im Urin entdeckt. Er tippe auf eine Harnwegsinfektion, die einen grippalen Infekt begleite, und habe daher das Antibiotikum verordnet. Jetzt wolle sie wissen, ob sich dieses Cotrimoxazol mit der bestehenden Medikation aus Azathioprin, Glucocorticoiden und Mesalazin vertrage. Von Mesalazin nehme sie derzeit noch 3-mal täglich 1000 mg ein und ihr Hausarzt habe vor dem Urlaub gar nichts zu einer Veränderung der Mesalazin-Einnahme gesagt. Auch der Vertretungsarzt sei sich diesbezüglich nicht sicher. Außerdem wisse sie genau, dass sie früher immer Prednisolon (und nicht Prednison) genommen habe.

Fragen, die Sie sich stellen könnten
1. Hat die Patientin tatsächlich eine Harnwegsinfektion und ist Cotrimoxazol für diese Patientin geeignet?
2. Kann Mesalazin trotz Azathioprin in unveränderter Form weitergenommen werden?
3. Ist es vertretbar, Prednisolon gegen Prednison auszutauschen?

Antworten

1. Die Patientin hat mit hoher Wahrscheinlichkeit keinen bakteriellen Harnwegsinfekt und die geplante ärztliche Intervention mit Cotrimoxazol stellt eine grobe Fahrlässigkeit dar. Wichtigste Nebenwirkung von Azathioprin ist eine Knochenmark(Myelo)-suppression. Da im Knochenmark sämtliche Zellen des Blutes (Hämatozyten) aus (hämatopoetischen) Stammzellen primär gebildet werden, kommt es unter zytostatisch wirksamen Arzneimitteln wie Azathioprin häufig zu einer Hämatopenie (Leukopenie, Thrombopenie, Erythropenie). Der Patient spürt dabei Grippe-ähnliche Symptome. Allerdings kommen gelegentlich auch Unverträglichkeitsreaktionen vor, bei denen eine allergoide Reaktion beim Patienten abläuft. Hierbei sieht man im Blut zumeist eine Zunahme der Gesamtleukozytenzahl (Leukozytose) und oft auch der Thrombozytenzahl (Thrombozytose). Trotz der gegensätzlichen Situation im Blutbild sind die Symptome beim Patienten nahezu die gleichen. Da die beschriebenen Blutbildveränderungen (etwa 15 Prozent der Patienten sind betroffen) vor allem in den ersten Wochen eintreten, ist nach Fachinformation in den ersten 8 Wochen für Azathioprin eine mindestens einmal wöchentliche Blutbildkontrolle erforderlich. Bei guter Verträglichkeit kann danach das Kontroll-Intervall auf bis zu alle 3 Monate erhöht werden. Cotrimoxazol hat durch das enthaltene Sulfonamid ein eigenes allergoides Potenzial und erhöht durch die Hemmung der DHF-Reduktase geringfügig das Risiko für eine Myelosuppression. Die Kombination von Antimetaboliten wie Azathioprin und Cotrimoxazol sollte vitalen Indikationen unter engmaschigster Blutbildkontrolle vorbehalten sein und hat im ambulanten Bereich im Prinzip »nichts verloren« – erst recht nicht bei falscher Diagnose!
2. Für Patienten mit entzündlichen Darmerkrankungen ist es sehr wichtig zu wissen, dass eine gleichzeitige Anwendung der (häufig eingesetzten) Aminosalicylsäure-Derivate wie Olsalazin, Mesalazin und Sulfasalazin ein erhöhtes Risiko für Blutbildschäden durch Azathioprin birgt. Dabei hemmen die Aminosalicylate das Enzym TPMT (Thio-Purin-Methyl-Transferase), wodurch der Abbau von Azathioprin in der Leber gehemmt wird. Man weiß mittlerweile, dass etwa ein Zehntel der deutschen Bevölkerung dieses Enzym (TPMT) unterexprimiert und daher Azathioprin besonders schlecht verträgt. In der Fachinformation wird sogar eine Genotypisierung vor der Anwendung von Azathioprin empfohlen.
3. Prednison ist ein Prodrug, das bereits bei der ersten Leberpassage (first pass) zu 80 bis 100 Prozent schnell und nahezu vollständig in die eigentliche Wirkform Prednisolon und dessen Konjugate reduziert wird. Somit ist die therapeutische Wirkung von Prednison und Prednisolon in der Regel äquivalent. Patienten mit Leberinsuffizienz sollten jedoch zur Sicherheit gleich den aktiven Metaboliten Prednisolon einnehmen.

Beratung
Sofortiges Handeln!
Aufgrund der für die Patientin gefährlichen Situation ist sofort Rücksprache mit dem Arzt zu halten und eine stationäre Einweisung dringend zu empfehlen. Azathioprin ist unverzüglich bis auf weiteres abzusetzen und ein großes Blutbild sollte erstellt werden. Durch das rechtzeitige Absetzen von Azathioprin normalisieren sich die Werte im Verlauf von einigen Tagen im Regelfall von selbst. Dennoch sollte die Patientin einige Tage eng-

maschig überwacht werden. Bei fulminantem Verlauf der Azathioprin-Unverträglichkeit muss eine massive Erhöhung der Cortison-Dosis und am besten eine parenterale Gabe eingeleitet werden.

Neue Behandlungsstrategie notwendig

Die Behandlung der Grunderkrankung (Colitis ulcerosa) ist neu zu überdenken. Natürlich ist eine langfristige, hochdosierte Corticoid-Therapie keine erstrebenswerte Dauerlösung. Da im authentischen Fall psychogene Faktoren für die Ausprägung der intestinalen Symptomatik eine große Rolle spielten, sollte auch eine Psychotherapie in Erwägung gezogen werden. Zur nachhaltigen Dosisreduktion oraler Corticoide bei entzündlichen Darmerkrankungen kommen auch lokal wirksame Präparate wie Entocort Kapseln® (Budesonid) oder die rektale Anwendung in Schäumen in Betracht (z. B. Colifoam® Rektalschaum mit Hydrocortison oder Budenofalk® mit Budesonid). In schweren Fällen kann auf Biologicals ausgewichen werden. Diese werden zunehmend auch bei entzündlichen Darmerkrankungen eingesetzt, vor allem bei Morbus Crohn. Bei schwerer Colitis ulcerosa ist derzeit z. B. Infliximab (Remicade®) zugelassen.

Tipps zur Cortison-Therapie

In Bezug auf die Cortison-Therapie sollten die Patienten unbedingt in der Apotheke auf Maßnahmen zur Verringerung möglicher Nebenwirkungen hingewiesen werden. Hierzu zählen insbesondere eine proteinreiche und kohlenhydratmodifizierte Ernährung mit wenig schnellfreisetzenden Kohlenhydraten und vielen Ballaststoffen. Außerdem sollten die Patienten sich während der Therapie so viel wie (angesichts der Erkrankung) möglich bewegen, um der Glucocorticoid-bedingten Gewichtszunahme und dem Knochenabbau entgegenzuwirken. Die Einnahme sollte morgens nach dem Frühstück zwischen 6 und 8 Uhr erfolgen, und eine Langzeittherapie sollte niemals abrupt abgebrochen werden, um vor allem in Stresssituationen eine sogenannte Addison-Krise zu vermeiden. Symptome, die durch plötzliches Absetzen ausgelöst werden, sind Schwäche und rasche Ermüdbarkeit, Gewichtsverlust, Hypotonie mit Kreislaufbeschwerden, Übelkeit und Erbrechen, Bauchschmerzen und Rhythmusstörungen. Außerdem ist bei Langzeitbehandlung eine Osteoporoseprophylaxe mit Calcium und Vitamin D sowie eine kaliumreiche Ernährung anzuraten.

Kommentar

- Im authentischen Fall ließ sich die Patientin aufgrund der Beratung in der Apotheke unverzüglich stationär aufnehmen. Azathioprin wurde sofort abgesetzt und eine Hochdosis-Corticoidtherapie wurde eingeleitet. Einige Wochen nach Abklingen der schweren Unverträglichkeit erfolgte ein Kuraufenthalt der Patientin, bei dem auch psychotherapeutische Ansätze verfolgt wurden. Dies brachte (komplettes) ausschleichendes Absetzen des Prednisolons und eine deutliche Dosisreduktion der täglichen Mesalazin-Dosis von 3000 mg auf 1500 mg.
- Der Fall ist ein weiteres Beispiel für die bedeutende Rolle des Apothekers bei der Kontrolle der Arzneimittelsicherheit der Bevölkerung, insbesondere auch bei ärztlicher Medikation. Derartige Kardinalfehler bei der Verordnung von Arzneimitteln kommen immer wieder in der Praxis vor.

Fall 20 — DHC-Dauermedikation auf Privatrezept?

Der Kunde legt Ihnen folgendes Privatrezept vor und bittet um eine zusätzliche Beratung wegen seiner akut angestiegenen Leberwerte, die trotz einer erneuten Therapie mit Copegus® 400 mg und Pegasys® 180 µg für seine chronische Hepatitis C nun wieder erhöht seien.

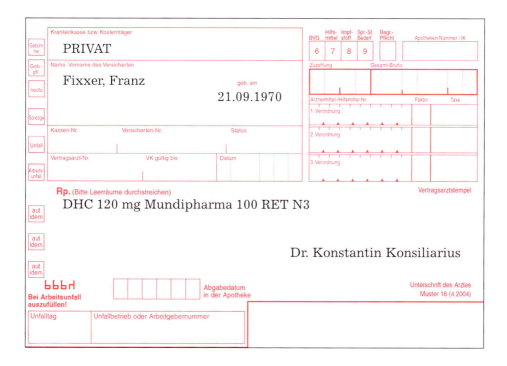

Kurzbeschreibung der Fertigarzneimittel

- **DHC Mundipharma** (Dihydrocodein)

Das als Dihydrocodein-RR-Tartrat enthaltene DHC ist ein halbsynthetisches Morphinderivat und besitzt als Opioidrezeptor-Vollagonist ca. 10 bis 20 Prozent der Potenz von Morphin. Die antitussive Wirkung scheint dabei etwas stärker als die analgetische zu sein. Bei der Metabolisierung werden (ähnlich dem Codein), vornehmlich über das Enzym CYP2D6, ca. 10 Prozent in Dihydromorphin und dessen Konjugate umgewandelt. Diesen Morphin-Metaboliten kommt die Hauptwirkung am Rezeptor zu. Da ca. 7 Prozent der deutschen Bevölkerung dieses Enzym verringert exprimieren, erklärt sich das häufige Auftreten von Codein- bzw. DHC-»Non-Respondern«. Das Arzneimittel wird zweimal täglich eingenommen. Die Nebenwirkungen sind die Opioid-typischen wie Euphorie, Obstipation, Sedation, Schwindel, Übelkeit, Juckreiz, Miktionsstörungen und leichter Blutdruckabfall. Das Abhängigkeitspotenzial entspricht dem anderer

Opioide, lässt sich durch Verwendung von Retardpräparaten (wie hier) etwas vermindern, scheint jedoch bei DHC etwas stärker ausgeprägt zu sein als bei Codein. Hierfür sprechen auch die im Vergleich häufigere Anwendung in der Drogenszene sowie der höhere Schwarzmarktpreis.

- **Copegus®** (Ribavirin)

Ribavirin ist indiziert zur Behandlung der chronischen Hepatitis C und darf nur als Teil einer Kombinationstherapie mit Peginterferon alfa-2a angewendet werden. Das Nukleosid-Analogon hemmt virale Polymerasen und hat daher einen virustatischen Effekt, der sich in Kombination mit Interferonen synergistisch steigern lässt. Von Ribavirin werden 2-mal täglich 300 bis 700 mg (je nach Körpergewicht und Virusgenotyp) peroral zu fetthaltigen Mahlzeiten eingenommen, was die Bioverfügbarkeit um etwa 70 Prozent erhöht. Die solitären Nebenwirkungen von Ribavirin sind schwer zu beurteilen, da in jüngerer Zeit nur noch kontrollierte Studien in Kombination mit Interferonen durchgeführt wurden. Die in der Fachinformation aufgeführten Nebenwirkungen von Ribavirin ähneln denen von Interferon alfa und sind wahrscheinlich auch auf diese Substanz zurückzuführen.

- **Pegasys®** (PEG-Interferon alfa-2a)

Interferon alfa-2a wirkt antiviral gegen Hepatitis-B-Viren (HBV) und Hepatitis-C-Viren (HCV). Menschliche Zellen werden durch die Therapie resistenter gegen virale Infektionen und die Effektorzellen des Immunsystems (z. B. Makrophagen, Monozyten und dendritische Zellen) werden dazu stimuliert, Viren oder virusinfizierte Zellen zu eliminieren. Die Pegylierung verlängert die Halbwertszeit von Arzneimitteln. So muss Pegasys® nur einmal wöchentlich s. c. injiziert werden, während nicht pegyliertes Interferon alfa (z. B. Roferon A®) mindestens dreimal pro Woche verabreicht wird. Außerdem weisen klinische Vergleichsstudien auf eine bessere Ansprechrate von pegyliertem Interferon hin. Die Dosierung beträgt bei Hepatitis B einmal wöchentlich 180 µg s. c. über 48 Wochen. Bei der Hepatitis C wird die Behandlungsdauer nach der Genotypisierung des Virus (Genotyp 1–4) festgelegt und liegt zwischen 16 und 48 Wochen unter Kontrolle der HBV/HCV-RNA-Viruslast. Es hat sich gezeigt, dass die Virusgenotypen unterschiedlich empfindlich sind. Standard ist eine Kombitherapie mit Ribavirin. Typische Nebenwirkungen sind Influenza-ähnliche Symptome, gastrointestinale Probleme, Haarausfall, eine Veränderung der Schilddrüsenfunktion (Werte sind unter der Therapie zu kontrollieren) und auffallende zentralnervöse Effekte einschließlich Angst, Aggressivität und Depressionen mit Suizidgedanken. Auch die »Leberwerte«, insbesondere der GPT(ALT)-Spiegel können während der Therapie ansteigen, da Interferone kurioserweise selbst ein hepatotoxisches Potenzial besitzen. Wenn es unter der Therapie zu einem klinisch relevanten GPT-Anstieg – eventuell in Verbindung mit einem Bilirubin-Anstieg – kommt, ist die Dosis zu reduzieren und gegebenenfalls ein Absetzen von Interferon zu erwägen.

Erstes Gespräch mit dem Kunden

Der Kunde gibt an, opioidabhängig zu sein und nach vielen Jahren exzessiven Drogenkonsums, vornehmlich Heroin und Alkohol, nun seit einiger Zeit gut auf DHC eingestellt zu sein. Die Hepatitis-Infektion habe er sich vermutlich über infiziertes »Drogenbesteck« eingefangen. Der Verlauf der Lebererkrankung sei stark schwankend. Vor etwa 3 Jahren sei er erstmalig mit einer 24-Wochen-Therapie der beiden Arzneimittel behandelt worden. Nach zunächst gutem Erfolg habe sich seine Krankheit jedoch wieder verschlimmert und die Therapie sei vor einigen Wochen erneut gestartet worden – diesmal seien insgesamt 48 Wochen als Therapiedauer geplant. Die regelmäßige Einnahme von DHC (seit etwa 2 Jahren in konstanter Dosis) habe ihm eine Entkriminalisierung und Resozialisierung ermöglicht. Er sei mittlerweile fürsorglicher Familienvater geworden und gehe einer regelmäßigen Arbeit nach. Auf die Frage, warum er die DHC-Dosis nicht langsam gesenkt habe, antwortete er, dass er auf das »gute Gefühl« bei der Einnahme von Opioiden nach wie vor nicht verzichten möchte.

Fragen, die Sie sich stellen könnten

1. Was genau ist Hepatitis C, was kann zu den beschriebenen Problemen bei der Therapie der Hepatitis mit Ribavirin und PEG-Interferon geführt haben und ist die Kombination mit Opioiden empfehlenswert?
2. Darf DHC bei einem Opioid-Abhängigen auf einem normalen Rezept verschrieben werden oder braucht man ein BtM-Rezept? Handelt es sich hier um eine Substitutionstherapie im Sinne der BtMVV und ist diese über einen derart langen Zeitraum in unveränderter Dosis zulässig?

Antworten

1. Hepatitis C ist eine parenteral, sexuell oder perinatal übertragene Infektion mit dem Hepatitis-C-Virus (HCV). Zurzeit sind mindestens 6 Genotypen des HCV bekannt, wobei Subtyp 1b die höchste Prävalenz hat. Bei Drogenabhängigen ist jedoch Typ 3 der häufigste (etwa 50 bis 80 Prozent der i.v.-Drogensüchtigen sind HCV-infiziert)! Ungefähr 90 Prozent aller Posttransfusions-Hepatitiden werden durch HCV verursacht (Zahlen rückläufig). Risikogruppen sind somit insbesondere Transfusions-, Dialyse-, Hämophilie- oder Transplantationspatienten bzw. intravenös Drogenabhängige. Nach einer Inkubationszeit von 4 bis 12 Wochen kommt es bei etwa 30–50 Prozent der Betroffenen zu einer rein akuten Hepatitis mit Ausheilung. Bei der Mehrzahl der Patienten verläuft die Infektion dabei anikterisch mit unspezifischen Symptomen (Müdigkeit, Anorexie, meist afebril) oder komplett ohne Symptome. Mehr als die Hälfte aller Infizierten entwickeln jedoch chronische Formen mit Gefahr der Leberzirrhose und des Leberzellkarzinoms als Komplikation (etwa 20 Prozent der Fälle). Auch extrahepatische Manifestationen mit Polyarthritis, Vaskulitis oder Glomerulonephritis sind bekannt. Im Gegensatz zu Hepatitis B ist eine Impfung gegen Hepatitis C derzeit nicht verfügbar! Der Vorbeugung dienende allgemeine Maßnahmen entsprechen denen der HIV-Prävention.

Unter »Leberwerten« versteht ein Laie den Plasmaspiegel der aus der Leber stammenden Transaminasen (neue Bezeichnung Transferasen) GOT(= AST), GPT(= ALT) und µ-GT. Diese Plasma-Leberwerte unterliegen während einer Hepatitis-C-Erkrankung erheblichen, gar fulminanten Schwankungen, die nicht unbedingt etwas mit der Medikation des Patienten zu tun haben müssen. Allerdings haben auch die verwendeten Arzneimittel Ribavirin und vor allem Interferon alfa ein hepatotoxisches Potenzial. Ein vorübergehender Anstieg der Leberwerte unter der Therapie ist ein häufiges Phänomen. Die beschriebene Therapiekombination bewirkt jedoch bei etwa 50 Prozent (je nach Serotyp) der Patienten eine Normalisierung der Transaminasen und ein Verschwinden der Virus-RNA. Insofern lohnt sich ein Therapieversuch auf jeden Fall! Hepatitis C ist keine Kontraindikation für die Verwendung von Opioiden. Auch Interaktionen der eingesetzten Arzneimittel werden in der ABDA-Datenbank nicht geführt. Allerdings liegt für die Verordnung von Codein-Derivaten bei Leberinsuffizienz eine überwachungsbedürftige Anwendungsbeschränkung vor.

2. Nach Anlage 3 des Betäubungsmittelgesetzes (BtMG) handelt es sich bei DHC um ein BtM. Für bis zu 2,5-prozentige Lösungen oder bis zu 100 mg pro EDO enthaltende feste Arzneiformen, jeweils berechnet als Base(!), gibt es ausgenommene Zubereitungen. Die im Fertigarzneimittel geführte Dosierung von 120 mg bezieht sich (wie oft in Handelspräparaten) auf das enthaltene Salz. 120 mg DHC-RR-Tartrat entsprechen dabei 80 mg DHC-Base. Die 100-mg-Grenze ist also eingehalten und das Arzneimittel ist zu Recht als ausgenommene Zubereitung im Handel. Ein BtM-Rezept braucht es also im Allgemeinen nicht. Aber in der Anlage des BtMG heißt es ausdrücklich: »Für ausgenommene Zubereitungen, die für betäubungsmittel- oder alkoholabhängige Personen verschrieben werden, gelten jedoch die Vorschriften über das Verschreiben und die Abgabe von Betäubungsmitteln.« Die gleiche Formulierung findet man auch bei Codein. Für Flunitrazepam gilt die Vorschrift analog für BtM-Abhängige (Alkoholabhängige werden bei Flunitrazepam nicht erwähnt). Damit muss jedwede Verordnung von Codein, DHC und Flunitrazepam für BtM-abhängige Patienten auf einem BtM-Rezept erfolgen. Das gilt auch bei Indikationen wie Husten oder Schlafstörungen und keinesfalls, wie in Fachkreisen häufig falsch angenommen, nur bei der Anwendung zu Substitutionszwecken. Nach § 5 BtMVV dürfen zu Substitutionszwecken übrigens nur Methadon, Buprenorphin und »in begründeten Ausnahmefällen« auch Codein oder DHC verschrieben werden. Zur Dauer der Substitutionsbehandlung werden keine rechtsverbindlichen Angaben gemacht, da diese den individuellen Gegebenheiten angepasst sein sollte. Ziel ist jedoch ein ausschleichendes Absetzen des Substitutionsmittels bis zur völligen Abstinenz. Die Verordnung von DHC auf einem BtM-Rezept wäre für diesen Patienten also rechtlich (in Ausnahmefällen) zulässig, nicht hingegen auf einem normalen Privatrezept oder gar Kassenrezept.

Beratung
Erhöhte Leberwerte
Der Patient ist zunächst in Bezug auf die Therapie dahingehend zu beruhigen, dass die Erhöhung der Leberwerte eine zu erwartende Nebenwirkung sein kann. Diese muss nicht zwingend zum Therapieabbruch führen. Auch eine (vorübergehende) Dosisreduktion des Interferon alfa kommt in Betracht. Ein vorzeitiger Abbruch fördert zudem

die Resistenzentwicklung der Viren. Dennoch sollte die beschriebene Situation andererseits auch nicht unterschätzt werden. Eine engmaschige Kontrolle der Leberwerte in Verbindung mit einer symptomatischen Überwachung des Patienten (Ikterus, Übelkeit, Fieber, Oberbauchschmerzen etc.) ist daher dringend geboten.

Rechtliche Situation
Auch sollte eine Reduzierung der Opioid-Dosis ein langfristiges Ziel bleiben, nicht nur der Leber zuliebe. Der hier beschriebene Fall liegt nahe am Arzneimittelmissbrauch. Der Apotheker sollte unbedingt Rücksprache mit dem behandelnden Arzt halten und ihn auf die rechtlichen Notwendigkeiten hinweisen. Zumindest ist für die Belieferung ein BtM-Rezept anzufordern. Der Apotheker ist nicht berechtigt, ein nach den BtM-rechtlichen Vorschriften als Betäubungsmittel anzusehendes Arzneimittel auf Privatrezept abzugeben, und muss die Abgabe notfalls verweigern. Auch das Problem der Dosiskontinuität von DHC könnte angesprochen werden. Hier ist eine Erhöhung der Patientencompliance dringend anzuraten.

Verantwortungsbewusstsein
Es sollte nicht vergessen werden, dass eine Resozialisierung eines ehemals der illegalen Drogenszene zuzurechnenden Patienten bereits einen Erfolg darstellt, den die Intervention des Apothekers andererseits auch wiederum nicht gefährden sollte (siehe Kommentar).

Kommentar
- Im vorliegenden authentischen Fall führte die Unterrichtung des Arztes über die rechtlichen Notwendigkeiten zu erheblichen Problemen. Dieser fühlte sich angesichts der jahrelangen fehlerhaften Verordnung auf Privatrezept (die in anderen Apotheken offensichtlich niemandem aufgefallen war!) ertappt und stellte die Verordnung zunächst komplett ein. Der Patient rebellierte einige Tage später in der Apotheke, wofür man bis zu einem gewissen Grad Verständnis aufbringen kann. Nach einem erneuerten Gespräch des Apothekers mit dem behandelnden Arzt (der im Übrigen die suchttherapeutische Qualifikation als Vorrausetzung gemäß §5 BtMVV besitzt) wurde der Patient (letztlich erfolgreich!) auf l-Methadon als Take-Home-Programm umgestellt. Einmal mehr zeigt dieser Fall jedoch auch die besondere Verantwortung, die einem Apotheker bei der Intervention in die ärztliche Therapie zukommt, sei es aus rechtlichen oder therapeutischen Erwägungen.
- Immer wieder stellt sich bei Lebererkrankungen die Frage, ob eine Therapie mit Extrakten aus Mariendistelfrüchten eine erfolgreiche Option darstellen könnte. Immerhin sind entsprechende Arzneimittel zur unterstützenden Behandlung bei chronisch-entzündlichen Lebererkrankungen, Leberzirrhose und toxischen Leberschäden zugelassen. Leider findet man hierzu nur wenig valide klinische Studien. Zudem ist die Datenlage widersprüchlich. Mangels Alternativen im Bereich der hepatoprotektiven Arzneimittel sind größere kontrollierte klinische Studien dringend zu fordern. Versuchsweise können auf Silymarin standardisierte Präparate in ausreichender Dosis (Tagesdosis: 280–560 mg Silymarin) unter Transaminase-Kontrolle über einen längeren Behandlungszeitraum eingesetzt werden.

Fall 21 — Cumarine/Fibrate

Eine 45-jährige Patientin nimmt aufgrund einer Hyperlipidämie (erhöhte Triglyceride) und einer Hypertonie regelmäßig Bezafibrat und Captopril ein. Aufgrund einer akuten Venenthrombose bei variköser Grunderkrankung soll Phenprocoumon als orales Antikoagulans neu angesetzt werden. Der Arzt fragt routinemäßig nach Wechselwirkungen und der konkreten Dosierung.

Arzneimittelanamnese

Datum:
Name: N.N.   Alter: 45   ☐ Niereninsuffizienz   ☐ Raucherin
Pat.-Nr.:   ☐ Leberinsuffizienz   ☒ Adipositas

Derzeitige Medikation	Aktuelle Dosierung
1. Captohexal 25 Tabl.	1-0-1-0
2. Cedur retard Tabl.	0-0-1-0
3. Marcumar Tabl. (3 mg)	geplante Dosis 1. Tag: 6 Tabl. 2. Tag: 4 Tabl.

Kurzbeschreibung der Fertigarzneimittel

● **Captohexal® 25 Tabl.** (Captopril)
Captopril greift als Angiotensin-Converting-Enzym-Hemmer (ACE-Hemmer) am Renin-Angiotensin-Aldosteron-System an und hemmt die Umwandlung von Angiotensin I in Angiotensin II. Dadurch wird die Konzentration an Angiotensin II, das stark vasokonstriktorisch wirkt, verringert, darüber hinaus wird der Abbau von Bradykinin und anderen Kininen gehemmt. Captopril senkt den Blutdruck und reduziert die kardiale Nachlast.
Orale Bioverfügbarkeit: 65 Prozent.
Zeit bis zur maximalen Plasmakonzentration nach oraler Gabe: 60 bis 90 Minuten.
Eliminationshalbwertszeit: 1 bis 2 Stunden.
Metabolisierung/Exkretion: 50 Prozent unverändert renal (tubuläre Sekretion), der Rest wird zu Captopril-L-Cystein-Disulfid, Captopril-Disulfid und anderen Schwefelverbindungen metabolisiert. Captopril ist hämodialysierbar.
Dosierung: Beginn mit 2- bis 3-mal tägl. 12,5 bis 25 mg p. o., individuelle Steigerung der Dosis in Abständen von mehreren Tagen auf maximal 150 mg/Tag, verteilt auf mehrere Einzelgaben. Bei Kombination mit einem Diuretikum ergeben sich ungefähr halbe Erhaltungsdosen.

● **Cedur® retard Retardtabl.** (Bezafibrat)
Bezafibrat senkt die Serum-Triglycerid- und Cholesterolkonzentration durch Aktivierung lipolytischer Enzyme. Dadurch werden erhöhte VLDL- und LDL-Konzentrationen herab-

gesetzt und die HDL-Konzentration wird erhöht. Bezafibrat wirkt auch auf thrombogene Faktoren: Der Fibrinogenspiegel wird gesenkt, die Plasmaviskosität und Thrombozytenaggregation werden herabgesetzt. Erhöhte Harnstoffwerte werden ebenfalls gesenkt.
Orale Bioverfügbarkeit: 90 Prozent.
Zeit bis zur maximalen Plasmakonzentration nach oraler Gabe: 2 Stunden.
Eliminationshalbwertszeit: 2 Stunden, bei Niereninsuffizienz: 8 Stunden.
Bezafibrat wird überwiegend renal, zum Teil nach Glucuronidierung eliminiert. Bei Patienten mit Niereninsuffizienz ist die Elimination verzögert.
Dosierung: 200 mg alle 8 Stunden oder 1-mal 400 mg/d als Retardtablette.

- **Marcumar® 3 mg Tabl.** (Phenprocoumon)

Phenprocoumon wirkt als orales Antikoagulans durch die Synthesehemmung der Vitamin-K-abhängigen Gerinnungsfaktoren aufgrund der kompetitiven Hemmung der Vitamin-K-Epoxidreduktase.
Orale Bioverfügbarkeit: 100 Prozent.
Plasmahalbwertszeit: 7 Tage.
Indikationen: Thrombose-, Emboliebehandlung und -prophylaxe, Langzeitbehandlung des Herzinfarktes bei einem Risiko für thromboembolische Komplikationen.
Elimination: Nicht unverändert renal eliminiert, nur hepatische Hydroxylierung, Konjugation.
Dosierung: Initial 18 bis 30 mg innerhalb von 48 Stunden, maximale Wirkung nach 48 Stunden.
Erhaltungsdosis: 1,5 bis 4,5 mg/Tag (therapeutischer Bereich des Quick-Wertes 15 bis 25 Prozent. Der INR-Wert sollte nicht unter 2,0 und nicht über 4,0 liegen. Ein INR-Wert unter 2,0 bedeutet, dass die Gerinnungshemmung nicht ausreichend ist (Thrombosegefahr), ein INR-Wert über 4,0 bedeutet zu starke Gerinnungshemmung (Blutungsgefahr).

Erstes Gespräch mit dem Arzt und dem Pflegepersonal
Phenprocoumon ist eine Substanz, die eine Vielzahl von Arzneimittelinteraktionen eingeht. Durch die geringe therapeutische Breite kann möglicherweise eine klinische Relevanz entstehen, die es gilt zu erkennen, um eine stabile Einstellung mit Phenprocoumon zu erreichen.

Fragen, die Sie sich stellen könnten
Captopril und Bezafibrat nimmt die Patientin chronisch ein. Sind mit dem neu angesetzten Phenprocoumon Interaktionen zu erwarten? Zu beachten ist vor allem, dass Phenprocoumon eine Substanz mit geringer therapeutischer Breite ist und über das Cytochrom-P450-System der Leber verstoffwechselt wird.

Antworten
Die gerinnungshemmende Wirkung der Antikoagulanzien vom Cumarintyp können durch Clofibrat und Analoge verstärkt werden. Dadurch wird die Blutungsgefahr für die Patienten erhöht.

Clofibrat und Analoge scheinen die Vitamin-K-abhängige Synthese der Gerinnungsfaktoren zusätzlich zu hemmen und damit die Wirkung von Phenprocoumon und anderen oralen Antikoagulanzien vom Cumarintyp zu verstärken.

Beratung
für den Arzt
Aufgrund dieser klinisch relevanten Arzneimittelwechselwirkung zwischen Bezafibrat und Phenprocoumon sollte eine Reduktion der Initial- und Erhaltungsdosis von 30 bis 50 Prozent erfolgen. Durch engmaschige Kontrollen der Thromboplastinzeit ist der Therapieerfolg zu kontrollieren.

für den Patienten
Der Patient soll keine eigenständigen Änderungen der Medikation (insbesondere der Bezafibrat-Einnahme) vornehmen bzw. sofort seinen Arzt entsprechend informieren.

Einnahme: *Captohexal Tabl.* sollten 1 Stunde vor den Mahlzeiten eingenommen werden. Die Resorptionsquote wird durch gleichzeitige Nahrungszufuhr signifikant (25 bis 50 Prozent) reduziert.
Cedur retard Tabl. sind mit viel Flüssigkeit zu oder nach den Mahlzeiten einzunehmen.
Die Tagesdosis von *Marcumar Tabl.* ist morgens oder abends mit viel Flüssigkeit einzunehmen.

Kommentar
Eine Nahrungsumstellung oder die Einnahme von Vitaminpräparaten, die eine deutliche Veränderung der Vitamin-K-Zufuhr mit sich bringt, kann in Einzelfällen zu Veränderungen der Blutgerinnung führen. In Kohl, Brokkoli, Spinat und Tomaten ist vergleichsweise viel Vitamin K enthalten. Studien haben gezeigt, dass es bei einer Dosis von 150–500 µg Vitamin K über mehrere Tage zusätzlich zur normalen Ernährung zur Verkürzung der Blutgerinnungszeiten kommen kann. Wird die Resorption von Vitamin K durch den chronischen Gebrauch von Laxanzien verringert, kann die Wirkung von Phenprocoumon verstärkt sein.

Vitamin-K-Gehalt von Nahrungsmitteln

Hoch	Mittel	Niedrig
Blumenkohl	Bohnen	Haferkorn
Brokkoli	Erbsen	Honig
Innereien	Erdbeeren	Kuhmilch
Kohl	Kartoffeln	Vollei
Rindfleisch (fett)	Kornprodukte	
Sauerkraut		
Schweinefleisch		
Spinat		

Weitere wichtige Interaktion

Die gleichzeitige Einnahme von oralen Antikoagulanzien und Acetylsalicylsäure in analgetischen Dosen sollte möglichst vermieden werden, auch wenn das Risiko für Blutungskomplikationen als relativ gering angesehen wird.

Stichwort: Cumarin

1922 wurde in den USA und Kanada ein Rindersterben durch innere Blutungen und/oder Blutverlust infolge kleinster Verletzungen beobachtet. Karl Link erkannte als Ursache hierfür das im Futterklee enhaltene Cumarin, welches durch falsche Lagerung und Vergärung zu 4-hydroxylcoumarin umgewandelt worden war.

Link löste aus dem 4-Hydroxylcoumarin zwei Moleküle zum Biscoumarin und gab ihm den Namen Dicoumarol.

1939/40 war die Substanz kristallisiert, und sowohl im Labor von Karl Link als auch in den Forschungslaboratorien der pharmazeutischen Industrie machte man sich an die Synthese geeigneter therapeutischer Kandidaten.

Fall 22 — ACE-Hemmer/NSAR

Eine 65-jährige Patientin nimmt zur antientzündlichen und analgetischen Behandlung einer chronischen Polyarthritis regelmäßig Voltaren® Resinat Kapseln ein. Ihr Hausarzt hat ihr Capto-Puren Tabletten als Antihypertonikum verordnet. Eine ausreichende Blutdrucksenkung konnte damit aber nicht erreicht werden.

Arzneimittelanamnese

Datum:
Name: **N. N.**   Alter: **65**   ☐ Niereninsuffizienz   ☐ Raucherin
Pat.-Nr.:   ☐ Leberinsuffizienz   ☐ Adipositas

Derzeitige Medikation	Aktuelle Dosierung
1. Voltaren Resinat Kaps. 75 mg	1-0-1-0
2. Capto-Puren Tabl. 25 mg	1-1-1-0

Kurzbeschreibung der Fertigarzneimittel

● **Voltaren® Resinat Kaps. 75 mg** (Diclofenac)
Das Antiphlogistikum und Analgetikum Diclofenac ist ein nichtsteroidales Antiphlogistikum (NSAR) und hemmt unspezifisch die Cyclooxygenasen I und II und damit die Prostaglandinsynthese. Es reduziert entzündlich bedingte Schmerzen und Schwellungen und wirkt fiebersenkend.
Orale Bioverfügbarkeit: 50 bis 60 Prozent.
Zeit bis zur maximalen Plasmakonzentration nach oraler Gabe: 2 bis 3 Stunden.
Zeit bis zur maximalen Konzentration in der Synovialflüssigkeit nach oraler Gabe: 4 Stunden.

Eliminationshalbwertszeit: 2 Stunden.
Metabolisierung/Exkretion: Diclofenac wird hepatisch metabolisiert. Die inaktiven Metabolite werden renal und zum Teil auch biliär eliminiert. Bei Niereninsuffizienz ist keine Dosisanpassung notwendig.
Indikationen: Akute Arthritiden, einschließlich Gichtanfall, chronische Arthritiden, insbesondere rheumatoide Arthritis, Spondylitis ankylosans (M. Bechterew) und andere entzündlich-rheumatische Wirbelsäulenleiden.

Diclofenac-Colestyramin

Reizzustände bei degenerativen Gelenk- und Wirbelsäulenerkrankungen (Arthrosen und Spondylarthrosen), Weichteilrheumatismus, schmerzhafte Schwellungen und Entzündungen nach Verletzungen oder Operationen.
Dosierung: P. o. initial 50 mg alle 8 Stunden, Erhaltungsdosis 25 bis 50 mg alle 8 Stunden je nach Schwere der Erkrankung.

● **Capto-Puren® Tabl. 50 mg** (Captopril)
Captopril greift als Angiotensin-Converting-Enzym-Hemmer (ACE-Hemmer) am Renin-Angiotensin-Aldosteron-System an und hemmt die Umwandlung von Angiotensin I in Angiotensin II. Dadurch wird die Konzentration an Angiotensin II, das stark vasokonstriktorisch wirkt, verringert, darüber hinaus wird der Abbau von Bradykinin und anderen Kininen gehemmt. Captopril senkt den Blutdruck und reduziert die Nachlast.
Orale Bioverfügbarkeit: 65 Prozent.
Zeit bis zur maximalen Plasmakonzentration nach oraler Gabe: 60 bis 90 Minuten.
Eliminationshalbwertszeit: 1 bis 2 Stunden.
Metabolisierung/Exkretion: 50 Prozent unverändert renal (tubuläre Sekretion), der Rest wird zu Captopril-L-Cystein-Disulfid, Captopril-Disulfid und anderen Schwefelverbindungen metabolisiert. Captopril ist hämodialysierbar.
Dosierung: Beginn mit 2- bis 3-mal täglich 12,5 bis 25,0 mg p. o., individuelle Steigerung der Dosis in Abständen von mehreren Tagen auf maximal 150 mg/Tag, verteilt auf mehrere Einzelgaben. Bei Kombination mit einem Diuretikum ergeben sich ungefähr halbe Erhaltungsdosen.

Erstes Gespräch mit dem Arzt und dem Pflegepersonal
Es haben sich aus der Anamnese Hinweise ergeben, dass die Blutdruckeinstellung mit Captopril nicht optimal sein könnte.

Fragen, die Sie sich stellen könnten
Gibt es Erklärungen aus den Wirkungsmechanismen der Substanzen, die eine unzureichende Wirksamkeit im Sinne einer Interaktion erklären könnten?

Antworten
Der blutdrucksenkende Effekt der ACE-Hemmer kann insbesondere durch die chronische Gabe von nichtsteroidalen Antiphlogistika (NSAR) abgeschwächt werden. Der mittlere arterielle Blutdruck kann dabei um 5 bis 10 mmHg ansteigen.

Die Ursache für diesen Effekt ist noch nicht vollständig geklärt, könnte aber auf der verminderten Bildung von vasodilatatorischen Prostaglandinen, bedingt durch die Cyclooxygenasehemmung, oder einer erhöhten Ansprechbarkeit der Gefäßwände auf vasokonstriktorische Reize beruhen.

Diese Arzneimittelinteraktion im Sinne eines funktionellen Antagonismus ist am besten für die Kombination Captopril mit Indometacin belegt. Bei Patienten mit Bluthochdruck, Herzinsuffizienz und höherem Lebensalter wird die Hämodynamik durch die Prostaglandine aufrechterhalten. Diese Patienten sind damit von der Wechselwirkung besonders betroffen.

Beratung
für den Arzt und das Pflegepersonal
Der Blutdruck ist sorgfältig und engmaschig zu kontrollieren. Bei Bedarf ist die Dosis des ACE-Hemmers entsprechend dem Blutdruck zu erhöhen.

für den Patienten
Der Blutdruck ist sorgfältig und engmaschig zu kontrollieren und zu dokumentieren. Bei nachhaltigen Blutdruckveränderungen sollte der Arzt konsultiert werden.

Einnahme: *Voltaren® Resinat* Hartgelatine-Kapseln sind zum Essen einzunehmen. Diclofenac ist hierbei an den Ionenaustauscher Colestyramin gebunden, sodass eine protrahierte Wirkstofffreigabe erreicht wird.
Captopril sollte 1 Stunde vor den Mahlzeiten eingenommen werden. Die Resorptionsquote wird durch gleichzeitige Nahrungszufuhr signifikant (25 bis 50 Prozent) reduziert.

Kommentar
Der Effekt wird nicht nur für die klassischen NSAR-Substanzen, sondern auch für die selektiven Cyclooxygenase-2-Hemmer (COX-2-Hemmer Celecoxib, Etoricoxib) beschrieben.

Fall 23 — ASS-Wirkung durch Ibuprofen aufgehoben?

Ein 58-jähriger Patient nimmt zur thrombozytenaggregationshemmenden Therapie nach einem Herzinfarkt regelmäßig niedrig dosierte Acetylsalicylsäure ein. Diese wurde im Rahmen eines geplanten handchirurgischen Eingriffs bereits 7 Tage vor Aufnahme in die Klinik abgesetzt. Als antientzündliche, analgetische Therapie soll er nach der Operation Ibuprofen erhalten. Der Stationsarzt fragt in der Apotheke an, ob er parallel hierzu die ASS 100 Tabletten wieder ansetzen soll.

Arzneimittelanamnese

Datum:
Name: N.N.   Alter: 58   ☐ Niereninsuffizienz   ☐ Raucher
Pat.-Nr.:   ☐ Leberinsuffizienz   ☐ Adipositas

Derzeitige Medikation	Aktuelle Dosierung
1. ASS 100 Hexal Tabl.	1-0-0-0
2. Ibuprofen STADA 400 mg Filmtabl.	1-1-1-1 geplant

Kurzbeschreibung der Fertigarzneimittel

- **ASS 100 Hexal® Tabl. 100 mg** (Acetylsalicylsäure)

Acetylsalicylsäure hemmt unspezifisch die Cyclooxygenasen I und II und damit die Prostaglandinsynthese. Es wirkt analgetisch, antiphlogistisch und fiebersenkend. In niedriger Dosierung (30 bis 300 mg/Tag) wirkt ASS als Thrombozytenaggregationshemmer. Die Wirkung beruht auf einer Hemmung der Thromboxan-A2-Synthese durch eine irreversible Acetylierung der thrombozytären Cyclooxygenase-1 (COX-1). Die hemmende Wirkung hält für die gesamte Lebensdauer der Thrombozyten (7 bis 10 d) an.
Orale Bioverfügbarkeit: 70 Prozent.
Zeit bis zur maximalen Plasmakonzentration nach oraler Gabe: 30 bis 40 Minuten.
Plasmahalbwertszeit: 15 Minuten (Acetylsalicylsäure), HWZ des Metaboliten Salicylsäure dosisabhängig 3 bis 5 Stunden.
Metabolisierung/Exkretion: 80 Prozent hepatisch, 20 Prozent renal, bei alkalischem Urin bis 80 Prozent renal, Elimination der Metabolite überwiegend renal.
Indikationen: Thromboseprophylaxe, Ischämie/Infarktprophylaxe (Herz, Gehirn).
Dosierung: P. o. 100 bis 300 mg/d.

- **Ibuprofen STADA® 400 mg Filmtabl.**

Ibuprofen ist ein nichtsteroidales Antirheumatikum (NSAR) und hemmt unspezifisch die Cyclooxygenasen 1 und 2 und damit die Prostaglandinsynthese. Es reduziert insbesondere entzündlich bedingte Schmerzen und Schwellungen und wirkt fiebersenkend.

Orale Bioverfügbarkeit: > 80 Prozent.
Zeit bis zur maximalen Plasmakonzentration nach oraler Gabe: 1 bis 2 Stunden (Wirkungsbeginn nach ca. 30 Minuten, mittlere Wirkdauer 4 Stunden).
Eliminationshalbwertszeit: 2 Stunden.
Metabolisierung/Exkretion: Überwiegend hepatische Metabolisierung und renale Elimination (ca. 75 bis 85 Prozent).
Indikationen: Rheumatoide Arthritis, gut wirksam bei Skelett- und Muskelschmerzen, Dysmenorrhö, Migräne- und Gichtanfall, Fieber.
Dosierung: P. o. Einzeldosis 200 mg, 400 mg, 600 mg, 800 mg 3- bis 4-mal tägl., Maximaldosis 2400 mg/d.

Erstes Gespräch mit dem Arzt und dem Pflegepersonal
Die bestehende Grunderkrankung (Zustand nach Herzinfarkt) macht es erforderlich, dass möglichst rasch nach dem operativen Eingriff die thrombozytenaggregationshemmende Therapie wieder aufgenommen wird. Hierfür ist die Gabe von niedrig dosiertem ASS notwendig.

Fragen, die Sie sich stellen könnten
Ergeben sich aus den Wirkungsmechanismen der Substanzen Hinweise, die zu einer gegenseitigen Wirkungsbeeinflussung führen könnten?

Antworten
In-vivo-Experimente und Beobachtungsstudien ergaben Hinweise, dass bei gleichzeitiger Einnahme von Ibuprofen und ASS die thrombozytenaggregationshemmende Wirkung der Acetylsalicylsäure durch Ibuprofen verringert oder ganz blockiert wird.

ASS acetyliert das COX-1-Enzym, wodurch dieses irreversibel gehemmt wird. Ibuprofen und andere NSAR-Substanzen führen hingegen nur zu einer reversiblen Hemmung der COX-1. Bedingt durch die benachbarten Bindungsstellen innerhalb eines schmalen Kanals des Enzyms kommt es zu einer kompetitiven Wechselwirkung zwischen den beiden Substanzen. Dabei kann Ibuprofen, das vor einer ASS-Gabe eingenommen wurde, den Zugang von ASS in den Kanal blockieren und dadurch die irreversible Acetylierung der COX-1 verhindern.

Für Diclofenac konnte ein solcher Effekt klinisch nicht nachgewiesen werden. Hierfür wird die kürzere Wirkdauer und eine weiter entfernt liegende Bindungsstelle im Kanal als Erklärungsversuch herangezogen.

Die aktuell vorliegende Studienlage zeigt insgesamt noch keine klare Evidenz für eine klinisch relevante Interaktion zwischen Ibuprofen und ASS. Eine endgültige Klärung ist aber eher unwahrscheinlich, sodass aufgrund der durchaus plausiblen pharmakodynamischen Erklärung vorsichtshalber bei Patienten, die Low-Dose-ASS und ein NSAR benötigen, auf Ibuprofen verzichtet werden sollte. Bei gelegentlicher Anwendung von Ibuprofen ist eine klinisch relevante Wechselwirkung nicht wahrscheinlich.

Beratung
für den Arzt und das Pflegepersonal
Die thrombozytenaggregationshemmende Therapie mit ASS sollte nach dem operativen Eingriff, vorausgesetzt, es besteht kein akutes Blutungsrisiko mehr, umgehend wieder aufgenommen werden. Die niedrige Dosierung führt nicht zu einer therapeutisch nutzbaren Hemmung der Cyclooxygenase, so dass zur antiphlogistischen und analgetischen Behandlung ein NSAR zusätzlich angesetzt werden muss. Aufgrund der möglichen Blockierung der thrombozytenaggregationshemmenden Wirkung von ASS durch Ibuprofen sollte hierfür besser Diclofenac in einer polydispersen oder retardierten Darreichungsform eingesetzt werden.

Bedingt durch die mehrmals tägliche Einnahme von Ibuprofen (entsprechend dem Dosierungsschema) sind die Einhaltung eines zeitlichen Abstandes und die ASS-Gabe vor der Ibuprofen-Einnahme alleine nicht ausreichend.

für den Patienten
Während der niedrig dosierten kardioprotektiven Therapie mit ASS sollte kein Ibuprofen, insbesondere auch nicht im Rahmen einer länger andauernden Selbstmedikation, eingenommen werden.

Einnahme: ASS 100 Hexal® Tabl., die Gesamtdosis sollte einmal am Tag nach einer Mahlzeit mit reichlich Flüssigkeit (200 ml) eingenommen werden.
Die Einnahme sollte zur zusätzlichen Sicherheit mindestens 2 Stunden vor der Gabe von Diclofenac erfolgen, welches als Kombinationspartner zu empfehlen ist.

Kommentar
Die Einnahme von COX-2-Hemmern (Celecoxib, Etoricoxib) beeinträchtigt aufgrund der hohen COX-2-Selektivität die thrombozytenaggregationshemmende Wirkung von niedrig dosierter ASS nicht.

Fall 24 — β-Blocker/α-Sympathomimetika

Ein 49-jähriger Patient erhält zur Behandlung von tachykarden Herzrhythmusstörungen regelmäßig den nicht selektiven β-Blocker Propranolol. Aufgrund eines akuten grippalen Infektes ohne Fieber nimmt er vorübergehend Doregrippin® Tabletten ein. In der internistischen Ambulanz des Krankenhauses klagt der Patient über Schwindel und einen deutlich erhöhten Blutdruck.

Arzneimittelanamnese

Datum:
Name: N. N.   Alter: 49   ☐ Niereninsuffizienz   ☐ Raucher
Pat.-Nr.:   ☐ Leberinsuffizienz   ☐ Adipositas

Derzeitige Medikation	Aktuelle Dosierung
1. Beta-Tablinen 80 mg Filmtabl.	1-0-1-0
2. Doregrippin Tabl.	1-1-1-0

Kurzbeschreibung der Fertigarzneimittel

- **Doregrippin® Tabl.** (Paracetamol 500 mg, Phenylephrin 10 mg)

Paracetamol
Paracetamol wirkt analgetisch und antipyretisch, wobei der Wirkungsmechanismus nicht eindeutig geklärt ist. Es ist nachgewiesen, dass die zerebrale Prostaglandinsynthese stärker gehemmt wird als die periphere. Dabei ist Paracetamol ein Prodrug für einen COX-Inhibitor, der nur im ZNS entsteht und auch an Cannabinoid- und Vanilloid-Rezeptoren bindet.
Orale Bioverfügbarkeit: 65 bis 80 Prozent.
Zeit bis zur maximalen Plasmakonzentration nach oraler Gabe: 40 bis 60 Minuten.
Eliminationshalbwertszeit: 2 bis 3 Stunden.
Metabolisierung/Exkretion: 5 Prozent der Substanz werden unverändert renal eliminiert. 95 Prozent werden in der Leber inaktiviert. Die Metaboliten werden renal ausgeschieden. Eine vollständige Ausscheidung erfolgt innerhalb von 24 Stunden. Bei Niereninsuffizienz und alten Menschen ist keine Dosisanpassung notwendig. Bei schwerer Leberinsuffizienz wird zur Dosisanpassung geraten. Chronische Alkoholaufnahme verstärkt wahrscheinlich die Hepatotoxizität von Paracetamol.
Indikationen: Leichte bis mäßig starke Schmerzen, Fieber.
Dosierung: Erwachsene: 500 bis 1000 mg bis zu 4-mal pro Tag p. o. oder rektal. Kinder: 10 bis 15 mg/kg KG bis zu 4-mal pro Tag. Maximaldosis Erwachsene: 4 bis 6 g/Tag.
Überdosierung: Intoxikationserscheinungen treten mit einer Latenz von 24 bis 48 Stunden auf. Es können sich Leberfunktionsstörungen durch Leberzellnekrosen bis zum

Leberkoma mit letalem Ausgang entwickeln sowie Nierenschädigungen durch Tubuli-Nekrosen.
Symptome:
Phase 1 (1. Tag): Übelkeit, Erbrechen, Schwitzen, Somnolenz, Krankheitsgefühl.
Phase 2 (2. Tag): Besserung des subjektiven Befindens, leichte Leibschmerzen, Lebervergrößerung, Transaminasen- und Bilirubinanstieg, verlängerte Thromboplastinzeit, Rückgang der Urinausscheidung.
Phase 3 (3. Tag): Hohe Transaminasenwerte, Ikterus, Gerinnungsstörungen, Hypoglykämie, Leberkoma.
Bereits bei Verdacht der Intoxikation sollte innerhalb der ersten 6 Stunden eine Magenspülung vorgenommen und in den ersten 8 Stunden sollten SH-Gruppen-Donatoren (z. B. Acetylcystein) i. v. gegeben werden. Durch Dialyse kann die Plasmakonzentration gesenkt werden. Intensivmedizinische Überwachung.

Phenylephrin
Phenylephrin wirkt als direktes Alpha-Sympathomimetikum. Aufgrund einer Vasokonstriktion bewirkt die Substanz ein Abschwellen der Nasenschleimhaut.
Orale Bioverfügbarkeit: Rasche, vollständige Resorption.
Eliminationshalbwertszeit: 2 bis 3 Stunden.
Metabolisierung/Exkretion: Nach Konjugation renale Ausscheidung.
Indikationen: Systemischer und lokaler Vasokonstriktor.
Dosierung: 3-mal 10 mg/Tag.

- **Beta-Tablinen® 80 mg Filmtabl.** (Propranolol)

Propranolol ist ein lipophiler, nicht selektiver β-Blocker (hemmt $β_1$- und $β_2$-Rezeptoren) ohne intrinsische sympathomimetische Aktivität.
Orale Bioverfügbarkeit: 30 bis 40 Prozent (First-Pass-Effekt).
Zeit bis zur maximalen Plasmakonzentration nach oraler Gabe: 1 bis 2 Stunden.
Eliminationshalbwertszeit: 3 bis 4 Stunden.
Metabolisierung/Exkretion: < 1 Prozent unverändert renal. Wird hepatisch zum aktiven Metaboliten (4-Hydroxypropranolol, $t_{½}$ < 4 Stunden) verstoffwechselt und anschließend glucuronidiert. Bei deutlich eingeschränkter Leberfunktion ist eine Dosisreduktion angezeigt.
Indikationen: Hypertonie, tachykarde Herzrhythmusstörungen, Koronare Herzkrankheit, hyperkinetisches Herzsyndrom, primäres Angstsyndrom, essenzieller Tremor, Migräneprophylaxe, Hyperthyreose.
Dosierung: Einschleichend 2-mal 40 mg bis maximal 3-mal 80 mg pro Tag.
Propranolol darf wegen der Gefahr von Rebounderscheinungen nicht abrupt abgesetzt werden!

Erstes Gespräch mit dem Arzt und dem Pflegepersonal
Das in der Selbstmedikation angesetzte Doregrippin enthält vasokonstriktorisch wirkendes Phenylephrin. Durch die Kombination mit dem β-Blocker kann es zu signifikanten Interaktionen kommen.

Fragen, die Sie sich stellen könnten

Besteht bei Betrachtung der möglichen Neben- und Wechselwirkungen für die systemisch wirkenden Erkältungspräparate eine positive Nutzen-Risiko-Relation? Welche Handelspräparate sind aufgrund ihrer Zusammensetzung (Stichwort Amphetaminderivate, Antihistaminika) ebenfalls als kritisch einzustufen?

Antworten

Die nicht selektive Blockade von β_1- und β_2-Rezeptoren durch Propranolol bei gleichzeitiger Stimulation der Alpha-Rezeptoren durch Phenylephrin führt zu einer überproportionalen Erhöhung des Sympathikustonus und kann damit eine deutliche Blutdrucksteigerung gefolgt von einer Bradykardie zur Folge haben.

Kardioselektive β_1-Blocker zeigen hierbei geringere Effekte. Bei β-Blocker-haltigen Augentropfen ist diese Interaktion aufgrund der ausgeprägten systemischen Wirkung (kein First-Pass-Effekt) ebenfalls zu beobachten.

Beratung
für den Arzt und das Pflegepersonal

Während der Therapie mit nicht selektiven β-Blockern ist die systemische Gabe von Phenylephrin-haltigen Erkältungsmitteln zu vermeiden. Bei Bedarf können gefäßverengende Nasentropfen als Alternative gegeben werden. Die systemische Gabe von fiebersenkenden und schmerzhemmenden Wirkstoffen sollte von der vorhandenen Symptomatik (Fieber, Gliederschmerzen) abhängig gemacht werden.

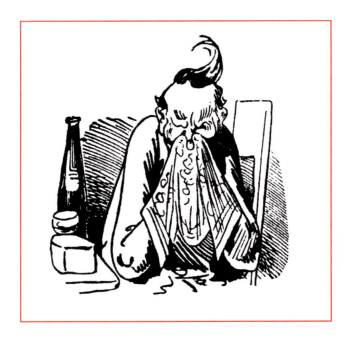

für den Patienten
Vor der Einnahme von »Erkältungs- und Grippemitteln« in Form von Tabletten, Tropfen oder Säften im Rahmen der Selbstmedikation sollte vom Apotheker oder Arzt geprüft werden, ob mögliche Interaktionen mit dem chronisch eingenommenen β-Blocker bestehen.

Einnahme: *Doregrippin* Filmtabletten sollten vor der Mahlzeit eingenommen werden. Nahrung kann den Wirkungseintritt verzögern.
Propranolol sollte immer zum gleichen Zeitpunkt, möglichst zum Essen, eingenommen werden. Die Nahrung kann die Bioverfügbarkeit des β-Blockers Propranolol erhöhen.

Kommentar
- Phenylephrin ist beispielsweise auch in den Präparaten Wick DayMed® Erkältungs-Getränk, Contac® Erkältungs-Trunk enthalten.
- Systemisch wirkende Erkältungsmittel, die den vasokonstriktorischen Inhaltsstoff Phenylpropanolamin enthalten (Wick DayMed® Erkältungskapseln, Basoplex® Erkältungskapseln), können ebenfalls zu entsprechenden Interaktionen führen.
- β-Blocker können zu trockenen Augen führen, insbesondere Kontaktlinsenträger können hierdurch Probleme bekommen.

Fall 25 — β-Blocker/β₂-Sympathomimetika

Eine 48-jährige Patientin nimmt zur Hypertoniebehandlung seit mehr als 2 Jahren regelmäßig einen β-Blocker ein. Aufgrund einer saisonalen allergisch bedingten obstruktiven Bronchitis erhält sie zeitlich begrenzt ein Pulverinhalationssystem, das ein Corticoid und ein lang wirksames β₂-Sympathomimetikum in fixer Kombination enthält. Die Patientin wird im Rahmen des Barmer-Hausapothekenmodells von einer öffentlichen Apotheke betreut. Die von der Apotheke ermittelte Wechselwirkungsproblematik wird von der Ärztin in Zweifel gezogen. Die Apotheke fragt bei dem regionalen Arzneimittelinformationsdienst der Apothekerkammer mit der Bitte um weitere Informationen an.

Arzneimittelanamnese

Datum:
Name: N.N.   Alter: 48   ☐ Niereninsuffizienz   ☐ Raucherin
Pat.-Nr.:   ☐ Leberinsuffizienz   ☐ Adipositas

Derzeitige Medikation	Aktuelle Dosierung
1. Nebilet 5 mg Tabl.	1-0-0-0
2. Symbicort 160/4,5 Turbohaler	2-0-0-2 Inhalationen

Kurzbeschreibung der Fertigarzneimittel

● **Nebilet® Tabl. 5 mg** (Nebivolol)
Nebivolol ist ein selektiver kompetitiver Antagonist an β₁-Rezeptoren und gehört damit zur Gruppe der kardioselektiven β-Blocker. Die Substanz besitzt keine membranstabilisierenden und intrinsischen (β-Blocker ohne ISA) Eigenschaften und hat einen geringen vasodilatierenden Effekt durch eine Wechselwirkung mit dem L-Arginin/NO-Stoffwechselweg.
Orale Bioverfügbarkeit: 12 Prozent bei Schnell-Metabolisierern (Mehrzahl der Patienten), 100 Prozent bei Langsam-Metabolisierern (individuelle Dosisanpassung erforderlich).
Plasmahalbwertzeit: 10 Stunden (Schnell-Metabolisierer), 30 bis 50 Stunden (Langsam-Metabolisierer).
Metabolisierung/Exkretion: Fast vollständige Metabolisierung, Ausscheidung über Niere (38 Prozent) und Faeces (48 Prozent). Die Pharmakokinetik wird durch das Alter nicht beeinflusst.
Indikationen: Essenzielle Hypertonie.
Dosierung: P. o. 5 mg/d.

- **Symbicort® 160/4,5 Turbohaler®** (Budesonid 160 µg/Hub, Formoterol 4,5 µg/Hub)

Budesonid ist ein nichthalogeniertes Glucocorticoid mit lokaler antientzündlicher, antiallergischer, antiexudativer und antiödematöser Wirkung.
Pulmonale Bioverfügbarkeit: 10 bis 20 Prozent gelangen in die Lunge, der Rest in den Gastrointestinaltrakt.
Wirkungseintritt nach Einzelapplikation: Nach wenigen Stunden, Wirkdauer ca. 12 Stunden.
Eliminationshalbwertszeit: 2 bis 3 Stunden.
Metabolisierung/Exkretion: Bei Resorption hoher First-Pass-Effekt (90 Prozent), Ausscheidung über die Niere.
Indikationen: Asthma bronchiale, chronisch obstruktive Lungenerkrankung (COLD), Erkrankungen mit spastischer Komponente (insbesondere in Kombination mit einem $β_2$-Sympathomimetikum).
Dosierung: 2-mal 200 bis 800 µg/d inhalieren. 2 bis 3 Hübe à 200 µg entsprechen ca. 7 mg Prednisolon.

Formoterol ist ein lang wirksames $β_2$-Sympathomimetikum mit hoher $β_2$-Selektivität. Trotz des relativ raschen Wirkungseintritts wird die Substanz nicht zur Akutmedikation im Bedarfsfall, sondern nur zur chronischen bronchodilatierenden Therapie empfohlen.
Pulmonale Bioverfügbarkeit: 10 bis 20 Prozent gelangen in die Lunge, der Rest kommt zur Resorption. Rasche Resorption der Substanz aus dem Gastrointestinaltrakt, orale Bioverfügbarkeit 65 Prozent.
Wirkungseintritt: Nach 1 bis 3 Minuten, Maximum nach 2 Stunden, Wirkdauer ca. 12 Stunden. Nach Inhalation therapeutischer Dosen ist Formoterol im Plasma nicht nachweisbar. Rasche Resorption der Substanz aus dem Gastrointestinaltrakt, orale Bioverfügbarkeit 65 Prozent.
Plasmahalbwertszeit: 2 bis 3 Stunden.
Metabolisierung/Exkretion: Hepatische Metabolisierung, Ausscheidung über Niere und Faeces.
Indikationen: Asthma bronchiale, COLD.
Dosierung: P. o. 2-mal 6 bis 12 µg/d inhalieren.

Erstes Gespräch mit dem Arzt und dem Pflegepersonal
Die gleichzeitige Gabe eines β-Blockers und eines $β_2$-Sympathomimetikums muss zunächst kritisch beurteilt werden, da es hierbei prinzipiell zu einer signifikanten Abschwächung oder Aufhebung der bronchodilatatorischen Wirkung des Asthmapräparats kommen kann.

Fragen, die Sie sich stellen könnten
Ist diese pharmakodynamische Interaktion auch für kardioselektive $β_1$-Blocker zu erwarten? Welche kardioselektiven β-Blocker kommen infrage? Ist der Effekt dosisabhängig?

Antworten

Grundsätzlich sollte die gleichzeitige Behandlung mit β_2-Sympathomimetika und β-Blockern möglichst vermieden werden. Dieses gilt prinzipiell auch für kardioselektive β-Blocker. Die Präparate weisen in den Packungsbeilagen entsprechende Kontraindikationen aus. Ist die kombinierte Gabe jedoch aus medizinischen Gründen unumgänglich, ist ein β-Blocker mit einer möglichst hohen β_1-Selektivität (Nebivolol, Celiprolol) einzusetzen. Dabei eignet sich Celiprolol wahrscheinlich am besten, da es neben seiner hohen β_2-Selektivität zusätzlich eine partiell β_2-agonistische Wirkung aufweist.

Beratung
für den Arzt und das Pflegepersonal

In der klinischen Praxis gilt das hier eingesetzte Nebivolol aufgrund der derzeit höchsten β_1-Selektivität als ein β-Blocker, der sich für den Einsatz bei Patienten mit chronisch obstruktiven Lungenerkrankungen (COLD) eignen kann. Dabei ist immer eine strenge Indikationsstellung einzuhalten. Kontraindikation ist weiterhin der akute Bronchospasmus. Auch sollte immer mit der niedrigstmöglichen Dosis des β-Blockers therapiert werden, um die Wechselwirkungseffekte gering zu halten.

für den Patienten

Zur Absicherung des Therapieergebnisses ist eine genaue Therapiekontrolle durchzuführen. Hierfür eignen sich Messungen mit dem Peak-Flow-Meter, die der Patient zu Hause selbstständig durchführen und in einer Verlaufskurve nachvollziehbar dokumentieren kann. Bei einer anhaltenden Verschlechterung der Peak-Flow-Werte ist umgehend der Arzt aufzusuchen.

Zur Beurteilung der Verschlechterungsgrades kann das Ampelschema angewendet werden:

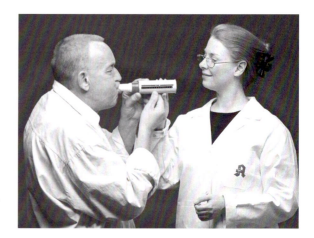

Rot: starke Atemnot
Peak-Flow-Wert
< 60 Prozent*

Gelb: mäßige Atemnot
Peak-Flow-Wert
60 bis 80 Prozent*

Grün: kaum Atemnot
Peak-Flow-Wert
> 80 Prozent*

* bezogen auf den besten persönlichen Peak-Flow-Wert.

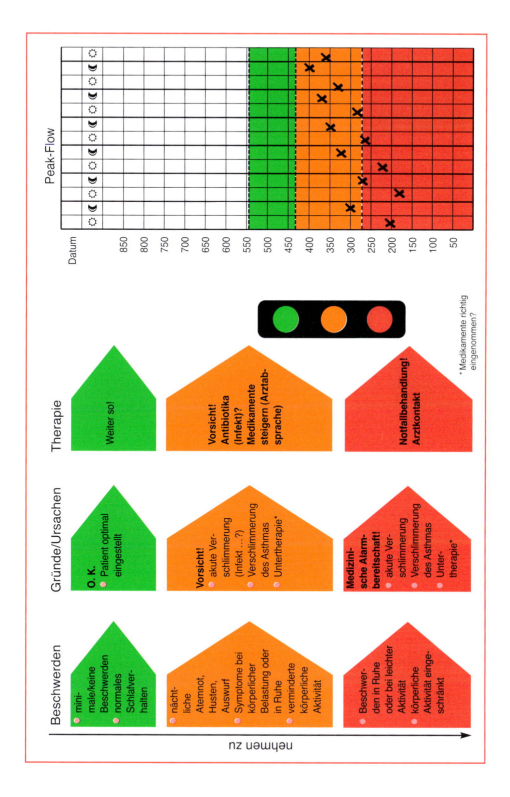

Einnahme: Nebivolol, morgens, unabhängig von der Mahlzeit.
Symbicort Turbohaler, Inhalation morgens und am späten Abend jeweils vor dem Essen. Nach der Applikation sollte der Mund ausgespült werden. Hierdurch kann das Auftreten der corticoidbedingten Heiserkeit und Soor-Mykose reduziert werden.
Wichtig: Der Patient muss inhalationsfähig sein, das heißt, das Inspirationsvolumen für die Erzeugung eines atemzuginduzierten Staubaerosols sollte ausreichend groß sein. Ein gut eingestellter Patient erreicht das dabei notwendige Volumen von 30 l/min in der Regel ohne Probleme.

Kommentar

Bei dem Präparat Symbicort® handelt es sich um eine sinnvolle Kombination zur pulmonalen Therapie von obstruktiven Lungenerkrankungen, da hier die antientzündliche Basistherapie des Glucocorticoids Budesonid mit der lang wirksamen bronchodilatatorischen Wirkung des Formoterols fix kombiniert wird. Die Applikation morgens und abends ist für beide Substanzen pharmakodynamisch und pharmakokinetisch sinnvoll, sodass die fixe Kombination die Patientencompliance deutlich erhöhen kann.

Fall 26 — SSRI/Johanniskraut

Eine 51-jährige Patientin ist zur Behandlung einer endogenen Depression seit Jahren auf den selektiven Serotonin-Wiederaufnahme-Hemmer Tagonis® eingestellt. Im Rahmen der Selbstmedikation nimmt sie zusätzlich ein hoch dosiertes Johanniskrautpräparat ein. In der Institutsambulanz der Psychiatrischen Abteilung klagt sie über starkes Schwitzen, Übelkeit und Schwindel. Die diensthabende Ärztin fordert in der Apotheke eine Arzneimittelanamnese an.

Arzneimittelanamnese

Datum:
Name: **N. N.**   Alter: 51   ☐ Niereninsuffizienz   ☐ Raucherin
Pat.-Nr.:   ☐ Leberinsuffizienz   ☐ Adipositas

Derzeitige Medikation	Aktuelle Dosierung
1. Tagonis Filmtabl.	1-0-0-0
2. Laif 900 mg Tabl.	1-0-0-0

Kurzbeschreibung der Fertigarzneimittel

- **Tagonis® Filmtabl.** (Paroxetin)

Paroxetin ist ein selektiver Wiederaufnahme-Hemmer (SSRI) von 5-Hydroxytryptamin (5-HT, Serotonin) und wirkt hierüber stimmungsaufhellend und angstlösend.
Orale Bioverfügbarkeit: Gute orale Resorption.
Eliminationshalbwertszeit: 24 Stunden.
Metabolisierung/Exkretion: Paroxetin wird nahezu vollständig durch Metabolisierung inaktiviert, wobei ungefähr 64 Prozent der oral applizierten Menge über den Urin und 36 Prozent über die Galle mit den Faeces ausgeschieden werden. Bei schwerer Leber- oder Niereninsuffizienz sollte niedrig dosiert werden, um Wirkstoffkumulationen zu vermeiden.
Indikationen: Depressive Erkrankungen, generalisierte Angststörungen, Panik- und Zwangsstörungen.
Dosierung: 1-mal 20 mg pro Tag, Steigerung in 10-mg-Schritten bis zu einer Maximaldosierung von 50 mg/Tag.

- **Laif® 900 mg Tabl.** (Johanniskraut-Trockenextrakt)

Der Johanniskraut-Trockenextrakt mit dem Wirkstoff Hyperforin soll die synaptosomale Aufnahme der Neurotransmitter Noradrenalin, Serotonin und Dopamin hemmen. Auch wird eine Down-Regulation von zentralen Serotonin- und noradrenergen Beta-Rezeptoren diskutiert. Aufgrund der vorliegenden pharmakodynamischen Daten wird die Substanz als »atypisches Antidepressivum« eingeordnet.

Orale Bioverfügbarkeit: Nicht bestimmbar.
Eliminationshalbwertszeit: 24 Stunden.
Indikationen: Depressive Verstimmungszustände, Angst und/oder nervöse Unruhe.
Dosierung: Mindestens 900 mg 1-mal täglich.

Fragen, die Sie sich stellen könnten
Sind die beschriebenen Nebenwirkungen auf die Medikation und insbesondere auf die Kombination von zwei zentral wirksamen Substanzen zurückzuführen?

Erstes Gespräch mit dem Arzt
Die gleichzeitige Einnahme von Paroxetin und Johanniskrautextrakt kann zu einem toxischen Anstieg der Serotonin-Konzentration führen. Dieses könnte eine Ursache für die beschriebenen Nebenwirkungen sein.

Antworten
Die Kombination von Serotonin-Wiederaufnahme-Hemmern mit Johanniskrautextrakten kann zu erhöhten Serotoninkonzentrationen im Gehirn führen und damit die Symptome eines Serotonin-Syndroms hervorrufen. Schwitzen, Diarrhö, Übelkeit, Blutdruckschwankungen, Verwirrtheit und Tremor können die Folge sein. Das Syndrom beruht auf einer Überstimulation von Serotonin-Rezeptoren im ZNS.

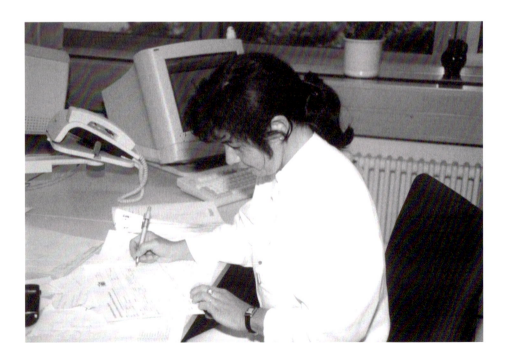

Beratung
für den Arzt
Während der Behandlung mit Serotonin-Reuptake-Hemmern soll kein Johanniskrautpräparat eingenommen werden. Es besteht die Gefahr, dass sich innerhalb von Stunden oder Tagen ein Serotonin-Syndrom ausbildet (die Inhaltsstoffe Hypericin und Hyperforin des Johanniskraut-Trockenextraktes hemmen in vitro die Serotoninaufnahme). Aufgrund der bereits vorhandenen Nebenwirkungen sollte das Johanniskrautpräparat abgesetzt werden. Die Symptome bilden sich in der Regel innerhalb von 24 Stunden zurück.

für den Patienten
Die Laif® Tabletten sollten nicht mehr zusammen mit den Tagonis® Tabletten eingenommen werden. Durch das Absetzen des Johanniskrautpräparates sollten die Nebenwirkungserscheinungen zurückgehen.

Einnahme: Tagonis® Filmtabletten sollten, wie alle Serotonin-Wiederaufnahme-Hemmer, 2 Stunden vor oder nach dem Essen eingenommen werden. Nahrung verlangsamt die Resorption, hat aber keinen Einfluss auf die aufgenommene Menge. Keine Einnahme gleichzeitig mit Alkohol.
Laif® Tabletten können zu einer Mahlzeit eingenommen werden.

Kommentar
- Ältere Patienten sind für die Ausbildung eines Serotonin-Syndroms prädisponiert.
- Johanniskrautpräparate können, vor allen bei hellhäutigen Personen und starker Sonneneinstrahlung, durch eine Photosensibilisierung zu sonnenbrandähnlichen Hautreaktionen führen.

Weitere wichtige Interaktionen
- Serotonin-Reuptake-Hemmer gehören zu der Gruppe der QT-Zeit-verlängernden Arzneimittel. In Kombination mit anderen QT-Zeit-verlängernden Substanzen (Makrolide, Fluorochinolone, Loratadin) können diese in Form von ventrikulären Tachykardien (Torsade de pointes) klinisch relevant werden.
- Paroxetin hemmt das Cytochrom-P450-Isoenzym CYP2D6. Diese Hemmung kann zu einer Erhöhung der Plasmaspiegelkonzentrationen von trizyklischen Antidepressiva und Neuroleptika vom Phenothiazin-Typ führen.
- Das auch zur Behandlung der Belastungsharninkontinenz zugelassene Duloxetin (Yentreve®) wirkt als kombinierter Serotonin(5-HT)- und Noradrenalin(NA)-Wiederaufnahme-Hemmer und weist ein ähnliches Interaktionsspektrum wie die klassischen SSRI auf.

Fall 27 — QT-Zeit-Verlängerung

Eine 43-jährige Patientin ist auf das atypische Neuroleptikum Zyprexa® eingestellt. Aufgrund einer akuten bakteriellen Infektion der Atemwege (ambulant erworbene Pneumonie) erhält sie seit drei Tagen Avalox® Tabletten, ein Antibiotikum aus der Gruppe der Fluorochinolone. Sie klagt bei der Anamnese über eine starke Gewichtszunahme während der letzten Monate.

Arzneimittelanamnese

Datum:				
Name: N.N.	Alter: 43	☐ Niereninsuffizienz	☒ Raucherin
Pat.-Nr.:		☐ Leberinsuffizienz	☐ Adipositas

Derzeitige Medikation	Aktuelle Dosierung
1. Zyprexa Filmtabl. 10 mg	1-0-0-0
2. Avalox 400 mg Filmtabl.	1-0-0-0

Kurzbeschreibung der Fertigarzneimittel

● **Zyprexa® Filmtabl. 10 mg** (Olanzapin)
Olanzapin wirkt antipsychotisch durch Modulation der synaptischen Erregungsübertragung an zentralen Dopamin-, Serotonin-, Muscarin- und Histamin-Rezeptoren. Es gehört zur Gruppe der atypischen Neuroleptika, die weniger extrapyramidal-motorische Nebenwirkungen aufweisen und die so genannte Minussymptomatik günstig beeinflussen.
Orale Bioverfügbarkeit: 80 bis 100 Prozent.
Zeit bis zur maximalen Plasmakonzentration nach oraler Gabe: 5 bis 8 Stunden.
Eliminationshalbwertszeit: 27 bis 38 Stunden.
Metabolisierung/Exkretion: Olanzapin wird zu mehr als 85 Prozent metabolisiert. Die Metabolisierung erfolgt hauptsächlich über das Isoenzym CYP1A2 des Cytochrom-P450-Systems. Die Exkretion erfolgt renal und über die Faeces. Bei Leber- oder Niereninsuffizienz sollte eine niedrigere Anfangsdosis (5 mg) in Betracht gezogen werden.
Indikationen: Behandlung der Schizophrenie.
Dosierung: Anfangsdosis 10 mg 1-mal täglich.

● **Avalox® 400 mg Filmtabl.** (Moxifloxacin)
Moxifloxacin ist ein Breitspektrumantibiotikum aus der Gruppe der Fluorochinolone, das aufgrund seiner guten Wirksamkeit gegenüber grampositiven und gramnegativen sowie aeroben, anaeroben und atypischen Mikroorganismen zur Behandlung von Pneumonien und akuten bakteriellen Sinusitiden zugelassen ist. Die bakterizid wirkende Substanz

hemmt die DNS-Gyrase (Topoisomerase II) und unterbindet damit die Teilung des Bakteriumchromosoms.
Orale Bioverfügbarkeit: 90 Prozent.
Zeit bis zur maximalen Plasmakonzentration nach oraler Gabe: 0,5 bis 4 Stunden.
Eliminationshalbwertszeit: 12 bis 15 Stunden.
Metabolisierung/Exkretion: Renal und biliär unverändert metabolisiert. Kreatinin-Clearance > 30 ml/min/1,73 m². Keine Dosisanpassung erforderlich.
Indikationen: Bakterielle Infektionen mit sensiblen Erregern der Lunge sowie akute bakterielle Sinusitis.
Dosierung: 400 mg 1-mal täglich.

Erstes Gespräch mit dem Arzt und dem Pflegepersonal
Insbesondere die antipsychotische Therapie mit einem atypischen Neuroleptikum ist relativ nebenwirkungsintensiv, sodass eine Kombinationstherapie, hier mit einem neuen Antibiotikum, immer auf mögliche Wechselwirkungen hin überprüft werden sollte. Die beschriebene Gewichtszunahme ist eine bekannte Nebenwirkung der Neuroleptika (Blockade von Histamin$_1$-Rezeptoren), die insbesondere auch für Olanzapin beschrieben wird (Gewichtszunahme bei 10 bis 15 mg ca. 6 bis 12 kg nach einem Jahr). Hieraus resultieren häufig große Probleme im Hinblick auf die Patientencompliance. Nachgewiesen ist auch ein Anstieg der Blutfettwerte und der Blutglucose durch die Gewichtszunahme, sodass für diese Patienten auch zusätzliche kardiovaskuläre Risiken entstehen. Studien haben gezeigt, dass die Anwendung von Olanzapin zu einem deutlich erhöhten Diabetesrisiko führen kann.

Fragen, die Sie sich stellen könnten
Sind durch die antibiotische Akutmedikation Arzneimittelinteraktionen mit dem chronisch eingenommenen Neuroleptikum zu erwarten? Beeinflusst das Rauchen die Arzneimittelwirkungen? Ist die Gewichtszunahme durch die Medikation erklärbar?

Antworten
Olanzapin und insbesondere Moxifloxacin sind Substanzen, die die QT-Zeit im EKG verlängern können. Werden beide Substanzen gemeinsam eingenommen, so kann als Folge der Blockade von repolarisierenden Kaliumkanälen ein erhöhtes Risiko von ventrikulären Tachykardien *(Torsade de pointes)* auftreten. Häufige Symptome sind Schwindel, Kreislaufkollaps, Übelkeit.

Das QT-Intervall ist die elektrographische Wiedergabe der Depolarisationszeit und der Dauer der Repolarisation, also der Zeit, die vergeht, bis die Herzmuskelzellen sich nach einer elektrischen Erregung wieder vollständig im Ausgangszustand befinden (vgl. Anhang). Es gibt viele Arzneistoffe (z. B. Antiarrhythmika, Haloperidol, Thioridazin, Mefloquin, Methadon, Moxifloxacin, Makrolide, Azol-Antimykotika), welche die Repolarisationsgeschwindigkeit des Myokards und damit die QT-Zeit beeinflussen. Bei den Antiarrhythmika entspricht dieser Effekt der therapeutischen Wirkung, bei den anderen

Arzneistoffen ist die QT-Zeit-Verlängerung eine unerwünschte Wirkung. Der Effekt ist in der Regel dosisabhängig, sodass Veränderungen, welche die Blutspiegel erhöhen können, wie z. B. Ausscheidungs- und Metabolisierungseinschränkungen (Inhibition des Cytochrom P450-Systems), einen zusätzlichen Risikofaktor darstellen. Patienten nach Myokardinfarkt, Elektrolytstörungen (Hypokaliämie), nichtkompensierter Herzinsuffizienz und Herzrhythmusstörungen haben ebenfalls ein erhöhtes Risiko und sollten nicht mit QT-Zeit-verlängernden Medikamenten behandelt werden.

Zigarettenrauch ist ein potenter Induktor des CYP1A2, sodass bei Rauchern die Halbwertszeit von Olanzapin um bis zu 50 Prozent abnehmen kann.

Beratung
für den Arzt
Die gleichzeitige Gabe mehrerer QT-Zeit-verlängernder Arzneistoffe soll möglichst vermieden werden. Gibt es hierfür keine Alternativen, so sind engmaschige EKG-Kontrollen angezeigt. Bei einer QT-Zeit-Verlängerung von mehr als 20 bis 30 Prozent sollen die gefährdenden Arzneimittel abgesetzt werden. In dem vorliegenden Fall würde sich der Wechsel auf ein anderes Antibiotikum aus der Gruppe der Penicilline oder Cephalosporine (Amoxicillin, Cefuroximaxetil) anbieten, um das Risiko der QT-Zeit-Verlängerung deutlich zu reduzieren. Das Rauchen der Patientin kann die Wirkung klinisch relevant beeinträchtigen, sodass eine Dosiserhöhung notwendig werden kann. Die Gewichtszunahme senkt häufig die Patientencompliance, das Neuroleptikum weiter einzunehmen. Inzwischen stehen auch atypische Neuroleptika zur Verfügung, die nur zu geringen Gewichtszunahmen führen sollen (z. B. Ziprasidon, Aripiprazol und Amisulprid).

für den Patienten
Der Patient soll auf Symptome wie Schwindel- oder Ohnmachtsanfälle, die auf Herzrhythmusstörungen hinweisen, achten. Rauchen schwächt die Wirkung der Zyprexa Tabletten ab und sollte deshalb überdacht werden. Die Gewichtszunahme ist mit sehr hoher Wahrscheinlichkeit eine Nebenwirkung der Zyprexa Tabletten. Ist dieser Effekt eine zu hohe Belastung, kann der Arzt eventuell einen Präparatewechsel versuchen.

Einnahme: *Zyprexa* Filmtabletten können 1-mal täglich unabhängig von der Nahrung eingenommen werden und sind möglichst immer zur gleichen Tageszeit zu geben.
Avalox Filmtabletten können unabhängig von der Nahrung eingenommen werden. Die Einnahme soll 1-mal täglich alle 24 Stunden erfolgen.

Kommentar
Auf der folgenden Internetseite kann eine Liste mit Arzneistoffen, die QT-Zeit-Verlängerungen verursachen können, abgerufen werden:
www.azcert.org

Weitere wichtige Interaktionen

Im Rahmen der Selbstmedikation ist an die Möglichkeit zu denken, dass unter der Anwendung des lang wirkenden H_1-Blockers Loratadin (Lisino® u. a.) ebenfalls QT-Zeit-Verlängerungen beobachtet werden. In Kombination mit anderen QT-Zeit-verlängernden Substanzen können diese im Sinne einer pharmakodynamischen Interaktion klinisch relevant werden (siehe dazu auch S. 304).

EKG-Kenngrößen

Die P-Spitze des EKGs spiegelt die Depolarisation der Herzvorhöfe, der QRS-Komplex die des Vetrikelmyokards wider. Die QT-Zeit ist die De- und Repolarisationsdauer der Kammern [ms]. RR ist die Zeit zwischen zwei Komplexen [s].

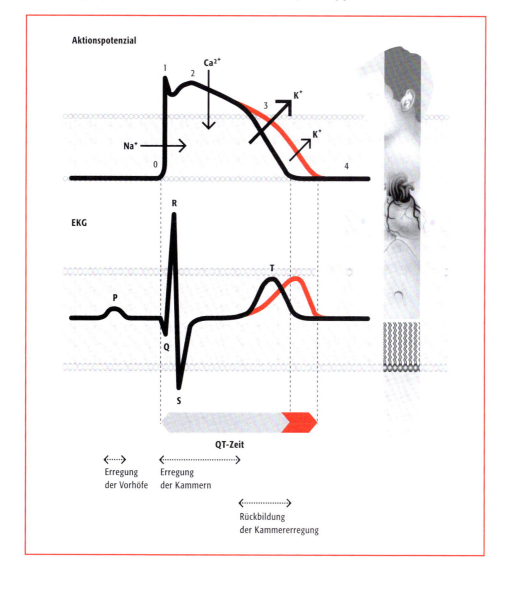

Fall 28 — Glucocorticoide/Sulfonylharnstoffe

Eine 54-jährige Patientin nimmt zur Behandlung ihres Typ-2-Diabetes regelmäßig Glibenclamid-Tabletten ein. Aufgrund einer akuten bisher therapieresistenten allergischen Rhinitis erhält sie in der HNO-Ambulanz des Krankenhauses Prednisolon Tabletten. Im Zusammenhang mit einer Routineüberprüfung werden erhöhte Blutglucosespiegel festgestellt. Bei der Wiedervorstellung in der HNO-Ambulanz fragt der behandelnde Arzt die Apotheke nach möglichen Interaktionen mit Glibenclamid.

Arzneimittelanamnese

Datum:
Name: N. N.   Alter: 54   ☐ Niereninsuffizienz   ☐ Raucherin
Pat.-Nr.:   ☐ Leberinsuffizienz   ☒ Adipositas

Derzeitige Medikation	Aktuelle Dosierung
1. Maninil 3,5 mg Tabl.	2-0-0-0
2. Decortin H 20 mg Tabl.	1-0-0-0

Kurzbeschreibung der Fertigarzneimittel

● **Maninil® 3,5 mg Tabl.** (Glibenclamid)
Das Sulfonylharnstoffderivat Glibenclamid stimuliert die Insulinfreisetzung aus den B-Zellen des Pankreas.
Orale Bioverfügbarkeit: Nahezu 100 Prozent.
Zeit bis zur maximalen Plasmakonzentration nach oraler Gabe: 1 bis 2 Stunden.
Eliminationshalbwertszeit: 2 bis 5 Stunden (bei Diabetikern eventuell auf 8 bis 10 Stunden verlängert).
Durch die Bindung an die Zellmembran der B-Zellen ist die Wirkdauer deutlich länger als die Plasmahalbwertszeit.
Metabolisierung/Exkretion: Glibenclamid wird vollständig in der Leber metabolisiert. Die Ausscheidung der Metaboliten erfolgt zu etwa gleichen Teilen über Urin und Galle.
Indikationen: Nicht insulinabhängiger Diabetes mellitus (Erwachsenendiabetes, Typ-2-Diabetes).
Bei beginnendem Sekundärversagen kann eine Kombinationstherapie mit Insulin versucht werden.
Dosierung: Einschleichende individuelle Dosistitration von 1,75 bis 7 mg (maximal 10,5 mg) pro Tag.

● **Decortin® H 20 mg Tabl.** (Prednisolon)
Das Glucocorticoid Prednisolon hat eine 4fach höhere antiphlogistische Wirksamkeit und etwa nur die Hälfte der Mineralocorticoidwirkung des physiologischen Nebennierenrindenhormons Hydrocortison.

Orale Bioverfügbarkeit: 85 bis 100 Prozent.
Zeit bis zur maximalen Plasmakonzentration nach oraler Gabe: 1,5 Stunden.
Eliminationshalbwertszeit: 3,5 Stunden (Wirkungsdauer: 12 bis 36 Stunden, Corticosteroid-Rezeptor-Komplex im Zellkern).
Metabolisierung/Exkretion: Ca. 15 Prozent unverändert renal, Rest in der Leber metabolisiert, glucuronidiert und sulfatiert.
Dosierung: Je nach Indikation und Schwere der Erkrankung 2 bis 120 mg/Tag.
Cushing-Schwellendosis: Ca. 7,5 mg.
5 mg Prednisolon entsprechen 5 mg Prednison (in der Leberreduktion zum pharmakologisch aktiven Prednisolon).

Fragen, die Sie sich stellen könnten
Kann das orale Glucocorticoid Prednisolon die blutzuckersenkende Wirkung von Glibenclamid negativ beeinflussen? Können Alternativen empfohlen werden?

Erstes Gespräch mit dem Arzt und dem Pflegepersonal
Das neu angesetzte Prednisolon besitzt aufgrund seines Wirkungsmechanismus diabetogene Wirkungen, sodass es zu einem Blutzuckeranstieg kommen kann.

Antworten
Glucocorticoide vermindern die Insulinempfindlichkeit der Gewebe, stimulieren die Gluconeogenese und reduzieren die periphere Glucoseverwertung. Hierdurch entsteht eine dosisabhängige diabetogene Wirkung, die mit einem Anstieg der Blutglucosekonzentration einhergeht.

Damit wird die blutzuckersenkende Wirkung von oralen Antidiabetika und Insulin vermindert. Insbesondere bei Diabetikern kann dieser an sich reversible Effekt über einen längeren Zeitraum andauern.

Der Effekt ist für die einzelnen Corticoide unterschiedlich ausgeprägt, bei Prednison/Prednisolon und Methylprednisolon scheint er dabei am stärksten zu sein. Er tritt auch bei alternierender Therapie auf.

Beratung
für den Arzt und das Pflegepersonal
Während der Glucocorticoid-Gabe ist bei Diabetikern die Blutglucosekonzentration besonders sorgfältig und engmaschig zu kontrollieren. Der Effekt ist nach Absetzen mit einer zeitlichen Verzögerung reversibel.

für den Patienten
Der Blutglucosewert ist sorgfältig und engmaschig, am besten im Rahmen regelmäßiger Selbstmessungen, zu kontrollieren und zu dokumentieren. Bei nachhaltigen Veränderungen sollte der Arzt konsultiert werden.

Einnahme: *Glucocorticoide* sollten bei chronischer Einnahme über 4 Wochen morgens zwischen 6 und 8 Uhr eingenommen werden. Während dieser Zeit ist der physiologische Cortison-Blutspiegel am höchsten und eine weitere Erhöhung durch die externe Zufuhr führt dabei weniger zu einer Insuffizienz der Nebennierenrinde. Insbesondere bei einer chronischen Therapie ist diese Anpassung an den physiologischen Tagesrhythmus notwendig.

Muss die Tagesdosis aufgeteilt werden, so sind ⅔ morgens und ⅓ abends einzunehmen.

Gleichzeitige Nahrungszufuhr kann die Aufnahme verzögern, wobei die absoluten Mengen aber nicht signifikant vermindert werden.

Die gesamte Tagesdosis (bis zu 2 Tabletten) an *Glibenclamid* sollte morgens 30 min vor dem Frühstück eingenommen werden. Werden mehr als 2 Tabletten benötigt, so sind 2 Tabletten vor dem Frühstück und der Rest unmittelbar vor dem Abendessen einzunehmen. Hierdurch wird eine ausreichende Stimulation der Insulinfreisetzung im Verhältnis zur Nahrungsaufnahme gewährleistet.

Kommentar

Der diabetogene Effekt der Glucocorticoide ist auch nach längerer großflächiger topischer Anwendung feststellbar.

Fall 29 — Bakteriostatische/bakterizide Antibiotika

Eine 39-jährige Patientin leidet an einer durch Zervixabstrich nachgewiesen Chlamydien-Infektion, die zu einer Zervizitis geführt hat. Der Gynäkologe verordnet ihr aus diesem Grund für 7 Tage Doxycyclin Tabletten. Seit 3 Tagen nimmt sie bereits das Antibiotikum Cefuroximaxetil Tabletten zur Behandlung einer anhaltenden eitrigen Bronchitis ein.

Arzneimittelanamnese

Datum:
Name: **N. N.**   Alter: **39**   ☐ Niereninsuffizienz   ☐ Raucherin
Pat.-Nr.:   ☐ Leberinsuffizienz   ☐ Adipositas

Derzeitige Medikation	Aktuelle Dosierung
1. Doxymerck 200 mg Tabl.	1-0-0-0
2. Cefuroxim-ratiopharm 500 mg Filmtabl.	1-0-1-0

Kurzbeschreibung der Fertigarzneimittel

- **Doxymerck® 200 mg Tabl.** (Doxycyclin)

Doxycyclin gehört zu der Gruppe der Tetracycline und ist gegen viele grampositive und gramnegative Bakterien einschließlich Anaerobier sowie gegen Chlamydien, Mykoplasmen und Rickettsien wirksam. Die Wirkung ist bakteriostatisch und beruht auf einer Hemmung der ribosomalen Proteinsynthese.
Orale Bioverfügbarkeit: 95 Prozent (keine Beeinflussung durch Nahrung).
Zeit bis zur maximalen Plasmakonzentration nach oraler Gabe: 1 bis 2 Stunden.
Plasmahalbwertszeit: 16 Stunden.
Metabolisierung/Exkretion: 40 Prozent werden unverändert renal ausgeschieden, der Rest hepatisch verstoffwechselt und biliär ausgeschieden. Doxycyclin ist nicht dialysierbar.
Indikationen: Infektionen der Atemwege, des HNO-Bereichs, des Urogenitaltraktes mit empfindlichen Erregern, Syphilis, Borreliosen.
Dosierung: Erwachsene am 1. Behandlungstag 200 mg und an den folgenden Tagen 100 bis 200 mg verteilt auf 1 bis 2 Einzelgaben.

- **Cefuroxim-ratiopharm® 500 mg Filmtabl.** (Cefuroximaxetil)

Cefuroximaxetil ist ein Acetoxyethylester-Prodrug des so genannten Cephalosporins der 2. Generation Cefuroxim. Das Wirkspektrum umfasst eine große Zahl grampositiver und gramnegativer Erreger. Die Wirkung ist bakterizid und beruht auf der Hemmung der bakteriellen Zellwandsynthese.
Orale Bioverfügbarkeit: 36 bis 52 Prozent (Nahrung erhöht die Resorptionsquote).
Zeit bis zur maximalen Plasmakonzentration nach oraler Gabe: 2 bis 3 Stunden.

Plasmahalbwertszeit: 1,5 Stunden.
Metabolisierung/Exkretion: Nach erfolgter Esterspaltung wird die Muttersubstanz Cefuroxim nicht metabolisiert und ausschließlich renal ausgeschieden.
Indikationen: Infektionen der oberen und unteren Atemwege, Haut- und Weichteilinfektionen, Infektionen der Nieren und ableitenden Harnwege mit empfindlichen Erregern.
Dosierung: Erwachsene 2-mal täglich 250 bis 500 mg.

Erstes Gespräch mit dem Arzt und dem Pflegepersonal
Es wurden zwei verschiedene Antibiotika verordnet. Beide Präparate müssen eingenommen werden, da sie gegen unterschiedliche Mikroorganismen wirksam sind. Für die Bekämpfung der Chlamydien-Infektion wird in diesem Fall ein anderes Antibiotkum als für die Behandlung der eitrigen Bronchitis benötigt.

Fragen, die Sie sich stellen könnten
Die beiden verordneten Antibiotika haben unterschiedliche Wirkungsmechanismen, wobei Doxycyclin bakteriostatisch und Cefuroxim bakterizid wirkt. Können beide Wirkungsprinzipien problemlos miteinander kombiniert werden?

Antworten
Bakterizid und bakteriostatisch wirkenden Antibiotika wird aufgrund theoretischer Überlegungen ein funktioneller Antagonismus zugeschrieben. Dieser besteht darin, dass bakterizide Antibiotika ihre Wirkung nur auf proliferierende Keime entfalten können. Durch die bakteriostatischen Antibiotika wird jedoch das Bakterienwachstum gehemmt, wodurch die bakterizide Wirkung beeinträchtigt werden kann.

Klinische Erfahrungen sowie mikrobiologische Untersuchungsergebnisse haben aber gezeigt, dass die Kombination von bakteriostatischen und bakteriziden Substanzen mit dem Ziel der Erweiterung des Wirkungsspektrums eine sinnvolle, weil wirksame Therapie darstellt. Die mechanistischen Grundlagen beeinflussen den klinischen Erfolg nicht signifikant, sodass die hier aufgeführte Antibiotikakombination nicht geändert werden muss.

Grundsätzlich gilt jedoch insbesondere im Bereich des ambulanten Antibiotikaeinsatzes: »Der Idealtyp ist die Monotherapie.«

In dem beschriebenen Fall wäre eine Monotherapie mit Makrolidantibiotika (Azithromycin 1 g/d oder Erythromycin 2 g/d) möglich, weil hierdurch sowohl die Chlamydien-Infektion als auch die sehr wahrscheinliche Infektion mit grampositiven Erregern im Rahmen der Bronchitis erfolgreich behandelt werden könnte.

Beratung
für den Arzt und das Pflegepersonal
Die gleichzeitige Einnahme von Doxycyclin als bakteriostatisches und Cefuroxim als bakterizides Antibiotikum mit dem Ziel eines breiteren Wirkungsspektrums ist ohne wesentliche klinische Wirkungseinschränkung möglich.

für den Patienten
Aufgrund der unterschiedlichen Infektionserreger müssen beide Antibiotika regelmäßig eingenommen werden.

Einnahme: *Doxycyclin:* Einnahme zum Essen mit mindestens einem halben Glas Flüssigkeit in aufrechter Position, um Schleimhautreizungen zu vermeiden. Die gleichzeitige Einnahme von Milch, Milchprodukten, Antacida, Eisenpräparaten, Colestyramin und Aktivkohle sollte vermieden werden, obwohl speziell für Doxycyclin wahrscheinlich nur mit einer geringen Wirkungseinschränkung zu rechnen ist.
Cefuroxim: Die Einnahme des Esters und damit des Prodrugs Cefuroximaxetil soll mit dem Essen oder unmittelbar nach dem Essen erfolgen, da hierdurch die Resorptionsquote und somit die Bioverfügbarkeit deutlich (um bis zu 30 Prozent) ansteigt. Die Nahrung verlängert die Passagezeit im Dünndarm; durch die verlängerte Kontaktzeit mit der Mukosa nimmt die Resorptionsquote zu.

Kommentar
Kindern unter 8 Jahren dürfen Tetracycline nicht verabreicht werden, da es vor Abschluss der Dentitionsphase durch Ablagerung von Calcium-Orthophosphat-Komplexen zu irreversiblen gelblichen Zahnverfärbungen und einer Verzögerung des Knochenwachstums kommen kann.

Weitere wichtige Interaktionen
Enzyminduktoren des Cytochrom-P450-Systems wie Rifampicin, Carbamazepin, Primidon und chronische Alkoholzufuhr können den Abbau von Doxycyclin in der Leber verstärken, sodass die therapeutischen Doxycyclin-Konzentrationen eventuell unterschritten werden.

Fall 30 — Kontraindikation Röntgenkontrastmittel

Ein 67-jähriger Patient leidet an Diabetes mellitus Typ 2. Er nimmt regelmäßig Metformin Tabl. ein. Im Rahmen einer bevorstehenden Gefäßoperation ist die intravenöse Gabe eines Röntgenkontrastmittels (Angiographie der peripheren Gefäße) erforderlich. Der Chirurg fragt nach der Patienten-Anamnese in der Apotheke an, ob die Medikation vor der diagnostischen Untersuchung und der Operation beibehalten werden kann bzw. welche Alternativen es für die Therapie des Diabetes gibt.

Arzneimittelanamnese

Datum:
Name: N.N.   Alter: 67   ☐ Niereninsuffizienz   ☐ Raucher
Pat.-Nr.:   ☐ Leberinsuffizienz   ☐ Adipositas

Derzeitige Medikation	Aktuelle Dosierung
Metformin dura 1000 mg Filmtabl.	1-0-1-0

Kurzbeschreibung der Fertigarzneimittel

- **Metformin dura® 1000 mg Filmtabl.**

Metformin, ein orales Antidiabetikum aus der Gruppe der Biguanide, hat keine direkte insulinsekretionssteigernde Wirkung. Der blutzuckersenkende Effekt kommt über die Hemmung der hepatischen Glucosefreisetzung und über eine Verzögerung der enteralen Glucoseresorption zustande. Im Gegensatz zu Insulin und Glibenclamid führt Metformin nicht zu einer Hypoglykämie und Gewichtszunahme und ist auch deshalb bei adipösen Typ-2-Diabetikern ein Mittel der Wahl.
Orale Bioverfügbarkeit: 50 bis 60 Prozent.
Zeit bis zur maximalen Plasmakonzentration nach oraler Gabe: 2 bis 4 Stunden.
Plasmahalbwertszeit: 2 bis 3 Stunden.
Metabolisierung/Exkretion: Unveränderte renale Elimination.
Indikationen: Diabetes mellitus Typ 2, besonders bei Adipositas.
Dosierung: Erwachsene initial 500 mg nach dem Frühstück, dann je nach Blutzucker-Tagesprofil Erhöhung auf 1- bis 3-mal 850 oder 2-mal 1000 mg p. o. postprandial. Maximaldosis 2500 bis 3000 mg/d.

Erstes Gespräch mit dem Patienten

Durch die intravenöse Gabe des Röntgenkontrastmittels kann sich die Nierenfunktion akut verschlechtern, sodass das Antidiabetikum ungenügend ausgeschieden wird. Die möglicherweise aus der erhöhten Wirkstoffkonzentration resultierende Nebenwirkung lässt sich durch kurzzeitiges Absetzen von Metformin vermeiden.

Fragen, die Sie sich stellen könnten
Wann sollte Metformin vor der diagnostischen Untersuchung beziehungsweise der Operation abgesetzt werden? Mit welcher bedeutsamen Nebenwirkung wäre ansonsten zu rechnen?

Antworten
Metformin ist bei Röntgenuntersuchungen mit intravaskulärer Gabe von iodhaltigen Kontrastmitteln und Allgemeinnarkosen vor der Behandlung abzusetzen und darf erst 2 Tage nach der Untersuchung, vorausgesetzt, es besteht eine ausreichende Nierenfunktion, wieder eingenommen werden.

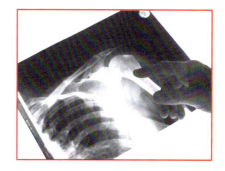

Die Begründung für diese Sicherheitsmaßnahme besteht darin, dass es unter intravaskulärer Kontrastmittelgabe zu einer deutlichen Einschränkung der Nierenfunktion bis hin zum akuten Nierenversagen kommen kann. Da Metformin vollständig renal eliminiert wird, kann die Substanz im Körper kumulieren und als Folge davon eine Laktatazidose entstehen.

Die Food and Drug Administration (FDA) nennt eine Häufigkeit von 5 Fällen auf 100.000 behandelte Patienten. Die Letalität liegt bei 50 Prozent.

Beratung
für den Arzt und das Pflegepersonal
Die Sicherheit der Metformin-Therapie in Bezug auf das Entstehen einer Laktatazidose hängt entscheidend von der Beachtung der Nierenfunktion und dem sofortigen Absetzen von Metformin in Situationen, die zu einer Hypoxie führen können, ab. Die Milchsäureazidose ist die Folge einer mangelhaften O_2-Versorgung in den Zellen und begleitet daher alle bedrohlichen Schockzustände.

In einer Literaturstelle zum Thema (Jones G C et al.: Brit. Med. J. 2003, 326, 4.) werden die folgenden Empfehlungen für die Behandlung mit Metformin in Bezug auf die Beachtung von Kontraindikationen gegeben:
- Therapie-Stopp, wenn das Serum-Kreatinin 150 µmol/l (ca. 1,7 mg/dl) übersteigt.
- Therapie-Unterbrechung bei akuten Ereignissen wie Herzinfarkt oder Sepsis (dann Insulin).
- Therapie-Unterbrechung nach intravenöser Gabe von Röntgenkontrastmitteln. Wiederaufnahme der Therapie erst nach Kreatininkontrolle und gegebenenfalls Normalisierung des Kreatininwerts.
- Therapie-Unterbrechung zwei Tage vor Allgemeinnarkosen (nach 2 Tagen sind 99 Prozent des Metformins aus dem Körper eliminiert). Wiederaufnahme, wenn die Nierenfunktion stabil ist.

für den Patienten
Einnahme: Die Gesamtdosis wird auf 2 bis 3 Einzeldosen verteilt. Aus Gründen der Verträglichkeit soll die Einnahme nach den Hauptmahlzeiten erfolgen. Durch akute und chronische Alkoholzufuhr kann die Gefahr von Laktatazidosen verstärkt werden.

Kommentar

- Ein systematischer Cochrane-Review (Salpeter S et al.: Cochrane Database Syst. Rev. 2002, (2) CD 002967) hat ergeben, dass die Behandlung mit Metformin per se nicht mit einem erhöhten Laktatazidose-Risiko assoziiert ist. Die Beachtung der Kontraindikationen ist entscheidend.
- Vor Röntgenuntersuchungen mit intravenöser Gabe von Kontrastmitteln soll die Metformin-Behandlung unterbrochen und erst 2 Tage nach der Untersuchung wieder aufgenommen werden.

Fall 31 — Perioperativer Umgang mit Dauermedikation

Eine 71-jährige Patientin kommt zu einem ärztlichen Beratungsgespräch in die Sprechstunde der Orthopädie. Dabei soll die nunmehr notwendig gewordene endoprothetische Knieoperation besprochen werden. Im Rahmen der Anamnese führt sie an, dass sie seit ihrem Herzinfarkt und nachfolgender Stent-Implantation (Arzneimittel freisetzender Stent) seit fast einem Jahr regelmäßig Plavix Tabl. und niedrig dosierte Acetylsalicylsäure einnimmt. Bereits seit Jahren kauft sie zur Verbesserung der Gedächtnisleistung Ginkgo-Tropfen in der Apotheke. Der Arzt fragt im Rahmen der Operationsplanung routinemäßig in der Apotheke an, ob und wann die Medikamente gegebenenfalls vor der geplanten Operation abgesetzt werden müssen.

Arzneimittelanamnese

Datum:

Name: **N. N.**   Alter: **71**   ☐ Niereninsuffizienz   ☐ Raucherin

Pat.-Nr.:   ☐ Leberinsuffizienz   ☐ Adipositas

Derzeitige Medikation	Aktuelle Dosierung
1. Plavix 75 mg Filmtabl.	1-0-0-0
2. ASS 100 Hexal	1-0-0-0
3. Ginkgo STADA Tropf.	1-1-1-0 (40 Tropfen = 80 mg)

Kurzbeschreibung der Fertigarzneimittel

- **Plavix® 75 mg Filmtabl.** (Clopidogrel)

Das zur Gruppe der Thienopyridine gehörende Clopidogrel ist ein Hemmstoff der Thrombozytenaggregation, der selektiv die Bindung von Adenosinphosphat (ADP) an dessen Thrombozytenrezeptor sowie die anschließende ADP-vermittelte Aktivierung des GP-IIb/IIIa-Rezeptorkomplexes hemmt. Clopirdogrel ist ein Prodrug und wird teilweise (10–15 % der aufgenommenen Menge) über zwei »Cytochrom-Oxidationsschritte« (CYP3A4, CYP2C19) bioaktiviert.
Orale Bioverfügbarkeit: 50 Prozent (Resorptionsquote).
Zeit bis zur maximalen Plasmakonzentration nach oraler Gabe: 0,8 Stunden.
Plasmahalbwertszeit: 8 Stunden (Effekt noch bis 7 Tage nach Absetzen nachweisbar).
Metabolisierung/Exkretion: Hepatische Metabolisierung, Elimination über Faeces und Harn.
Indikationen: Sekundärprophylaxe von Herzinfarkt und ischämischem Hirninfarkt, Akut- und Dauerbehandlung von Patienten mit akutem Koronarsyndrom, Stentfrühverschlussprophylaxe.
Dosierung: Erwachsene 1-mal 75 mg/d p. o., akutes Koronarsyndrom, akuter Myokardinfarkt, Initialdosis 300 mg, danach 75 mg/d p. o.

- **ASS 100 Hexal®** (Acetylsalicylsäure)
Orale Bioverfügbarkeit: 40 bis 50 Prozent (Resorption > 90 Prozent).
Zeit bis zur maximalen Plasmakonzentration nach oraler Gabe: 30 bis 40 Minuten.
Plasmahalbwertszeit: 10 bis 20 Minuten (Metabolit Salicylsäure, dosisabhängig 3 bis 5 Stunden).
Metabolisierung/Exkretion: 80 Prozent hepatisch, 20 Prozent renal, Elimination der Metabolite vorwiegend renal.
Indikationen: Akuter Herzinfarkt, Sekundärprophylaxe von Herzinfarkt und ischämischem Hirninfarkt, instabile Angina pectoris, Stentfrühverschlussprophylaxe.
Dosierung: Erwachsene 30 bis 300 mg/d p. o.

- **Ginkgo STADA® Trpf.** (Ginkgoblätter-Extrakt)
Der Extrakt enthält Flavonoidglykoside; für das Substanzgemisch wurden experimentell unter anderem durchblutungsfördernde (Mikrozirkulation) und thrombozytenaggregationshemmende Wirkungen nachgewiesen.
Orale Bioverfügbarkeit: 70 bis 100 Prozent.
Zeit bis zur maximalen Plasmakonzentration nach oraler Gabe: Ca. 1,5 Stunden.
Plasmahalbwertszeit: 3,9 Stunden.
Indikationen: Zur symptomatischen Behandlung von hirnorganisch bedingten Leistungsstörungen (Leitsymptomatik: Gedächtnisstörungen, Konzentrationsstörungen, depressive Verstimmung, Schwindel, Ohrensausen, Kopfschmerzen).
Dosierung: Erwachsene 3-mal 40 bis 80 mg Ginkgo-Extrakt/d p. o.

Erstes Gespräch mit der Patientin
Die durchblutungsfördernde Dauermedikation mit Plavix- und ASS-Tabletten sowie die Einnahme von Ginkgo-Tropfen kann während der Knieoperation das Blutungsrisiko erhöhen, sodass die Blutstillung verzögert sein kann und als Folge länger anhaltende Nachblutungen der Operationswunde auftreten können. Es ist zu überprüfen, ob die Medikamente vor der geplanten Operation bereits zu Hause abgesetzt werden sollten.

Fragen, die Sie sich stellen könnten
- Welche Risiko-Nutzen-Abwägung muss vorgenommen werden?
- Müssen alle Präparate abgesetzt werden?
- Wann genau sollten die Präparate gegebenenfalls vor dem operativen Eingriff abgesetzt werden?

Antworten
Zur Prophylaxe des Thromboserisikos, das sich aus der Implantation des Arzneimittel freisetzenden Stents ergibt (Stentthrombose), wird heute die kombinierte Gabe von Clopidogrel und niedrig dosierter Acetylsalicylsäure über 6 bis 12 Monate nach Stentanlage empfohlen (siehe Kommentar).

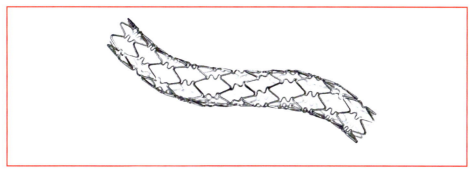

CYPHER®-Stent der Firma Cordis, Johnson & Johnson

Aufgrund dieser das Blutungsrisiko erhöhenden Prophylaxe sollten planbare operative Eingriffe möglichst erst nach einem Jahr nach Stentanlage vorgenommen werden.

Die erforderliche Nutzen-Risiko-Bewertung, bezogen auf die durch Clopidogrel und ASS verlängerte Blutungszeit während der Operation einerseits und die Reduzierung des Thromboserisikos nach Herzinfarkt und Stentanlage andererseits, ist vor Ablauf dieser 12-monatigen Karenzzeit besonders schwierig.

Wesentlich für eine Klärung dieser Fragestellung sind Parameter wie Art und Dauer des operativen Eingriffs und des damit verbundenen Blutungsrisikos sowie die Art und das Ausmaß der arteriosklerotischen Veränderungen und damit der Thromboseneigung.

Der Ginkgo-Extrakt sollte als zusätzlicher Hemmstoff der Plättchenaktivierung möglichst frühzeitig (36 Stunden) vor der geplanten Operation abgesetzt werden.

Beratung
für den Arzt und das Pflegepersonal

Aufgrund der thrombozytenaggregationshemmenden Wirkung von Clopidogrel, Acetylsalicylsäure und Ginkgo-Extrakt wird die Blutungszeit verlängert. Damit erhöht sich das Blutungsrisiko während und nach einem operativen Eingriff, der perioperative Blutverlust steigt an.

Wird bei einem Patienten eine elektive Operation durchgeführt und ein thrombozytenfunktionshemmender Effekt nicht zwingend benötigt, sollte Clopidogrel 7 Tage und Acetylsalicylsäure 3 bis 7 Tage vor der Operation abgesetzt werden. Die vollständige Funktion der Thrombozyten nach ASS-Gabe setzt erst wieder nach 7 Tagen ein. Acetylsalicylsäure bewirkt eine irreversible Hemmung des Thromboxan-Stoffwechsels. Die Wiederherstellung der Thrombozytenfunktion ist erst nach erfolgter Neusynthese der Thrombozyten im Knochenmark gegeben. Diese werden bei einem funktionstüchtigen Knochenmark innerhalb von 3 bis 7 Tagen zu 30 bis 50 Prozent neu gebildet, woraus normale Blutungszeiten resultieren.

Aufgrund der bereits über 12 Monate durchgeführten Stentprophylaxe ist in diesem Fall an ein temporäres Absetzen zumindest von Clopidogrel zu denken.

Das Ginkgo-Präparat hemmt den Plättchenaktivierungsfaktor und ist mindestens 36 Stunden vor der geplanten Operation abzusetzen.

für den Patienten
Einnahme: Clopidogrel 1-mal täglich unabhängig von den Mahlzeiten.
Acetylsalicylsäure niedrig dosiert 1-mal täglich nach einer Mahlzeit.
Ginkgo-Tropfen sind unverdünnt mit etwas Wasser unabhängig von den Mahlzeiten einzunehmen.

Kommentar
- Die bei den beschichteten Stents eingesetzten antiproliferativen Substanzen (Sirolimus, Paclitaxel) vermindern die Intimahyperplasie des mit dem Stent versorgten Gefäßareals und damit die Restenose-Rate. Die zytostatische Wirkung der Substanzen beeinträchtigt aber gleichzeitig auch die Abheilung der Gefäßwand nach Implantation (Reendotheliarisierung). Die geschädigte Gefäßoberfläche weist somit über einen längeren Zeitraum ein erhöhtes thrombogenes Potenzial auf. Dieses kann durch die Gabe von thrombozytenaggregationshemmenden Substanzen nach Stentanlage deutlich gesenkt werden.
- Im Anhang ist eine Übersicht zum perioperativen Umgang mit Dauermedikation enthalten.

Weitere wichtige Interaktionen
- Bei gleichzeitiger Einnahme niedrig dosierter Acetylsalicylsäure und oraler Antikoagulanzien liegt ein erhöhtes Blutungsrisiko vor. Trotzdem kann für bestimmte Indikationen (z. B. künstliche Herzklappe plus hohes Thromboserisiko) der Nutzen dieser Kombination die Risiken überwiegen.
- Eine mögliche Interaktion zwischen Protonenpumpeninhibitoren (PPI), insbesondere Omeprazol und Clopidogrel, ist als klinisch relevant eingestuft worden (Pharm. Ztg. 154 (2009), 1448). Diskutiert wird, dass durch Enzymhemmung (CYP2C19) nach PPI das Prodrug Clopidogrel nicht mehr ausreichend in seine Wirkform überführt wird. Pantoprazol scheint die Thrombozytenaktivität unter Gabe von Clopidogrel nicht negativ zu beeinflussen. Derzeit wird aber von einem Klasseneffekt ausgegangen. Alternativen zur Säuresuppression sind Ranitidin und Antacida.
- Prasugrel ist wie Clopidogrel ein Prodrug, das vorwiegend durch CYP3A4/CYP2B6 und nur in geringem Ausmaß durch CYP2C19 bioaktiviert wird. Mit PPI bestehen somit keine Interaktionen. CYP3A4-Inhibitoren wie z. B. Azol-Antimykotika und Clarithromycin sollen trotz der um 34–46 % signifikant verminderten C_{max} die Thrombozytenaggregation nicht negativ beeinflussen.

Fall 32 — Akuttherapie der Migräne

Eine 49-jährige Patientin befindet nach einer Ovarialektomie auf der gynäkologischen Station. Sie leidet bereits seit mehreren Jahren an Migräne. Die Anfälle treten in Intervallen von 6 bis 8 Wochen auf und halten bis zu 3 Tagen an. Es besteht dann latente Übelkeit und deutliche Lichtempfindlichkeit. Die Schmerzen sind teilweise sehr stark, sodass sie im akuten Migräneanfall mit Erfolg als Selbstmedikation Formigran® Tabletten einnimmt.

Eine Woche nach der Operation setzt der Stationsarzt aufgrund einer Depression im Rahmen der posttraumatischen Belastung Fluoxetin Tabletten an. Die Station fordert beide Medikamente auf Sonderanforderung in der Klinikapotheke an. Die Apotheke prüft routinemäßig auf Interaktionen.

Arzneimittelanamnese

Datum:
Name: **N. N.**   Alter: **49**   ☐ Niereninsuffizienz   ☐ Raucherin
Pat.-Nr.:   ☐ Leberinsuffizienz   ☐ Adipositas

Derzeitige Medikation	Aktuelle Dosierung
1. Formigran 2,5 mg Filmtabletten	1 bei Bedarf
2. Fluoxetin beta 40 mg Tabletten	1-0-0-0

Kurzbeschreibung des Fertigarzneimittels

- **Formigran 2,5 mg® Filmtabl.** (Naratriptan)

Das zur Gruppe der Triptane gehörende Naratriptan ist ein selektiver Serotoninagonist (5-Hydoxytryptamin$_1$(HT$_1$)-Agonist), der zu einer Vasokonstriktion der Zerebralgefäße führt. Nach Abklingen der Wirkung tritt der Kopfschmerz wegen der relativ langen Halbwertszeit der Substanz nur in 17 Prozent der Fälle wieder auf (»recurrence headache«).

Orale Bioverfügbarkeit: 60 bis 70 Prozent.
Zeit bis zur maximalen Plasmakonzentration nach oraler Gabe: 2 bis 3 Stunden.
Wirkungseintritt nach oraler Gabe: 30 bis 60 Minuten.
Plasmahalbwertszeit: 6 Stunden.
Metabolisierung/Exkretion: Renale Elimination von 50 Prozent der unveränderten Substanz und 30 Prozent nach hepatischer Metabolisierung. Für Patienten mit Niereninsuffizienz soll eine max. Dosis von 2,5 mg/24 Stunden nicht überschritten werden. Leberinsuffiziente Patienten sollen nicht mit Naratriptin behandelt werden. Es sind keine signifikanten, das CYP-System betreffenden metabolischen Arzneimittelwechselwirkungen zu erwarten.

Indikation: Akutbehandlung der Kopfschmerzphasen von Migräneanfällen mit und ohne Aura.
Dosierung: Erwachsene 1-mal 2,5 mg so früh wie möglich nach Auftreten des Migränekopfschmerzes. Bei Bedarf frühestens nach 4 Stunden wiederholen. Maximaldosis 2-mal 2,5 mg/d.

- **Fluoxetin beta 40 mg® Tabletten**

Fluoxetin ist ein selektiver Serotonin-Reuptake-Hemmer (SSRI) mit antidepressiver Wirkung. Der antidepressive Effekt ist mit dem der trizyklischen Antidepressiva vergleichbar. Gute stimmungsaufhellende Wirkung, psychomotorisch neutral.
Orale Bioverfügbarkeit: 85 Prozent.
Zeit bis zur maximalen Plasmakonzentration nach oraler Gabe: 6 bis 8 Stunden.
Plasmahalbwertszeit: Initial 48 Stunden, terminal 2 bis 3 Tage (Norfluoxetin 7 bis 9 Tage).
Metabolisierung/Exkretion: Zahlreiche inaktive hepatische Metaboliten werden renal eliminiert. Keine Dosisanpassung bei Niereninsuffizienz erforderlich. Im Alter und bei leberinsuffizienten Patienten niedriger dosieren (20 mg jeden zweiten Tag).
Indikationen: Depression, Zwangsstörungen, Bulimie.
Dosierung: Erwachsene 20 bis 60 mg/d, Maximaldosis 80 mg/d.

Erstes Gespräch mit der Patientin
Hierbei sollte besprochen werden, inwieweit die Patienten bereits therapeutische Erfahrungen mit der Einnahme von ärztlich verordneten und/oder in der Selbstmedikation eingenommenen Analgetika haben. Auch sollte nach möglichen einen Anfall auslösenden Faktoren gefragt werden.

Fragen, die Sie sich stellen könnten
- Welchen Stellenwert hat die Migränetherapie mit Triptanen, insbesondere in der Selbstmedikation und im Vergleich mit anderen Therapeutika?
- Müssen besondere Einnahmebedingungen eingehalten werden?
- Bestehen Risiken, auf die bei der pharmazeutischen Beratung eingegangen werden muss?
- Welche Wechselwirkung ist hier zu erwarten?

Antworten
Ziel der Akuttherapie des Migräneanfalls ist die Kupierung des Anfalls oder eine signifikante Linderung des Kopfschmerzes sowie der vegetativen Begleitsymptome und hierbei insbesondere der Übelkeit.

Leichte bis mittelschwere Migräneanfälle können adäquat mit Metoclopramid 10 bis 20 mg per os, zur besseren Resorption der Schmerzmittel 15 bis 30 Minuten vor der Gabe von Acetylsalicylsäure (Einzeldosis 1 g) oder Paracetamol (Einzeldosis 1 g) oder Ibuprofen (Einzeldosis 600 bis 1000 mg) behandelt werden.

Mittelschwere bis schwere Anfälle machen in der Regel eine Therapie mit spezifischen Migränemitteln erforderlich. Ergotamin und Triptane wirken vasokonstriktorisch und damit der Dilatation intrakranieller Arterien als möglichem Auslöser des Migräneschmerzes entgegen. Triptane bewirken im Mittel bei mehr als 70 Prozent der Patienten eine Verbesserung der Kopfschmerzen. Rund 30 Prozent der Patienten sind nach oraler Therapie ganz kopfschmerzfrei. Allerdings kommt es in Abhängigkeit von der verwendeten Substanz (Halbwertszeit) bei 15 bis 40 Prozent der mit Triptanen behandelten Patienten zu wieder auftretenden Kopfschmerzen (»recurrence headache«). Eine zweite Gabe darf aber frühestens 4 Stunden nach Einnahme der ersten Tablette erfolgen. Für jedes Triptan gilt jedoch, dass eine nochmalige Verabreichung für die gleiche Attacke sinnlos ist, wenn die Erstgabe erfolglos war. Triptane wirken im Gegensatz zu Ergotamintartrat zu jedem Zeitpunkt während des Anfalls, sie müssen damit nicht zwingend unmittelbar zu Beginn der Attacke eingenommen werden. Häufig werden auch Übelkeit und Erbrechen positiv beeinflusst. Aufgrund der peripheren vasokonstriktorischen Wirkung bestehen Kontraindikationen bei Herzinfarkt in der Vorgeschichte, Schlaganfall und Hypertonie. Die gleichzeitige Gabe von Ergotamin und Triptanen ist aufgrund der sich verstärkenden Vasokonstriktion kontraindiziert.

Die gleichzeitige Gabe von Arzneimitteln mit serotonerger Wirkung (Triptane, Tramadol) und Substanzen, die die Wiederaufnahme in den synaptischen Spalt hemmen (SSRIs, SNRIs), erhöhen die Serotoninwirkung im ZNS und damit das Risiko eines Serotonin-Syndroms. Dabei kann es zu körperlicher Unruhe, überaktiven Reflexen, Zittern, Myoklonus und Änderungen des Bewusstseinszustandes kommen.

Die Arzneimittelwechselwirkung wurde sowohl bei Patienten beobachtet, die Triptane zusammen mit selektiven Serotonin-Reuptake-Hemmern (SSRIs) eingenommen haben, als auch bei Patienten, die Triptane zusammen mit Serotonin-Noradrenalin-Reuptake-Hemmern (SNRIs) eingenommen haben. Die Interaktion führt nicht in jedem Fall zu einer klinischen Symptomatik, tritt sie aber in Erscheinung, so ist sie als schwerwiegend zu klassifizieren.

Beratung
für den Arzt und das Pflegepersonal
Die Kombination von Naratriptan und Fluoxetin kann ein Serotonin-Syndrom auslösen und ist deshalb zu vermeiden. Als alternative Schmerztherapie ist die Gabe von hoch dosierten Nicht-Opioidanalgetika (ASS, Paracetamol oder Ibuprofen) zu prüfen.

Ist die gleichzeitige Gabe von Triptanen und SSRIs medizinisch zwingend, ist eine entsprechende Überwachung beziehungsweise Aufklärung des Patienten essenziell, insbesondere nach Gabe des Triptans sowie bei Dosissteigerungen. Auf die folgenden möglichen Symptome ist zu achten: starker Blutdruckanstieg, Erregung, Zittern, Durchfälle, Bewusstseinsänderung.

für den Patienten
Einnahme: *Naratriptan:* 1 Filmtablette so früh wie möglich nach Auftreten des Migränekopfschmerzes. Eine zweite Gabe kann erst 4 Stunden nach der

Ersteinnahme erfolgen (nur wenn mit der Initialbehandlung eine Besserung der Symptome verbunden war).
Fluoxetin: 1 Tablette morgens oder abends, die Einnahme kann unabhängig von der Nahrung erfolgen.

Kommentar

Triptane sollen im Rahmen der Selbstmedikation erst empfohlen werden, wenn die Migränekopfschmerzen bereits über längere Zeit bestehen und auf ausreichend hoch dosierte Analgetika nicht ansprechen und/oder eine Migräne bereits sicher diagnostiziert wurde.

Patienten mit drei und mehr der nachfolgend aufgeführten Risiken sollten keine Triptane in der Selbstmedikation empfohlen werden:

- Adipositas (BMI > 30 kg/m^2)
- Männer > 40 Jahre, Frauen postmenopausal
- Raucher (> 10/Tag)
- Diabetes mellitus
- Hypercholesterolämie
- Familiäre Herzerkrankungen Männer < 55 Jahre, Frauen < 65 Jahre

Serotoninagonisten zur Migränebehandlung

Dosis			Orale BV [%]	HWZ [h]	Recurrence headache [%]
Sumatriptan	50–100 mg	p.o.	14	2	32–40
	6 mg	s.c.			
Zolmitriptan	2,5 mg	p.o.	45	3	21–27
Rizatriptan	5–10 mg	p.o.	45	2	33
Naratriptan*	2,5 mg	p.o.	60–70	6	17
Frovatriptan	2,5 mg	p.o.	24–30	26	10–25
Almotriptan*	12,5 mg	p.o.	70	3,5	18–29

* apothekenpflichtig

Weitere wichtige Interaktionen

- Johanniskraut erhöht ebenfalls die Serotoninkonzentration im ZNS und kann in Kombination mit Triptanen und SSRIs ein Serotonin-Syndrom auslösen.
- Triptane sollen aufgrund der vasokonstriktorischen Wirkung nicht gemeinsam mit β-Rezeptorenblockern und Nitraten bei ischämischen Herzerkrankungen gegeben werden.
- Die gleichzeitige Gabe von Monoaminooxidase(MAO)-Hemmern kann durch die Enzymhemmung zu erhöhten Konzentrationen der Triptane und damit zu einer verstärkten Kardiotoxizität (arterielle Vasospasmen) führen (Triptan erst nach einer Wartezeit von 2 Wochen nach Absetzen des MAO-Hemmers einsetzen).

Fall 33 — Antiphlogistische Therapie unter SSRI-Einnahme

Ein 67-jähriger Patient nimmt zur Behandlung einer Depression seit 2 Jahren Paroxetin Tabletten sowie zur Sekundärprophylaxe nach Myokardinfarkt ASS 100 Tabletten regelmäßig ein. Nach einer sturzbedingten sehr schmerzhaften Distorsion des oberen Sprunggelenkes verordnet der Arzt gegen die Schwellung und die entzündlichen Schmerzen Diclofenac Tabletten und fragt nach einem möglicherweise erhöhten Blutungsrisiko aufgrund der Kombination mit ASS 100 Tabletten.

Arzneimittelanamnese

Datum:
Name: N. N.   Alter: 67   ☐ Niereninsuffizienz   ☐ Raucher
Pat.-Nr.:   ☐ Leberinsuffizienz   ☐ Adipositas

Derzeitige Medikation	Aktuelle Dosierung
1. Paroxetin TEVA 30 mg Filmtabletten	1-0-0-0
2. ASS 100 HEXAL Tabletten	1-0-0-0
3. Voltaren dispers 50 mg Tabletten	1-1-1-0 geplante Dosierung

Kurzbeschreibung des Fertigarzneimittels

● Paroxetin TEVA® 30 mg Filmtabl.

Paroxetin ist ein selektiver Serotonin-Reuptake-Hemmer (SSRI) mit antidepressiver Wirkung. Gute anxiolytische und stimmungsaufhellende Wirkung, kaum sedierend und psychomotorisch aktivierend.
Orale Bioverfügbarkeit: Gute enterale Resorption, hoher First-Pass-Effekt, sodass die Menge an systemisch verfügbarem Paroxetin deutlich geringer ist als nach Absorption aus dem Gastrointestinaltrakt.
Keine Korrelation zwischen Plasmakonzentration und klinischer Wirksamkeit.
Plasmahalbwertszeit: 24 Stunden.
Metabolisierung/Exkretion: Inaktivierung durch hepatische Metabolisierung (Substrat von CYP2D6), Elimination der nur sehr schwach wirksamen Metaboliten über Urin und Faeces. Dosisanpassung bei schwerer Niereninsuffizienz (Kreatinin-Clearance < 30 ml/min) und/oder Leberinsuffizienz erforderlich.
Indikation: Depressive Erkrankungen, Zwangs-, Angst- und Panikstörungen sowie posttraumatische Belastungsstörung.
Dosierung: Erwachsene 1-mal täglich 20 bis 60 mg in Abhängigkeit von der Indikation, Maximaldosis 50 bis 60 mg/d.

- **ASS 100 HEXAL® Tabl.**
Acetylsalicylsäure hemmt unspezifisch die Cyclooxygenasen I und II und damit die Prostaglandinsynthese. Es wirkt analgetisch, antiphlogistisch und fiebersenkend. In niedriger Dosierung (30 bis 300 mg/Tag) wirkt ASS als Thrombozytenaggregationshemmer. Die Wirkung beruht auf einer Hemmung der Thromboxan-A2-Synthese durch eine irreversible Acetylierung der thrombozytären Cyclooxygenase-1 (COX-1). Die hemmende Wirkung hält für die gesamte Lebensdauer der Thrombozyten (7 bis 10 d) an.
Orale Bioverfügbarkeit: 70 Prozent.
Zeit bis zur maximalen Plasmakonzentration nach oraler Gabe: 30 bis 40 Minuten.
Plasmahalbwertszeit: 15 Minuten (Acetylsalicylsäure), HWZ des Metaboliten Salicylsäure dosisabhängig 3 bis 5 Stunden.
Metabolisierung/Exkretion: 80 Prozent hepatisch, 20 Prozent renal, bei alkalischem Urin bis 80 Prozent renal, Elimination der Metabolite überwiegend renal.
Indikationen: Thromboseprophylaxe, Ischämie-/Infarktprophylaxe (Herz, Gehirn).
Dosierung: P. o. 100 bis 300 mg/d.

- **Voltaren® dispers 50 mg Tabl.** (Diclofenac)
Das Antiphlogistikum und Analgetikum Diclofenac ist ein nichtsteroidales Antiphlogistikum (NSAR) und hemmt unspezifisch die Cyclooxygenasen I und II und damit die Prostaglandinsynthese. Es reduziert entzündlich bedingte Schmerzen und Schwellungen und wirkt fiebersenkend.
Orale Bioverfügbarkeit: 50 bis 60 Prozent.
Zeit bis zur maximalen Plasmakonzentration nach oraler Gabe: 2 bis 3 Stunden.
Zeit bis zur maximalen Konzentration in der Synovialflüssigkeit nach oraler Gabe: 4 Stunden.
Eliminationshalbwertszeit: 2 Stunden.
Metabolisierung/Exkretion: Diclofenac wird hepatisch metabolisiert. Die inaktiven Metabolite werden renal und zum Teil auch biliär eliminiert. Bei Niereninsuffizienz ist keine Dosisanpassung notwendig.
Indikationen: Akute Arthritiden einschließlich Gichtanfall, chronische Arthritiden, insbesondere rheumatoide Arthritis, Spondylitis ankylosans (M. Bechterew) und andere entzündlich-rheumatische Wirbelsäulenleiden, Reizzustände bei degenerativen Gelenk- und Wirbelsäulenerkrankungen (Arthrosen und Spondylarthrosen), Weichteilrheumatismus, schmerzhafte Schwellungen und Entzündungen nach Verletzungen oder Operationen.
Dosierung: P. o. initial 50 mg alle 8 Stunden, Erhaltungsdosis 25 bis 50 mg alle 8 Stunden je nach Schwere der Erkrankung.

Erstes Gespräch mit dem Patienten

Es sollten in einem Gespräch mögliche arzneimittelbedingte Ursachen (z. B. Schlafmittel vom Benzodiazepin-Typ mit relaxierenden Eigenschaften auf die quergestreifte Muskulatur/Skelettmuskulatur) für das Sturzgeschehen ausgeschlossen werden. Auch sollte die sedierende Wirkung von Paroxetin in diesem Zusammenhang hinterfragt werden (Sturzgefahr). Weiterhin ist von Interesse, ob der Patient regelmäßig Schmerzmittel einnimmt, und wenn ja, welche. Wichtig ist auch, ob gastrointestinale Beschwerden bestehen und ob er die ASS 100 Tabletten gut verträgt.

Fragen, die Sie sich stellen könnten
- In welchem Ausmaß kann Diclofenac die Blutungsneigung weiter erhöhen?
- Stellen die COX-2-selektiven NSAR diesbezüglich eine Alternative dar?
- Schwächt Diclofenac die kardioprotektive Wirkung von ASS ab?

Antworten

Aufgrund der unspezifischen Hemmung der Prostaglandinsynthese, der damit verbundenen erhöhten Magensaftsekretion und gleichzeitig verringerten Zytoprotektion sind gastrale Ulzerationen und Blutungen insbesondere unter chronischer und hoch dosierter Einnahme (150 mg/Tag) von Diclofenac häufig. Weiterhin besteht durch die Hemmung der Plättchenaggregation ein zusätzlich erhöhtes Blutungsrisiko. Dieses wird durch die niedrig dosierte Gabe und von ASS als Thrombozytenaggregationshemmer verstärkt.

Aber auch im Zusammenhang mit der alleinigen Einnahme von SSRI ist in den letzten Jahren mehrfach über das Auftreten einer erhöhten Blutungsneigung berichtet worden. Die derzeit diskutierte biochemische Grundlage ist die Beeinträchtigung der Thrombozytenfunktion durch Hemmung der Serotoninaufnahme in die Blutplättchen. Es wurden wiederum vermehrte Blutungsereignisse im oberen Gastrointestinaltrakt (oGIT) beobachtet. Ulkusperforationen waren nicht mit der Einnahme von SSRI assoziiert. Die gleichzeitige Gabe von nichtsteroidalen Antirheumatika und SSRI erhöhte das relative Risiko für eine Blutung im oGIT überadditiv. Hingegen waren Antidepressiva wie Amitriptylin und Imipramin nur mit einem gering erhöhten relativen Risiko für ein Blutungsereignis im oGIT assoziiert.

Andere Arbeiten weisen aus, dass die Kombination eines SSRI mit einem NSAR das Risiko für Magen-Darm-Störungen um das 4fache im Vergleich zu der alleinigen Gabe von NSAR erhöht. Die Einnahme von SSRI alleine erhöht das Risiko für gastrointestinale Störungen um das 3fache im Vergleich zu Nichtanwendern.

Die Einnahme eines SSRI erhöht das Risiko für eine obere gastrointestinale Blutung deutlich, bei der Kombination mit einem NSAR steigt das Risiko nochmals erheblich an.

Selektive Hemmstoffe der Cyclooxygenase-2 (COX-2-Inhibitoren) beeinflussen nicht die Thrombozytenfunktion, sodass es nicht zu einer Verlängerung der Blutungszeit kommt. Damit stellt diese Substanzgruppe eine theoretische Alternative zu den klassischen nicht selektiven COX-Inhibitoren (z. B. Diclofenac, Indometacin) dar. Die gastrointestinale Verträglichkeit in Kombination mit SSRI wurde allerdings bisher noch nicht in Studien bewiesen. Auch müssen die bestehenden Kontraindikationen für alle kardiovaskulären Risikopatienten beachtet werden, sodass hier keine Empfehlung für die Coxibe ausgesprochen werden kann.

Damit muss auf Paracetamol als Nicht-Opioid-Analgetikum ohne antiphlogistische Eigenschaften in Kombination mit einer abschwellenden Lokaltherapie (Kühlumschläge) ausgewichen werden.

Im Gegensatz zu Ibuprofen (s. Fall 23) wird für Diclofenac keine Verringerung oder Blockierung der thrombozytenaggregationshemmenden Wirkung postuliert. Aus Sicherheitsgründen wird trotzdem die Einnahme des NSAR mindestens 1 Stunde nach Gabe der niedrig dosierten ASS-Tablette empfohlen.

Beratung
für den Arzt und das Pflegepersonal
Die Kombination von Diclofenac als NSAR und Paroxetin als SSRI kann das Risiko für obere gastrointestinale Blutungen und die Entstehung eines peptischen Ulkus erhöhen. Aufgrund der daraus resultierenden klinischen Relevanz ist diese Kombination zu vermeiden.

Aufgrund der hier vorhandenen kardiovaskulären Risiken und entsprechender Kontraindikation kann die Gabe von selektiven COX-2-Inhibitoren (Celecoxib, Etoricoxib) ohne antithrombotische Wirkung nicht empfohlen werden.

Als reines Analgetikum ohne antiphlogistische Wirkung ist Paracetamol als Analgetikum ohne antithrombotische Wirkung einsetzbar. Gleichzeitig sollte dabei eine abschwellende Therapie mittels Kühlumschlägen durchgeführt werden.

Ist die gemeinsame Verabreichung von NSAR und SSRI nicht zu vermeiden, ist unbedingt auf eine Verkürzung der Therapiedauer und/oder Dosisreduzierung des NSAR sowie auf Ausschluss von gastrointestinalen Blutungsrisiken zu achten. Beim Auftreten von gastrointestinalen Nebenwirkungen ist die interventionelle Gabe von Protonenpumpenhemmern angezeigt.

für den Patienten
Einnahme: *Paroxetin TEVA®* 30 mg, 1 Filmtablette morgens mit dem Frühstück, die Einnahme kann zusammen mit der Nahrung erfolgen.
ASS 100 HEXAL® Tabletten, die Gesamtdosis einmal am Tag nach einer Mahlzeit mit reichlich Flüssigkeit (200 ml) einnehmen.
Voltaren dispers® 50 mg Tabletten sollten als polydisperse magensaftresistente Zubereitung mit ausreichend Flüssigkeit (200 ml) vor oder zu den Mahlzeiten eingenommen werden.

Kommentar
- Derzeit gibt es keine Erkenntnisse darüber, ob bestimmte SSRI oder NSAR bei gemeinsamer Verabreichung ein niedrigeres Risiko für gastrointestinale Nebenwirkungen aufweisen.
- Eine Analyse von 101 Fällen hat gezeigt, dass gastrointestinale Blutungen bei alleiniger Gabe eines SSRI durchschnittlich nach einer 25-wöchigen Therapiedauer auftraten.

II
Pharmakokinetisch orientierte Fälle

Fall 34 — Griechischer Traubensaft

Der Typ-2-Diabetiker Dimitrios Hypersaccharos aus Griechenland legt Ihnen folgendes Rezept vor. Auf Ihr Angebot, Traubenzucker mitzunehmen, antwortet der Kunde, dass er im Fall einer Unterzuckerung lieber »griechischen Traubensaft« trinke.

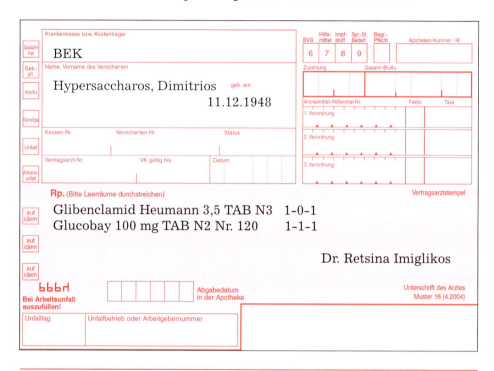

Kurzbeschreibung der Fertigarzneimittel

- **Glibenclamid Heumann® Tabl.**

Glibenclamid ist zur oralen Behandlung des Typ-2-Diabetes zugelassen, wenn Diätmaßnahmen alleine nicht ausreichen. Das Antidiabetikum vom Sulfonylharnstoff-Typ stimuliert die Insulinsekretion der Bauchspeicheldrüse. Glibenclamid vermittelt über eine Schließung ATP-abhängiger K-Kanäle eine Depolarisation der Zellmembran. Der folgende Calciumeinstrom bewirkt die Freisetzung von Insulin aus den Speichergranula der B-Zelle. Wegen der langen Halbwertszeit müssen von Glibenclamid nur 1- bis 2-mal täglich 1,75 bis 3,5 mg vor den Mahlzeiten eingenommen werden. Jedoch stecken im Wirkprofil von Glibenclamid Nachteile. Durch die verstärkte Insulinfreisetzung steigen das Hungergefühl und die Lipogenese, wobei eine Gewichtszunahme nur schwer vermeidbar ist. Die lange, dauerhafte Wirkung birgt die Gefahr von Hypoglykämien, die bei körperlicher Belastung oder zu geringer Kohlenhydratzufuhr manifest werden können.

- **Glucobay® Tabl.** (Acarbose)
Acarbose wird zur Behandlung des Typ-1- und Typ-2-Diabetes in Verbindung mit Diät eingesetzt, um postprandiale Glucosespitzen zu senken. Das Pseudotetrasaccharid Acarbose verzögert als α-Glucosidasehemmstoff den Abbau von Di-, Oligo- und Polysacchariden im Darm und damit die Resorption von Glucose. Die Einnahme erfolgt zu allen kohlenhydrathaltigen Hauptmahlzeiten in einer Dosierung von jeweils 50 bis 100 mg Acarbose. Die häufigsten Nebenwirkungen sind unangenehme Blähungen, die durch einschleichendes Dosieren vermindert werden können.

Erstes Gespräch mit dem Kunden
Beim Gespräch mit dem Kunden ergibt sich, dass dieser gelegentlich unter Hypoglykämien leidet. Diese behandele er auf unkonventionelle Weise bislang erfolgreich mit süßem griechischem Wein (Imiglikos). Die Verwendung von Traubenzucker sei daher unnötig, denn schließlich sei Wein ja die veredelte Form des Traubensaftes.

Fragen, die Sie sich stellen könnten
1. Welche Einnahme- und Ernährungshinweise könnte man diesem Typ-2-Diabetiker mitteilen?
2. Ist süßer Wein tatsächlich zur Behandlung einer Unterzuckerung bei Acarbose-Patienten geeignet?

Antworten
1. Absolute Primärmaßnahme bei Typ-2-Diabetes ist Gewichtsreduktion, da ein Typ-2-Diabetes durch konsequentes Abnehmen bei den meisten Patienten reversibel ist. Daher sollte in der Apotheke immer wieder auf folgende Notwendigkeiten hingewiesen werden:
    - Konsequente, nachhaltige Ernährungsumstellung nach den allgemeinen Regeln der Ernährungslehre
    - Kompletter Nikotinverzicht
    - Körperliche Bewegung bzw. alters- und leistungsgerechter Sport
2. Über Süßweine oder Liköre können in Einzelfällen größere Mengen an Zuckern zugeführt werden. Bis zu 350 g Restzucker pro Liter sind hierbei möglich. Beispiele solcher Süßweine sind Trockenbeerenauslesen, Tokajer, Sauternes und Moscato. Patienten mit Diabetes können bei Unterzuckerung prinzipiell auch Rohrzucker oder Rübenzucker(Saccharose)-haltige Lebensmittel verwenden. Dies gilt aber nicht für Acarbose-Patienten, da die Zuckerresorption aus Poly-, Oligo- und Disacchariden wie Saccharose gehemmt wird. Dadurch wird die notwendige schnelle Wirkung verhindert. Acarbose-Patienten sollten also bei Unterzuckerung ausschließlich Glucose verwenden. Süßer Wein enthält Fructose, Glucose und Saccharose als Hauptzuckeranteile in unbekannter Kombination und ist daher nicht zu empfehlen.
Auch Alkohol ist sehr problematisch und größere Mengen sollten von Diabetikern unbedingt gemieden werden, da Alkohol durch Hemmung der Glykogenolyse zu akuten Hypoglykämien führen kann. Die zusätzliche Einnahme von Kohlenhydraten

oder eine Reduzierung der Insulindosis kann notwendig werden. Auf jeden Fall ist der Blutzuckerspiegel engmaschig zu kontrollieren. Die Bildung von Glucose im Körper (z. B. in der Leber) beginnt nämlich beim Stoffwechselprodukt Pyruvat. Die Pyruvat-Bildung wird jedoch durch Alkohol gehemmt, da Alkohol zu einem Verbrauch von NAD$^+$ führt, das als Cofaktor der Laktatdehydrogenase (LDH) für die Bildung von Pyruvat gebraucht wird (siehe Schaubild). Stattdessen kumuliert bei Alkoholkonsum verstärkt Laktat, weshalb übrigens auch Metformin-Patienten größere Alkoholmengen unbedingt meiden sollten.

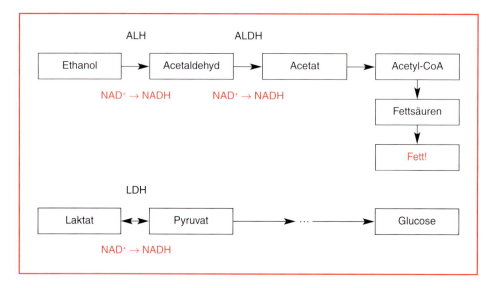

Alkohol – Metabolisierung

Beratung

Der Kunde ist über die beschriebene Problematik eindringlich aufzuklären und man sollte versuchen, den Patienten zur Verwendung von Glucose bei auftretenden Unterzuckerungen zu bewegen. Bezüglich des täglichen Ethanol-Konsums sollten wegen der beschriebenen Hypoglykämiegefahr die WHO-Empfehlungen von maximal 10 g bei Frauen und 20 g bei Männern nicht überschritten werden. Völlige Alkoholabstinenz ist hingegen bei Leberschäden und Lebererkrankungen, Epilepsie oder Hypertriglyceridämie geboten. Auch Typ-2-Diabetiker und Patienten mit metabolischem Syndrom sollten beachten, dass der Konsum von Alkohol (Energiegehalt: 30 kJ/g) die Gewichtsreduktion erschwert (siehe Schaubild).

Da die Acarbose die Glucoseresorption aus der Nahrung verzögert, muss sie zu Beginn des Essens eingenommen werden. Hier bietet sich die gut verständliche Anwendungsempfehlung »Mit dem ersten Bissen« an.

Kommentar

Der früher bei den hoch dosierten Sulfonylharnstoffen wie Carbutamid und Tolbutamid (500 mg bis 3000 mg pro Tag) immer wieder beschriebene Disulfiram-Effekt (Alkohol-Unverträglichkeit) tritt bei den heute üblichen niedrig dosierten Derivaten wie Glibenclamid oder Glimepirid nur noch in Einzelfällen auf.

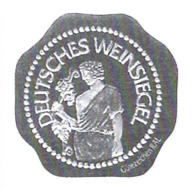

Der Zuckergehalt deutscher Weine

Der Zuckergehalt deutscher Weine lässt sich am Weinsiegel und dem Diabetes-Zertifikat der Deutschen Landwirtschafts-Gesellschaft (DLG) ablesen. Das gelbe Weinsiegel zeichnet einen Wein aus, der weniger als 4 g Restzucker pro Liter (bei höherem Säuregehalt maximal 9 g Restzucker pro Liter) enthält. Weine mit grünem Weinsiegel enthalten bis zu 18 g Restzucker pro Liter, solche mit rotem Siegel bis zu 30 g. Weine mit DLG-Zeichen beinhalten (evtl. neben anderen Zuckern) höchstens 4 g Glucose pro Liter.

Fall 35 — Probleme mit Grapefruitsaft?

Die Stammkundin Frau Pampel-Muse fragt in der Apotheke besorgt nach, weil sie etwas Wichtiges in der Apotheken-Kundenzeitschrift gelesen habe: Grapefruitsaft, den sie bereits seit über 10 Jahren regelmäßig zum Frühstück und Mittagessen gerne trinke, sei in Kombination mit ihrem Medikament gefährlich. Sie habe dort sogar eine Haifischflosse in einem Milchglas gesehen und bittet Sie um Ihren fachmännischen Rat. Dabei legt sie folgendes Rezept vor:

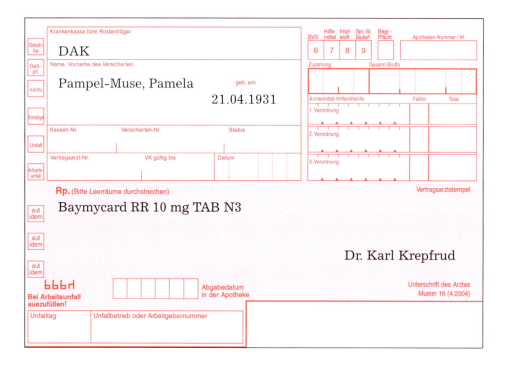

Kurzbeschreibung der Fertigarzneimittel

- **Baymycard® RR 10 mg Tabl.** (Nisoldipin)

Nisoldipin ist ein Calciumantagonist vom Dihydropyridin-Typ (Nifedipin-Typ), der zur Behandlung von essenzieller Hypertonie und stabiler Angina pectoris eingesetzt wird. Durch die Retardierung und die lange Wirkdauer von ca. 24 Stunden kann das FAM einmal täglich genommen werden. Als häufigste Nebenwirkung treten vor allem zu Beginn der Therapie Kopfschmerzen, Flush und hypotone Kreislaufregulationsstörungen auf. In seltenen Fällen sind auch Sehstörungen und Verwirrtheitszustände möglich. Da in therapeutischen Dosen eine vasoselektive Muskelerschlaffung auftritt, kann das Herz mit Reflextachykardie reagieren. In der Folge kann die Häufigkeit und Intensität von pectanginösen Zuständen paradoxerweise zunehmen, was eine gute

Therapieüberwachung nötig macht. Nisoldipin wird über CYP verstoffwechselt, wobei zahlreiche Metaboliten gebildet werden. Daher sind auch Wechselwirkungen mit anderen Arzneimitteln möglich.

Erstes Gespräch mit der Kundin
Auf Nachfragen erzählt die Kundin, dass sie das Medikament Baymycard® seit ca. 5 Jahren immer morgens eine halbe Stunde vor dem Frühstück einnehme und dieses bisher gut vertragen habe. Doch nun sei sie wegen des Grapefruitsaftes sehr besorgt, da in dem Bericht in der Kundenzeitung auch ihr FAM erwähnt worden sei.

Fragen, die Sie sich stellen könnten
1. Gibt es klinisch relevante Interaktionen zwischen Nisoldipin und Grapefruitsaft und könnte die Beschreibung der Haifischflosse im Milchglas ein Hinweis auf Sehstörungen oder Verwirrtheit sein?
2. Sollte man der Kundin empfehlen, den Grapefruitsaft künftig zu einer anderen Tageszeit zu trinken oder gar ganz darauf zu verzichten?
3. Kann das Arzneimittel gewechselt werden, wenn die Kundin nicht bereit wäre, auf ihren beliebten Grapefruitsaft zu verzichten?

Antworten
1. Interaktionen mit Grapefruitsaft und anderen Fruchtsäften sind für viele Arzneistoffe bekannt geworden, da Inhaltsstoffe aus der Pampelmuse (Flavonoide) Cytochrom-P450-Isoenzyme (vor allem CYP3A4) hemmen. So können die Plasmaspiegel anderer Pharmaka, die ebenfalls hierüber verstoffwechselt werden, deutlich steigen. Besonders bekannt ist diese Interaktion für Calciumantagonisten, Terfenadin, Ciclosporin und die meisten CSE-Hemmer (Statine). Für Nisoldipin wurden durch Grapefruitsaft sogar Plasmaspiegelerhöhungen von bis zu 406 (!) Prozent gemessen. Ein erhöhtes Auftreten von Nebenwirkungen (auch zentralnervösen) muss somit bei starkem Grapefruit-Konsum unter Umständen angenommen werden. So wurden unter erhöhten Dosen bei einigen Patienten Sehstörungen beobachtet.

   Allerdings war der Sachverhalt im vorliegenden Fall anders: Die Haifischflosse im Milchglas war Teil einer ABDA-Plakataktion, bei der vor einigen Jahren Apothekenkunden auf Wechselwirkungen zwischen Arzneimitteln und Lebensmitteln aufmerksam gemacht wurden. Ein derartiges Plakat hatte die aufmerksame Kundin gesehen.

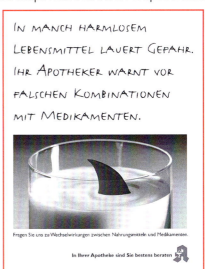

2. Diese Frage muss sehr vorsichtig und im Einzelfall individuell angegangen werden. Bei Frau Pampel-Muse liegt ein regelmäßiger, langjähriger Grapefruitsaft-Konsum vor. Die Baymycard-Therapie wurde sehr viel später begonnen (vor 5 Jahren). Möglicherweise hat der Arzt (auch ohne es zu wissen) die Nisoldipin-Dosis unter Beachtung des Grapefruitsaft-Konsums eingestellt, worauf die niedrige Tagesdosis von 10 mg hindeuten könnte. Außerdem gibt die Kundin an, dass ihr Blutdruck seit Jahren konstant eingestellt sei und dass sie das FAM gut vertrage. Eine Änderung der Trinkgewohnheiten könnte die Wirksamkeit des Calciumantagonisten durch sinkende Plasmaspiegel gefährden. Außerdem sollten Sie gerade bei alten Menschen darauf achten, nicht unnötig in die Lebensqualität einzugreifen. Wenn Sie dennoch den vollständigen Verzicht auf Grapefruit empfehlen wollen, um jegliche Plasmaspiegel-Schwankung in Zukunft zu vermeiden, sollte dies unter engmaschiger Blutdruckkontrolle erfolgen. Dabei muss die Nisoldipin-Dosis in Absprache mit dem Arzt gegebenenfalls erhöht werden.
3. Ein Wechsel des Arzneimittels erscheint unter den gegebenen Umständen nicht erforderlich.

Beratung

Überprüfen Sie durch gezieltes Nachfragen den Blutdruckverlauf, sonstige Symptome und Erkrankungen sowie den weiteren Arzneimittelgebrauch der Kundin. Wenn sich keine zusätzlichen Hinweise auf Probleme ergeben, bietet es sich an, die Patientin zu beruhigen und zu empfehlen, den Grapefruitsaft mit konsequenter Regelmäßigkeit weiter zu konsumieren. Dabei sollten weder die Trinkzeiten noch die verwendeten Produkte variieren, um auch in Zukunft eine konstant gute Verträglichkeit und Wirksamkeit des Arzneimittels zu gewährleisten. Dadurch wird die Lebensqualität der Kundin am wenigsten gemindert, was sie Ihnen angesichts ihrer Vorliebe für Grapefruitsaft danken wird.

Kommentar

- Ein derart regelmäßiger Grapefruitsaft-Konsum stellt eher eine Ausnahme dar. Normalerweise sollten Patienten mit CSE-Hemmern, Calciumantagonisten, Terfenadin oder Ciclosporin eher auf Grapefruit-Produkte verzichten.
- Immer wieder stellt sich die Frage, ob man Interaktionen über CYP-Isoenzyme durch zeitlich versetzte Einnahme verhindern könne. Hierbei geht man davon aus, dass ca. 2 bis 3 Halbwertszeiten Abstand eingehalten werden müssen. Dies ist jedoch in den meisten Fällen durch die zu lange HWZ von Arzneimitteln oder eine Retardierung nicht möglich.

Fall 36 Kachexie bei Parkinson

Herr Rigor, ein Stammkunde, den Sie seit einigen Wochen nicht mehr gesehen haben und der einen abgemagerten Eindruck macht, legt folgendes Rezept vor und bittet um eine »große Dose Powerplay® Eiweiß-Pulver«.

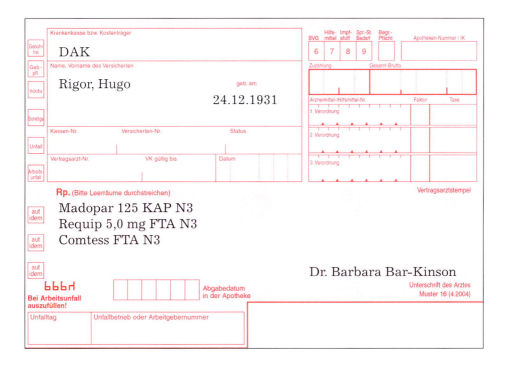

Kurzbeschreibung der Fertigarzneimittel

- **Madopar® 125 Kaps.** (100 mg Levodopa (L-Dopa) + 25 mg Benserazid)

Levodopa wird zur Behandlung der Parkinsonschen Krankheit angewendet. Bei Parkinson-Patienten entsteht durch eine degenerative Zerstörung dopaminerger Neurone in bestimmten Hirnregionen (Basalganglien, u. a. Striatum und Pallidum) ein Dopamin-Defizit, wodurch es zu einem Ungleichgewicht der Neurotransmitter Dopamin, Acetylcholin, GABA und Glutamat kommt. In der Folge entwickeln sich die typischen Bewegungsstörungen. Hierzu zählen so genannte Plussymptome wie Muskelsteifigkeit (Rigor), Zittern (Tremor) und Minussymptome wie Bewegungsarmut (Bradykinesie) und Gangunsicherheit.

Levodopa ist ein Prodrug, das nach Aufnahme über die Blut-Hirn-Schranke im Striatum durch das Enzym Dopa-Decarboxylase in die Wirkform Dopamin umgewandelt wird. Mit der individuell festzulegenden Levodopa-Tagesdosis (ca. 200 bis 750 mg) können die genannten Symptome zeitlich begrenzt gelindert werden. Als typische Nebenwirkungen dominieren vor allem bei Therapiebeginn oder bei Dosissteigerungen Übelkeit, Erbrechen und innere Unruhe (häufig) sowie Müdigkeit, Psychosen, Geschmacksstörungen, Hypotonie und Tachyarrhythmien (gelegentlich). Auch Dyskinesien können durch Levodopa ausgelöst werden. Zur Verbesserung der Bioverfügbarkeit und Reduzierung von Nebenwirkungen wird Levodopa mit dem peripher wirksamen Hemmstoff des Levodopa-Abbaus (Dopa-Decarboxylase-Hemmer) Benserazid sinnvoll kombiniert. Die kurze Wirkdauer von Levodopa (2 bis 3 Stunden) macht eine mehrfach tägliche Applikation (mind. 3- bis 4-mal täglich) erforderlich. Zur Minderung von Wirkungsschwankungen (On-off-Phänomene) durch Interaktionen mit der Nahrung (Eiweiße, Vitamin B_6) hat die Einnahme nüchtern (mindestens 2 Stunden vor den Mahlzeiten) zu erfolgen.

- **Requib® Filmtabl.** (Ropinirol)

Ropinirol ist ein Dopamin(D_2)-Agonist, der über eine Kompensation des striatalen Dopamindefizits die Beweglichkeit von Parkinson-Patienten verbessert. Dopaminagonisten gehören heute zu den Standardtherapeutika bei der Parkinsonschen Krankheit und werden entweder in Kombination mit Levodopa oder in Monotherapie eingesetzt. Dopaminagonisten gewinnen in jüngster Zeit vor allem wegen des diskutierten neurodegenerativen Potenzials von Levodopa zunehmend an Bedeutung. Die Nebenwirkungen entsprechen weitgehend denen von Levodopa. Auch Dopaminagonisten sollten ein- und ausschleichend dosiert werden. Im Unterschied zu Levodopa kann Ropinirol zur Verbesserung der gastrointestinalen Verträglichkeit (3-mal täglich) zu den Mahlzeiten eingenommen werden.

Eine weitere Indikation ist das Restless-Legs-Syndrom (RLS), bei dem ebenfalls dopaminerge Arzneimittel mit Erfolg eingesetzt werden.

- **Comtess® Filmtabl.** (Entacapon)

Entacapon ist ein nur peripher wirksamer Hemmstoff des Dopaminabbauenden Enzyms Catechol-O-Methyl-Transferase (COMT). Die Hemmung des peripheren Dopaminabbaus verbessert die zerebrale dopaminerge Bioverfügbarkeit. Da Entacapon die Blut-Hirn-Schranke nicht überwinden kann, ist das Arzneimittel nur in Kombination mit Levodopa zugelassen, wenn die Effizienz der Levodopa-Therapie nachlässt (Fluktuationen). Durch den COMT-Hemmer wird die Wirkung von Levodopa (»On-Phasen«) um ca. 40 Prozent (2 Stunden) verlängert, wodurch eine konstantere Wirkung erzielt werden kann. Die Gabe von Entacapon (200 bis 400 mg/Dosis) erfolgt gleichzeitig mit Levodopa. Zu beachten ist vor allem zu Beginn der Therapie, dass durch Entacapon die oben beschriebenen Levodopa-Nebenwirkungen verstärkt sein können. Es wird daher anfangs eine ca. 30-prozentige Dosisreduktion des Levodopa-Präparats empfohlen.

- **Powerplay®** (Proteinkonzentrat 90 Prozent)

Das nicht-apothekenpflichtige Eiweißkonzentrat wird von Sportlern zum Muskelaufbau oder nach längerer Immobilisation eingesetzt.

Erstes Gespräch mit dem Kunden
Sie erfahren, dass sich Herr Rigor für einige Wochen in der neurologischen Abteilung des Krankenhauses stationär aufhielt, da er vorher unter stark wechselnder Arzneimittelwirkung gelitten habe (On-off-Fluktuationen). Dort habe man ihn neu eingestellt und dabei die Dosis der Parkinson-Medikamente erhöht. Jetzt müsse er 5-mal täglich eine Kapsel Madopar® zusammen mit Comtess® nüchtern einnehmen. Dies habe die Wirkung zwar verbessert, aber auch starke Übelkeit und Appetitlosigkeit hervorgerufen, wodurch er, verbunden mit dem »vielen Liegen«, abgenommen und Muskelmasse verloren habe. Daher wolle er nun zum Aufbau und zur Stärkung das Eiweißkonzentrat kaufen, das ihm ein sportlicher Bekannter empfohlen habe.

Fragen, die Sie sich stellen könnten
1. Was könnte die Ursache für die On-off-Fluktuationen bei Herrn Rigor gewesen sein?
2. Ist die Kombination der Parkinson-Medikamente in Ordnung oder gibt es Wechselwirkungen, die für die Übelkeit des Patienten und die Gewichtsabnahme verantwortlich sind?
3. Was ist bei der Einnahme des Proteinpulvers zu beachten?

Antworten
1. Bei der Dauertherapie von Parkinson-Patienten mit Levodopa sind Fluktuationen (Wear-Off) mit nachlassender Wirkung (End-of-dose) und Wirkungsschwankungen (On-off) ein großes Problem. Während in der ersten Behandlungsphase bei leichten Formen der Erkrankung das Gehirn noch eine gewisse Dopamin-Pufferkapazität besitzt, geht diese im Laufe der Zeit verloren. Dadurch wird der Patient stark von der unmittelbaren Wirkung des exogen zugeführten Dopamins in Form von Levodopa abhängig. Die genauen Mechanismen für endogene On-off-Fluktuationen sind noch nicht vollständig geklärt. Diskutiert werden weiterhin eine wechselnde Dopa-Decarboxylase-Aktivität, eine verstärkte MAO-B-Aktivitiät, die auch zu einer vermehrten Bildung von Sauerstoffradikalen führt (Wasserstoffperoxid und Hydroxylradikale), und Veränderungen der Dopaminrezeptorexpression. Hierauf Einfluss zu nehmen ist schwierig, man weiß jedoch, dass möglichst konstante Wirkspiegel die On-off-Fluktuationen mindern. Dem kann man durch die Gabe von retardierten Arzneiformen oder wie im vorliegenden Fall durch häufige Applikation (6-mal täglich) gerecht werden.
Ein weiteres Problem, zu dem viele Patienten unzureichend informiert werden, stellt die Interaktion mit der Nahrung dar. Levodopa wird als Aminosäure durch einen Aminosäure-Carrier sowohl aus dem Darm aufgenommen als auch über die Blut-Hirn-Schranke transportiert. Andere Aminosäuren aus Eiweißen der Nahrung werden ebenfalls über diese Carrier transportiert und konkurrieren mit Levodopa um die Aufnahme. Je nach Art des Essens (eiweißreiche Kost) werden die effektiv im Gehirn zur Verfügung stehenden Konzentrationen um bis zu 60 Prozent gesenkt. Bei Patienten, die Levodopa mit eiweißreicher Nahrung (oder auch unmittelbar vor dem Essen!) einnehmen, kann diese Konkurrenzreaktion wesentlich zur On-off-Problematik beitragen.

2. Die verordnete Kombination von Levodopa + Dopaminagonist + COMT-Hemmer ist bei fortgeschrittener Parkinsonscher Krankheit eine gängige und sinnvolle Kombination. Bezüglich der Wechselwirkungen ist lediglich zu beachten, dass sich alle drei Wirkstoffklassen nicht nur in der Antiparkinsonwirkung, sondern auch bei den Nebenwirkungen, allen voran Übelkeit und Erbrechen, addieren. Da der Patient bereits im Krankenhaus auf die Medikation eingestellt wurde, kann davon ausgegangen werden, dass die Grundsätze der Kombinationstherapie und Dosissteigerung im Wesentlichen beachtet wurden. Da jedoch die Übelkeit dem Patienten immer noch zu schaffen macht, könnte die Dosissteigerung und/oder die Zugabe des COMT-Hemmers etwas zu rapide erfolgt sein (siehe Beratung).
3. Für das Proteinpulver gelten die genannten Levodopa-Eiweiß-Interaktionen in besonderem Maße. Die zerebrale Bioverfügbarkeit kann erheblich beeinträchtigt sein, wodurch das Auftreten unerwünschter Fluktuationen gefördert würde. Die Einnahme von Levodopa hat daher mindestens 1 Stunde vor dem Proteinpulver zu erfolgen. Zur Erleichterung der Handhabung kann das Proteinpulver zu den Mahlzeiten eingenommen werden.

Beratung

Trotz des hohen Proteinanteils kann der Kunde das gewünschte Pulver durchaus einnehmen. Er sollte darüber aufgeklärt werden, dass es zu Interaktionen zwischen Levodopa und allen eiweißhaltigen Nahrungsmitteln und Nahrungsergänzungsmitteln kommen kann. Daher ist trotz der 5-mal täglichen Applikation von Levodopa auf ausreichenden zeitlichen Abstand von mindestens 30 bis 60 Minuten zu den Hauptmahlzeiten zu achten. Das Proteinpulver sollte dabei am besten in Milch aufgelöst mit dem Essen eingenommen werden. Dadurch können relevante Wechselwirkungen mit Levodopa vermieden werden.

Da der Patient an Übelkeit leidet, bieten sich folgende Maßnahmen zur Verbesserung der Verträglichkeit der Antiparkinsonmedikamente in entsprechender Reihenfolge an:
1. Einnahme von Levodopa immer mit einem Glas Flüssigkeit und einer halben Scheibe Brot, Zwieback oder etwas Gebäck. Dies kann die Verträglichkeit etwas verbessern, ohne die Bioverfügbarkeit wesentlich zu beeinträchtigen.
2. Gabe von Domperidon (Motilium®) vor der Einnahme von Levodopa. Da Domperidon verschreibungspflichtig ist, kann über die Verabreichung nur vom Arzt entschieden werden (Rücksprache mit dem Arzt). Metoclopramid ist wegen seiner zentral antidopaminergen Wirkung kontraindiziert. Eventuell kann kurzfristig ein H_1-Antihistaminikum wie Dimenhydrinat eingesetzt werden, wobei jedoch im Rahmen der Selbstmedikation auf Nebenwirkungen wie Sedierung zu achten ist.
3. Zeitlich befristete Dosisreduktion von Levodopa bis zum Verschwinden der Übelkeit unter strenger Therapieüberwachung und falls erforderlich wieder langsame Dosissteigerung (Entscheidung durch den Arzt).

Kommentar
- Die Kundenfrage »Wann muss ich das Medikament einnehmen?« ist eine der häufigsten Fragen in der öffentlichen Apotheke. Bei allen Arzneimitteln empfiehlt es sich, missverständliche Formulierungen wie »vor dem Essen« oder »unabhängig von den Mahlzeiten« zu vermeiden und durch klare, am besten schriftliche Anweisungen wie »eine halbe Stunde vor den Mahlzeiten mit einem Glas Wasser« zu ersetzen.
- Zur Verbesserung der zentralen Bioverfügbarkeit ist eine Fixkombination aus Levodopa, dem Decarboxylasehemmer Carbidopa und dem COMT-Hemmer Entacapon (Stalevo®) zugelassen. Diese sinnvolle Kombination könnte einen wertvollen Beitrag zur Verbesserung der Patientencompliance leisten.

Fall 37 — Pille und Johanniskraut?

Die junge Frau Stress-Depri betritt die Apotheke, legt Ihnen folgendes Rezept vor und bittet um Jarsin® 750.

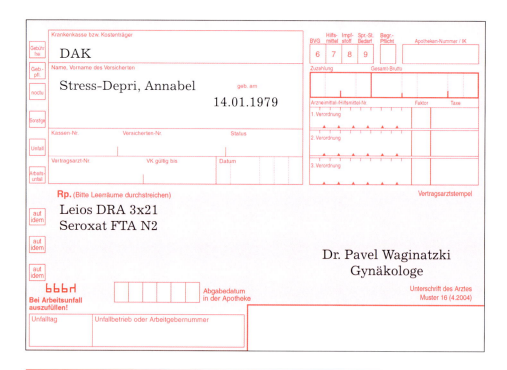

Kurzbeschreibung der Fertigarzneimittel

- **Leios® Drag.** (Ethinylestradiol 0,02 mg + Levonorgestrel 0,1 mg)
Das Kombinationspräparat ist ein als Mikropille bezeichnetes, sehr niedrig dosiertes hormonales Kontrazeptivum. Die geringe Hormonbelastung ist vor allem für junge Frauen mit geringem Körpergewicht vorteilhaft. Die Sicherheit hormonaler Kontrazeptiva mit 0,02 mg Ethinylestradiol wird immer noch als sehr hoch eingestuft. Zu den typischen Nebenwirkungen gehören vor allem zu Beginn der Therapie Übelkeit, Erbrechen, Kopfschmerzen, Gewichtszunahme und Zwischenblutungen. Auch ein erhöhtes Thromboserisiko ist für Frauen mit Krampfadern, Hypertonie und Adipositas sowie für Raucherinnen und Patientinnen mit Thrombosen in der Anamnese zu beachten.

- **Seroxat® Filmtabl.** (Paroxetin 20 mg)
Paroxetin ist ein Antidepressivum vom Typ der selektiven Serotonin-Wiederaufnahmehemmer (SSRI). Daneben wird es auch bei einigen neurotischen Störungen wie Phobien, Angst, Panik und Zwängen eingesetzt.

Als Ursache einer endogenen Depression gilt unter anderem ein zerebraler Catecholamin-Mangel (vor allem an Serotonin und Noradrenalin). Der antidepressive Wirkmechanismus von SSRIs wird mit einer Hemmung der neuronalen Serotonin-Wiederaufnahme begründet. Daraufhin kommt es zu einem komplexen Rezeptoradaptionsprozess, bei dem verschiedene Rezeptorsubtypen in unterschiedlichem Maße aktiviert oder inaktiviert werden. Die Nachweisbarkeit der Rezeptoradaption korreliert mit dem Beginn der Wirkung. Die serotinerge Wirkung ist bei Paroxetin sehr selektiv; andere Neurotransmitter und Rezeptoren werden in therapeutischer Dosis nur wenig beeinflusst. Wie bei den meisten anderen Antidepressiva, die einen solchen Wirkmechanismus aufweisen, ist der Wirkeintritt von Paroxetin für die meisten Patienten erst nach Wochen spürbar, wobei Monate bis zum Erreichen der vollen Wirksamkeit vergehen können. Daher wird bei Depressionen eine Therapiedauer von mindestens 6 bis 12 Monaten empfohlen. Paroxetin wird in der Regel einmal täglich morgens zum Frühstück eingenommen und zeigt eine antriebssteigernde Wirkung. Hierbei besteht die Möglichkeit, dass die antriebssteigernde Wirkung vor der stimmungsaufhellenden greift. Dadurch ist zu Beginn der Therapie vor allem bei gehemmt-apathischen Depressionen die Suizidgefahr erhöht. Aus Sicherheitsgründen sollte in den ersten 2 Wochen mit einer niedrigen Dosis begonnen oder initial mit Benzodiazepinen kombiniert werden.

Zu den häufigen Nebenwirkungen, vor allem zu Beginn der Therapie, gehören: Übelkeit, Mundtrockenheit, Durchfall, Schwindel, Schwächegefühle und Ejakulationsstörungen.

- **Jarsin® 750 überz. Tabl.** (Johanniskrautextrakt, 750 mg)

Johanniskraut wird bei leichten Depressionen, psychovegetativen Störungen, Angst und Unruhezuständen eingesetzt. Die Wirksamkeit bei leichten Depressionen konnte in zahlreichen Studien belegt werden. Eine Effizienz bei mittelschweren bis schweren Depressionen scheint jedoch nach aktueller Studienlage fraglich zu sein. Besonders wirksam ist der Gesamtextrakt, wobei dem Inhaltsstoff Hyperforin die Hauptwirkung zugeschrieben wird. Der antidepressive Wirkmechanismus von Johanniskrautextrakten wird mit einer Hemmung der neuronalen Serotonin-Wiederaufnahme und einer Hemmung der Monoaminooxidase (MAO) in Verbindung gebracht. Auch hier ist die stimmungsaufhellende Wirkung für den Patienten erst nach 2 bis 4 Wochen spürbar. Die Tagesdosis liegt bei 600 bis 900 mg Extrakt, wobei die Arzneiform mit Flüssigkeit zu den Mahlzeiten eingenommen werden soll. Als Nebenwirkung zu beachten ist die vor allem bei hellhäutigen Personen evidente Phototoxizität von Johanniskraut.

Da die Inhaltsstoffe von Johanniskraut Enzyminduktoren sind (CYP3A4), ist eine Wechselwirkung mit anderen, ebenfalls über CYP metabolisierten Arzneistoffen mit geringer therapeutischer Breite wie Phenprocoumon, Ciclosporin oder Hormonen zu beachten. Deren Wirkung kann durch die verstärkte Metabolisierung unter Johanniskrauttherapie abgeschwächt sein.

Erstes Gespräch mit der Kundin

Die Kundin gibt an, die Pille schon seit einigen Jahren einzunehmen, wohingegen die Verordnung von Seroxat® auf Rezept das erste Mal erfolgt sei. Vorher habe sie vom

Arzt 10 Seroxat® Dragees als Muster zur Behandlung ihrer depressiven Angstzustände bekommen. Diese habe sie zwar konsequent eingenommen, aber bislang keine ausreichende Wirkung verspürt. Im Gegenteil, jetzt seien zu allem Überfluss auch noch Nervosität und Schlafstörungen dazugekommen – »schlimmer als vorher«. Da sie sich als Studentin gerade auf eine Prüfung vorbereite, brauche sie dringend etwas zur Beruhigung. Ihre Freundin habe ihr Johanniskraut empfohlen, da sie damit sehr gute Erfahrungen beim Lernen und in der Prüfung gemacht habe. Außerdem sei dieses ja pflanzlich und damit »bestimmt harmlos«.

Fragen, die Sie sich stellen könnten
1. Gibt es Interaktionen zwischen Johanniskraut und der Pille bezüglich der kontrazeptiven Sicherheit?
2. Was könnte die Ursache der unzureichenden Wirkung des SSRI Paroxetin sein? Kann das Problem durch die Kombination mit Johanniskraut beseitigt werden oder gibt es dabei Wechselwirkungen?
3. Welche Beratungshinweise sind generell bei der Abgabe von Antidepressiva (auch Johanniskraut) zu geben?

Antworten
1. In den letzten Jahren gab es mehrere Einzelfallmeldungen von Frauen, die unter Johanniskrauttherapie trotz der Einnahme hormonaler Kontrazeptiva schwanger wurden. Ein Kausalzusammenhang wurde angenommen, da durch eine Enzyminduktion (CYP3A4) durch Johanniskraut auch andere Arzneistoffe wie Ethinylestradiol in der Pille schneller abgebaut werden. Dies könnte Zwischenblutungen oder gar eine ungewollte Schwangerschaft zur Folge haben. Eine neuere Untersuchung aus den USA, bei der kein signifikanter Abfall der Estrogenplasmaspiegel durch Johanniskraut festgestellt werden konnte, lässt jedoch an einem Kausalzusammenhang zwischen Johanniskraut und ungewollten Schwangerschaften zweifeln. Vielmehr wurde vermutet, dass die Zwischenblutungen zu einem Absetzen der Pille mit konsekutiver Schwangerschaft führten. Bei Mikropillen mit 0,02 mg Ethinylestradiol kann ein Nachlassen der Wirksamkeit nicht ausgeschlossen werden.
2. Da die Wirkung von Antidepressiva im Wesentlichen auf einer langsamen zerebralen Rezeptoradaption beruht, ist eine Latenz von mindestens zwei Wochen bis zum Wirkungsbeginn die Regel. Nebenwirkungen treten jedoch zumeist früher auf. Zu beachten ist auch, dass die bei vielen Antidepressiva vorhandene antriebssteigernde Wirkung vor der stimmungsaufhellenden Wirkung einsetzt. Dies stellt vor allem für Patienten, die sich mit Suizidgedanken tragen, eine große Gefährdung dar. Arzt und Apotheker kommt daher eine wichtige Beratungspflicht zu, auch weil die Compliance bei der Pharmakotherapie von Depressionen besonders schlecht ist. Zusammenfassend lassen sich folgende Schwierigkeiten nennen:
    1. Das Wort »Psychopharmakon« ist für viele Patienten ein äußerst unangenehmer, negativ behafteter Begriff.
    2. Im Gegensatz zur Wirkung sind Nebenwirkungen vielfach unmittelbar zu Therapiebeginn deutlich spürbar.

3. Mangelnde Information und Aufklärung durch den Arzt oder Apotheker und schlimmstenfalls sogar Abraten von der Anwendung (»Ich würde es nicht einnehmen«) können Patienten verunsichern.

Die Kombination mit Johanniskraut kann erhebliche Probleme bereiten. Es sind vielfach gegenseitige Wirkungsverstärkungen beschrieben worden, die man auch als Serotonin-Syndrom bezeichnet. Dabei können periphere Symptome wie Schwitzen, Übelkeit, Durchfall, Blutdruckstörungen und zentrale Symptome wie Verwirrtheit, Angst, Erregung und Zittern auftreten.
3. Siehe Beratung.

Beratung

Bezüglich der Beeinflussung der Pillenwirksamkeit unter Johanniskrauttherapie kann nach derzeitigen Erkenntnissen kein gesicherter Ratschlag gegeben werden. Es empfiehlt sich eine individuelle Nutzen-Risiko-Abwägung, verbunden mit dem Hinweis, dass bei anhaltenden Zwischenblutungen Rücksprache mit dem behandelnden Gynäkologen zu halten ist. Ihre Empfehlung zu zusätzlichen Schutzmaßnahmen wie Kondomen ist bis zur endgültigen Absicherung der klinischen Relevanz der Interaktion ratsam.

Die Patientin ist darauf hinzuweisen, dass die stimmungsaufhellende Wirkung von Paroxetin erst nach Wochen einsetzt. Bei zunehmender Wirkung verringert sich zumeist das Ausmaß von Nebenwirkungen. Daher sollte die Patientin trotz der schwierigen Situation (Prüfungsphase) zu Geduld in Bezug auf das verordnete Antidepressivum ermutigt werden. Von Johanniskraut sollten Sie der Kundin wegen der beschriebenen Gefahr des Serotonin-Syndroms dringend abraten. Allenfalls kann kurzfristig zur Überbrückung der Einstellphase ein anderes pflanzliches Sedativum mit Baldrianextrakt empfohlen werden. Der Arzt hat die Möglichkeit, bei besonders schwerwiegender Unruhe und Angst für die ersten Wochen der Therapie zusätzlich ein Tranquillans oder einen lipophilen β-Blocker wie Propranolol oder Metoprolol zu verordnen.

Da aus beschriebenen Gründen die Compliance bei Antidepressiva häufig besonders schlecht ist, bieten sich folgende generellen Empfehlungen für die Beratung von Patienten an:
1. Angst nehmen und sofern keine profunden Bedenken gegen die Medikation bestehen, durch zuversichtliche Haltung das Vertrauen des Patienten in die ärztliche Therapie stärken.
2. Die Patienten über mögliche Nebenwirkungen aufklären und informieren, dass sie zwar gleich eine leichte Besserung spüren können (Wahrung des Placeboeffekts), aber die Hauptwirkung des Arzneimittels erst nach einigen Wochen konstanter Therapie einsetzt.
3. Der Vorteil des »modernen« Arzneistoffs Paroxetin gegenüber den alten Antidepressiva in Bezug auf die verbesserte Verträglichkeit sollte dem Kunden zur Verbesserung der Compliance dargelegt werden.

Kommentar

- *Cave* »Fettnäpfchen«: Sie können keineswegs davon ausgehen, dass Patienten mit einer Antidepressiva-Verordnung immer unter Depressionen leiden. Neben anderen psychischen Störungen wie Neurosen, Schlaf- oder Unruhezuständen gehören auch neuropathische Schmerzen, chronische Spannungskopfschmerzen und Migräne in zunehmendem Maße zu den gängigen Anwendungsgebieten.
- Man sollte auch von der Selbstmedikation mit Johanniskraut abraten, wenn Patienten mit Ciclosporin, HIV-Proteasehemmern, Digoxin, Antidepressiva und oralen Antikoagulanzien behandelt werden. Hier wurden klinisch relevante Wirkungsverluste beschrieben.
- Das immer wieder in Zusammenhang mit hormonalen Kontrazeptiva diskutierte erhöhte Risiko für thromboembolische Komplikationen wird allgemein eher überschätzt. Jüngere Untersuchungen zeigen, dass das Risiko für venöse Thromboembolien (VTE) insgesamt nur (!) verdoppelt gegenüber Nichteinnahme war. Dies kann immer noch als niedriges Risiko interpretiert werden. Eine einzige Schwangerschaft z. B. erhöht das Risiko für VTE um den Faktor 40. Ein erhöhtes Thromboserisiko durch hormonale Kontrazeptiva ist jedoch bei Risikogruppen wie Raucherinnen oder adipösen Frauen relevant.
- Das Fachwissen von Hausärzten und Apothekern zu Psychopharmaka bzw. die Beratung von Patienten ist vielfach unzureichend. Angesichts der Tatsache, dass Statistiken zufolge jeder zweite Patient in der hausärztlichen Praxis zumindest gelegentlich an psychischen Störungen (davon 40 Prozent Depressionen) leidet, die er als behandlungsbedürftig empfindet, sollte dem Themenkomplex mehr Aufmerksamkeit geschenkt werden. Nicht wenige schwer betroffene Patienten sehen in der Verordnung des Arzneimittels einen letzten Notanker und setzen all ihre Hoffnung hinein.
Dieser Verantwortung sollte auch der Apotheker stärker gerecht werden und vor allem bei Neueinstellungen oder Umstellungen konsequent beraten und die Compliance fördern.

Fall 38   Postzosterneuralgie

Ein Ihnen unbekannter Patient betritt zum ersten Mal die Apotheke, wünscht Paracetamol 500 Tabletten, Klosterfrau Melissengeist® und für seinen Husten ACC 600 BTA. Außerdem legt er folgendes Rezept vor:

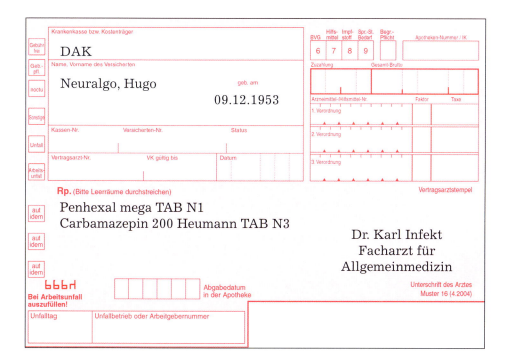

Kurzbeschreibung der Fertigarzneimittel

- **Penhexal® mega Tabl.** (Phenoxymethylpenicillin, Penicillin V)
Penicillin V ist ein β-Lactam-Antibiotikum aus der Gruppe der Oralpenicilline, das durch Hemmung der bakteriellen Zellwandsynthese bakterizid auf grampositive Keime wirkt. Es wird überwiegend bei Infektionen im HNO-Bereich eingesetzt. Der β-Lactam-Ring ist β-Lactamase-labil und kann durch chemische Interaktionen gespalten werden. Aufgrund des »bakterienselektiven« Wirkmechanismus (menschliche Zellen besitzen keine Zellwand) sind β-Lactam-Antibiotika im Allgemeinen gut verträglich; zu den häufigsten Nebenwirkungen gehören Allergien und gastrointestinale Symptome. Wegen der geringen Halbwertszeit (ca. 40 min) sollte Penicillin V 3- bis 4-mal täglich in zeitgleichen Intervallen eingenommen werden. Die Dosierung richtet sich, wie bei allen Antibiotika, nach Alter, Körpergewicht, Schweregrad und Art der Infektion.

- **Carbamazepin® 200 Heumann Tabl.**
Carbamazepin ist ein Natriumkanalblocker, der durch Hemmung spannungsabhängiger Natriumkanäle die neuronale Reizleitung reduziert. Aufgrund dieser unspezifischen Eigenschaft kann Carbamazepin bei verschiedenen Indikationen wie z. B. Epilepsie, Neuralgien oder zum Drogenentzug eingesetzt werden. Zu den wichtigsten Nebenwirkungen gehören Sedation und in hohen Dosen Herzrhythmusstörungen. Bezüglich Wechselwirkungen ist von Interesse, dass Carbamazepin zu den potenten CYP450-Enzyminduktoren (CYP3A4 und CYP2C9) gehört. Bei der gleichzeitigen Applikation von Arzneistoffen mit geringer therapeutischer Breite, die über diese Enzyme metabolisiert werden, ist entsprechend Vorsicht geboten (eventuell Dosiserhöhung).

- **Paracetamol**
Die Substanz wird als Analgetikum und Antipyretikum eingesetzt. Der genaue Wirkmechanismus ist trotz weltweit verbreiteten Einsatzes noch nicht eindeutig geklärt. Im Wesentlichen sollen Wirkungen im ZNS sowie genomische Effekte beteiligt sein. Nach neueren Erkenntnissen ist Paracetamol möglicherweise ein Prodrug, dessen Metabolit p-Aminophenol mit Arachidonsäure zu einem Addukt namens AM404 reagiert. Dieses soll dann eine Cannabis-ähnliche Wirkung haben und den Ionenkanal TRPV1 stimulieren. Vorteilhaft bei Paracetamol ist die geringe Wirkung auf die peripheren Cyclooxygenasen (COX-1 und -2) und damit auf die Bildung peripherer Prostaglandine. Dadurch kann die Verträglichkeit (z. B. Magen) in therapeutischen Dosen durchaus als gut eingeschätzt werden. Zu beachten ist jedoch die Lebertoxizität in hohen Dosen (ab ca. 0,1 g/kg KG), die im Vergiftungsfall eine ernsthafte Bedrohung für den Patienten darstellt, da Paracetamol-induzierte Leberzellnekrosen irreversibel sind. Insbesondere bei Patienten mit vorgeschädigter Leber und Alkoholikern ist dies zu beachten.

- **ACC® 600 Brausetabl.** (Acetylcystein)
N-Acetylcystein wird als Schleimlöser bei Husten eingesetzt und soll über eine Spaltung von Disulfidbrücken in Mucopolysacchariden und Glycoproteinen des Bronchialschleims das Abhusten erleichtern. Die therapeutischen Tagesdosen liegen zwischen 600 und 1200 mg. Wichtigste Nebenwirkungen sind Übelkeit, Erbrechen und Magenschmerzen.

- **Klosterfrau Melissengeist**
Es enthält ein alkoholisches Destillat ätherischer Öle mit 79 Vol.-% Ethanol und wird traditionell bei Erkältungskrankheiten, Nervosität, Kopfschmerzen und Magenbeschwerden angewendet.

Erstes Gespräch mit dem Kunden

Der Patient berichtet, dass er noch Monate nach einer durchlittenen Gürtelrose an schweren Schmerzzuständen leide (Postzosterneuralgie), die seit einigen Wochen mit Carbamazepin behandelt würden. Nun jedoch habe er sich auch noch einen grippalen Infekt mit Angina tonsillaris eingefangen, welcher die in letzter Zeit ohnehin schon wieder stärker gewordenen Schmerzen zusätzlich verschlimmert habe. Deshalb wolle er »ordentlich Paracetamol einnehmen«, da er gehört habe, dass dies ein verträgliches, sogar bei Babys eingesetztes Schmerzmittel sei, das man bedenkenlos auch mal höher dosieren könne. »Was für Kinder gut ist, kann für Erwachsene nicht schlecht sein.« Seine Mutter habe ihm zusätzlich Klosterfrau Melissengeist gegen die Erkältung empfohlen.

Fragen, die Sie sich stellen könnten

1. Ist Penhexal mit Acetylcylstein kompatibel oder könnte die Wirksamkeit des Penicillins durch den SH-Gruppen-Donator Acetylcystein beeinträchtigt werden und welche Hinweise ergeben sich für die Beratung?
2. Darf der Patient hohe Dosen Paracetamol in Kombination mit dem Enzyminduktor Carbamazepin tatsächlich einnehmen oder könnten toxische Paracetamol-Metaboliten für den Patienten gefährlich werden?
3. Könnte der Alkohol in Klosterfrau Melissengeist (79 Vol.-%) die Leberschädlichkeit von Paracetamol und Carbamazepin zusätzlich steigern?
4. Was könnte man alternativ empfehlen, wenn Paracetamol als Schmerzmittel nicht infrage kommt?

Antworten

1. Eine Inaktivierung des β-Lactam-Rings des Penicillins durch ACC wurde bislang nur in vitro beschrieben und scheint klinisch eher irrelevant zu sein. Eine zeitversetzte (> 2 Stunden) Einnahme aus Sicherheitsgründen kann jedoch nicht schaden.
2. Paracetamol ist im Allgemeinen bei therapeutischen Dosen gut verträglich und die Metabolisierung verläuft vorwiegend über Glucuronidierung und Sulfatierung (Phase-II-Metabolisierung). In hohen Dosen jedoch wird der kleine Anteil, der zu einem lebertoxischen Benzochinonimin metabolisiert wird, relevant. Dieses wird zunächst von intrazellulärem Glutathion entgiftet. Wird jedoch ab einer Paracetamol-Dosis von ca. 6 g die Entgiftungskapazität überschritten, greift das Benzochinonimin die Leber an und es entstehen Zellnekrosen. Die Vergiftung verläuft langsam und ist zunächst von unspezifischen Symptomen wie Übelkeit und Erbrechen geprägt. Nach ca. 24 Stunden nehmen die Vergiftungssymptome (Schwitzen, Krämpfe, Abdominalschmerzen) stark zu. Bei massiven Intoxikationen tritt nach ca. 3 Tagen der Tod ein, wenn keine Lebertransplantation durchgeführt werden kann. Die letale Dosis beträgt je nach Alter, Körpergewicht und Leberfunktion ca. 6 bis 20 g.
Mit Acetylcystein steht ein Antidot zur Verfügung, das allerdings nur wirksam ist, wenn es innerhalb der ersten Stunden nach Paracetamol-Intoxikation mit 300 mg/kg KG in 5-prozentiger Glucoselösung infundiert wird. Hiervon wird die Hälfte sofort und der Rest über 24 Stunden appliziert.
Im vorliegenden Fall erhält der Patient mit Carbamazepin einen potenten Enzyminduktor. Dadurch ist der oxidative Abbau von Paracetamol zum Benzochinonimin beschleunigt, was zwei Wirkungen zur Folge haben kann:
    - verminderte Wirksamkeit von Paracetamol (→ Patient wird bestrebt sein, mehr einzunehmen!);
    - erhöhte Toxizität. Bei hohen Paracetamol-Dosen wird die Interaktion klinisch relevant. In einer Studie konnte die erhöhte Toxizität von Paracetamol bei Antiepileptika-Patienten, die Carbamazepin einnehmen, eindeutig gezeigt werden.
3. Ethanol kann über eine Induktion von CYP2E1 und eine Verminderung der Glutathion-Speicher zu einer vermehrten Bildung des toxischen Chinonimins aus Paracetamol

führen. Auch hier wurde ein erhöhtes Gefährdungspotenzial von Paracetamol gezeigt. Die Einnahme größerer Alkoholmengen (in Klosterfrau Melissengeist) sollte in diesem Falle unbedingt unterbleiben.
4. Da Paracetamol als Schmerzmittel nicht infrage kommt, sind andere Alternativen wie Gabapentin, Pregabalin oder Carbamazepin zu überlegen. Wegen der schwierigen Indikation »neuropathische Schmerzen« und der möglichen Wechselwirkungen und Nebenwirkungen in der Selbstmedikation sollte man jedoch die Dauertherapie der Schmerzen einem qualifizierten Arzt überlassen. Allenfalls könnte vorübergehend für die Dauer des grippalen Infekts ein NSAR empfohlen werden, das nicht über Enzyminduktoren beeinflusst wird. Hierzu gehören ASS und Ibuprofen.

Beratung

Aufgrund der beschriebenen Probleme bieten sich folgende Empfehlungen für Ihre Beratung an: Die Einnahme von Penicillin sollte 1 Stunde vor den Mahlzeiten (beste Resorption) erfolgen, während ACC nach den Mahlzeiten mit viel (warmer) Flüssigkeit getrunken werden sollte, um den festsitzenden Schleim besser zu lösen. Bei ansonsten umstrittener Wirkung von ACC ist zumindest die dadurch erhöhte Flüssigkeitszufuhr sinnvoll (eventuell können Sie zusätzlich einen Erkältungstee empfehlen).

Die Kombination von Paracetamol in hohen Dosen mit Alkohol sollte wegen der möglichen Leberschäden gemieden werden. Die Anwesenheit von Acetylcystein sollte über das hepatotoxische Gefahrenpotenzial von Paracetamol nicht hinwegtäuschen. Schließlich benötigt ein erwachsener Mann bei Vergiftungen ca. 25 g ACC als Infusion! Da wegen der starken Schmerzen nicht davon ausgegangen werden kann, dass der Patient nur geringe Dosen Paracetamol einnimmt, kommen ASS oder Ibuprofen als kurzfristige Anwendung bei grippalen Symptomen infrage. Eine Langzeitanwendung bei Postzosterneuralgie sollte jedoch ausschließlich in Absprache mit dem behandelnden Arzt erfolgen.

Kommentar

- Bezüglich des Interaktionspotenzials von Carbamezepin durch Induktion von CYP sei angemerkt, dass es mit Oxcarbazepin (z. B. Trileptal®) und eventuell auch Eslicarbazepin (Zebinix®) gleichermaßen wirksame Alternativen gibt, die in therapeutischer Dosis kaum mit Cytochrom P450 interagieren. Dies könnte bei Patienten, die mehrere Pharmaka benötigen, ein Vorteil sein. Außerdem hat man mit Oxcarbazepin weniger Schwierigkeiten mit der Einstellung von konstanten Plasmaspiegeln, da auch der Eigenabbau nicht induziert wird.
- Auch »Epilepsie und Schwangerschaft« ist ein seit langem intensiv diskutiertes Thema, wobei man vor allem bei den älteren Antiepileptika weiß, dass sowohl die Anwendung als auch die Nichtanwendung für das Kind bzw. die Mutter ein Risiko darstellen können. Derzeit besteht die Hoffnung, dass mit neueren Antiepileptika wie Oxcarbazepin oder Levetiracetam die Raten von Missbildungen (Inzidenz bis zu 7 Prozent bei Carbamazepin) gesenkt werden kann. Oxcarbazepin wird nicht über Epoxid-Zwischenstufen abgebaut, die für das teratogene, kanzerogene und auch hepatotoxische Potenzial von Carbamazepin verantwortlich gemacht werden.

Fall 39 — Optimale Diabetes-Therapie bei Leberzirrhose

Der adipöse Herr Dick (BMI 34) legt zwei Rezepte mit Dauermedikation vor. Er habe eine Leberzirrhose und seit vielen Jahren Typ-2-Diabetes. Sein Diabetes sei relativ schwer einstellbar und Insulin wolle er nicht spritzen. Neben der verordneten Medikation nehme er noch ein- bis zweimal täglich Pantoprazol ein. Mit dem Betablocker und dem Byetta® habe er Schwierigkeiten und wünscht eine gute Beratung. Der Patient wirkt ausgesprochen gut informiert und wissbegierig.

Rezept 1:
BEK — Dick, Dietmar, geb. am 02.04.1959

Rp.	Dosierung
Amaryl 1 mg TAB N2	bei Bedarf
Byetta 10 µg FP 60 ED N3	1-0-1
L-Thyroxin Henning 75 mg N3	1-0-1

Dr. Cora Confusalia

Rezept 2:
BEK — Dick, Dietmar, geb. am 02.04.1959

Rp.	Dosierung
Lactulose ratio SIR 1000 ml 3 OP	30-0-30
Silymarin forte-ct	1-1-1
Propranolol TAB 40 mg N3	$\frac{1}{2}$-0-$\frac{1}{2}$

Dr. Cora Confusalia

Kurzbeschreibung der Fertigarzneimittel

● **Amaryl®** (Glimepirid)
Glimepirid ist zur oralen Behandlung des Typ-2-Diabetes zugelassen, wenn Diätmaßnahmen alleine nicht ausreichen. Das Antidiabetikum vom Sulfonylharnstoff-Typ stimuliert die Insulinsekretion der Bauchspeicheldrüse. Glimepirid vermittelt über eine Schließung ATP-abhängiger K-Kanäle eine Depolarisation der Zellmembran. Der folgende Calciumeinstrom bewirkt die Freisetzung von Insulin aus den Speichergranula der B-Zelle. Darüber hinaus werden extrahepatische Effekte diskutiert. Glimepirid wird einmal täglich von 1 mg bis 6 mg (einschleichend) zur ersten Hauptmahlzeit des Tages eingenommen. Hauptnebenwirkung ist eine Gewichtszunahme. Durch die verstärkte Insulinfreisetzung steigen das Hungergefühl und die Lipogenese. Die lange, dauerhafte Wirkung birgt eine Hypoglykämiegefahr, die bei körperlicher Belastung oder geringer Kohlenhydratzufuhr weiter erhöht ist. Schwere Leberinsuffizienz stellt eine Kontraindikation dar, da hier die Biotransformationskapazität begrenzt ist und die Fähigkeit zur schnellen Gluconeogenese vermindert sein kann. Ein weiteres Problem bei Leberpatienten ist die hohe Plasmaeiweißbindung des Glimepirids (> 99%), da Plasmaeiweiße wie Albumin in der Leber gebildet werden.

● **Byetta®** (Exenatid)
Das Inkretinmimetikum Exenatid wirkt wie das physiologische Darmhormon Glucagon-Like-Peptide-1 (GLP-1). Dieses wird nach jeder Mahlzeit freigesetzt und verstärkt über den GLP-1-Rezeptor die glucoseabhängige Insulinfreisetzung. Von Exenatid werden zweimal täglich 5–10 µg binnen 60 Minuten vor den Mahlzeiten mit einem Fertigpen (insulinähnlich), appliziert. Im Gegensatz zu Sulfonylharnstoffen birgt die Therapie mit Byetta® kein eigenständiges Hypoglykämie-Risiko, allerdings muss die Dosis von Sulfonylharnstoffen (hier Glimepirid) in der Kombinationstherapie abgesenkt werden, da es in klinischen Studien mit beiden Arzneistoffen eine massive Zunahme von Hypoglykämien gab. Weitere Effekte sind eine verminderte Glucagon-Freisetzung sowie eine Verzögerung der Magenentleerung. Dies führt leider auch dazu, dass Arzneimittel in ihrer Bioverfügbarkeit bei gleichzeitiger Einnahme behindert werden. Andere Arzneimittel sollten daher mindestens 1 Stunde vor oder mindestens 4 Stunden nach Anwendung von Byetta® eingenommen werden. Weitere Probleme der Therapie bestehen sehr häufig in Übelkeit, Erbrechen und Durchfall. Eine sehr wichtige Nebenwirkung, deretwegen im Jahr 2008 ein Stufenplanverfahren von der Zulassungsbehörde eingeleitet wurde, ist die gelegentlich auftretende Pankreatitis. Diese äußert sich durch starke Schmerzen im Oberbauch und hohes Fieber. Bei Anzeichen einer Pankreatitis ist das Arzneimittel sofort abzusetzen.

● **L-Thyroxin**
Die Gabe von Schilddrüsenhormonen dient der lebenslangen Substitution einer Hypothyreose jeglicher Genese oder der Strumatherapie. Die Hauptwirkform ist Liothyroxin (Triiodthyronin, T_3), das aus T_4 durch enzymatische Abspaltung (Deiodase) von einem Molekül Iod bedarfsgerecht gebildet wird. T_3 bindet an intrazelluläre Strukturen (vor allem im Zellkern) und steuert so die Transkription von Genen und die Bildung wichtiger Funktionsproteine. Dabei werden der Stoffwechsel sowie die Herz- und Ge-

hirnfunktionen aktiviert. L-Thyroxin hat eine Halbwertszeit von 7 Tagen, wobei die Plasmaspiegel bei einmal täglicher Gabe relativ konstant bleiben. Die Applikation sollte entsprechend dem natürlichen Sekretionsmaximum (ca. 4 bis 6 Uhr) morgens erfolgen. Physiologische Dosen sind im Allgemeinen gut verträglich. Bei Überdosierung kann es zu Hyperthyreose-Symptomen wie Herzrasen, Hyperglykämie, Unruhe, Schwitzen, Zittern, Gewichtsabnahme und Schlafstörungen kommen. Daher ist bei Patienten mit Herzerkrankungen wie KHK, Rhythmusstörungen oder Herzinsuffizienz besondere Vorsicht bei der Einstellung und Therapie geboten.

● Lactulose

Lactulose wird in diesem Fall zur Behandlung der hepatischen (portocavalen) Enzephalopathie eingesetzt. Hier liegt eine Ammoniak-induzierte Schädigung des Gehirns zugrunde. Bei Lebererkrankungen wie Leberzirrhose, Fettleber oder Hepatitis kann die Leber das im Stoffwechsel von menschlichen Zellen und das im Darm von Bakterien gebildete Ammoniak nicht mehr ausreichend entgiften. Dieses neurotoxische Gas liegt im Blut gelöst vor und kann durch die Blut-Hirn-Schranke diffundieren. Es kommt dann zu einer Schädigung verschiedener Hirnregionen mit teilweise tödlichem Ausgang. Lactulose, ein Disaccharid aus Fructose und Galactose, wird im Dickdarm durch hydrolytische Spaltung in kurzkettige organische Säuren (Essigsäure, Propionsäure und Buttersäure) überführt. Dadurch sinkt der pH-Wert und vorhandenes Ammoniak im Darmlumen wird zu nicht resorbierbarem NH_4^+ entgiftet. Damit wird eine Reduktion der Blutammoniak-Konzentration um bis zu 50 Prozent erreicht. Als Zusatzmechanismus wird diskutiert, dass Ammoniak aus dem Blut direkt in den sauren Darminhalt übertritt und dass die Zahl der ammoniakproduzierenden (proteinolytischen) Bakterien durch Lactulose zugunsten von saccharolytischen Bakterien vermindert wird.

● Silymarin forte-ct® (Silymarin)

Silymarin (hier 167 mg/Kapsel) ist zugelassen zur unterstützenden Behandlung bei chronisch entzündlichen Lebererkrankungen, Leberzirrhose und toxischen Leberschäden. Die Einnahme erfolgt zwei- bis dreimal täglich peroral. Die Wirkweise von Silymarin ist auf zellulärer Ebene gut untersucht. Durch Radikalfänger-Eigenschaften wird der pathophysiologische Prozess der für die Zerstörung von Leberzellmembranen verantwortlichen Lipidperoxidation verhindert. Zusätzlich erfolgen in bereits geschädigten Leberzellen durch Silymarin eine Stimulierung der Proteinsynthese und eine Normalisierung des Phospholipidstoffwechsels. Insgesamt wird die Zellmembran dadurch stabilisiert und ein Verlust von gelösten Zellbestandteilen (z. B. Transaminasen) aus den Leberzellen vermindert. Hepatotoxische Substanzen (z. B. Gifte des Knollenblätterpilzes) werden durch Silymarin am Eintritt in die Zelle gehindert. Die Steigerung der Proteinsynthese durch Silymarin beruht auf einer Stimulierung der im Zellkern lokalisierten RNA-Polymerase-I-Aktivität, die zu einer erhöhten Bildung von ribosomaler RNA führt. Als Folge davon werden Struktur- und Funktionsproteine (Enzyme) vermehrt synthetisiert. Insgesamt werden dadurch Reparationskapazität und Regenerationsfähigkeit der Leber erhöht.

Leider ist die klinische Datenlage bei den beanspruchten Indikationen weniger überzeugend als die Theorie.

- **Propranolol**

Propranolol ist ein unselektiver Betablocker (β_1 und β_2). Die Indikationen sind arterielle Hypertonie, Koronare Herzkrankheit, tachykarde Herzrhythmusstörungen, Reinfarktprophylaxe, hyperkinetisches Herzsyndrom (so genannte funktionelle Herzbeschwerden), essenzieller Tremor, Migräneprophylaxe, primäres Angstsyndrom und Hyperthyreose. Steady-State-Dosen liegen bei 2- bis 3-mal täglich 40 bis 80 mg (einschleichend). Bei kardialen Indikationen wurde Propranolol zurecht immer mehr durch β_1-prävalente Betablocker ersetzt. Therapeutisch geschätzt wird jedoch die gute Gewebegängigkeit von Propranolol, vor allem bei extrakardialen Indikationen, die mit der hohen Lipophilie der Substanz erklärt werden kann. Zu den Nebenwirkungen gehören Bronchokonstriktion mit Dyspnoe (insbesondere bei bestehenden obstruktiven Atemwegserkrankungen) und Durchblutungsstörungen, die sich in Parästhesien, Kribbeln, Kältegefühlen in den Akren bzw. Extremitäten und Impotenz äußern können. In Bezug auf Diabetiker ist es wichtig zu wissen, dass eine Blockade von β_2-Rezeptoren die endogene Glucose-Mobilisation der Leber und der Muskulatur vermindert. Außerdem hemmen Betablocker die typischen Warnsymptome einer Unterzuckerung wie Tremor, Heißhunger und Herzrasen. Schwitzen wird jedoch verstärkt. Hierauf ist der Patient zwecks rechtzeitiger Erkennung hinzuweisen.

Erstes Gespräch mit dem Kunden

Der Patient (Körpergröße: 1,68, Gewicht: 95 kg, BMI: 34) gibt an, seit vielen Jahren an einer Leberzirrhose zu leiden, deren Pathogenese angeblich ungeklärt sei. Zudem habe er einen verhaltensbedingten Typ-2-Diabetes. An der notwendigen Gewichtsreduktion versuche er sich seit Jahren vergeblich und die Therapie des Diabetes sei schwierig. Viele Antidiabetika seien schließlich bei Leberzirrhose kontraindiziert. Eine vorübergehende Therapie mit Glitazonen sei wegen ansteigender Leberwerte wieder abgesetzt worden und Metformin komme bei ihm ja wohl gar nicht erst infrage. Seit der ersten Verordnung von Byetta® vor 3 Monaten leide er häufiger an massiven Unterzuckerungen. Der Betablocker, der zur Senkung des Pfortaderdrucks eingesetzt werde, mache ihm dabei das Leben besonders schwer. Zwar sei der heute beim Arzt gemessene HbA_{1c}-Wert mit 6,8 erstmals unter den Zielwert von 7 gefallen (dank Byetta®), allerdings seien die Leberwerte durch Byetta® angestiegen. Zudem habe sich sein Pantoprazol-Verbrauch seit der Anwendung von Byetta® erhöht und außerdem habe der Arzt ihm Angst vor einer möglichen Bauchspeicheldrüsen-Entzündung gemacht. Nun sei er verunsichert und suche nach einer guten Alternative, da der Arzt keine richtige Idee gehabt habe, abgesehen von einer Absenkung der Glimepirid-Dosis von 2 auf 1 mg.

Fragen, die Sie sich stellen könnten

1. Was könnte die Probleme des Patienten inklusive der Hypoglykämien verursachen?
2. Beeinflussen Schilddrüsenhormone den Glucosespiegel?
3. Gibt es eine für die Probleme des Patienten geeignete Optimierung der Diabetes-Therapie?

Antworten

1. Hypoglykämien werden im vorliegenden Fall von mehreren Faktoren begünstigt. Einerseits ist der additive blutzuckersenkende Effekt von Glimepirid und Exenatid zu beachten. Andererseits verfügt der Patient wegen seiner Leberzirrhose vermutlich über eine verminderte Gluconeogenese-Fähigkeit. Der Betablocker reduziert die Möglichkeit der sympathogenen Glucosemobilisation im Gewebe und beeinträchtigt die Warnsymptomatik. Als unselektiver Betablocker ist er besonders ungeeignet und sollte bei Diabetikern wenn möglich durch einen kardioselektiven Betablocker ersetzt werden. Ein weiteres Problem kann in der Anwendung von Glimepirid bei Bedarf liegen. Eine Dauermedikation in niedriger Dosis wäre hier ratsamer. Auch für den erhöhten Pantoprazol-Verbrauch kommt die Verordnung von Byetta® infrage. Gastropathien sind als Diabetes-Folgeschäden nicht ungewöhnlich. Sie sind wegen der Verzögerung der Magenentleerung (erhöht die Säuresekretion) für die Anwendung des Inkretins eine relative Kontraindikation. Zu beachten ist auch die veränderte Bioverfügbarkeit anderer Arzneimittel.
2. Schilddrüsenhormone wie L-Thyroxin steigern die Gluconeogenese und Glykogenolyse sowie die Reabsorption von Glucose in der Niere. Die Glucose-induzierte Insulinsekretion wird durch Schilddrüsenhormone vermindert. So kann prinzipiell durch die Gabe von Schilddrüsenhormonen die Wirkung von Antidiabetika vermindert sein und jede relevante Dosisveränderung im Bereich der Thyroxin-Gabe erfordert eine engmaschigere Blutzuckerkontrolle mit eventueller Dosisanpassung der Antidiabetika. Eine euthyreote Einstellung mit Schilddrüsenhormonen hat jedoch keinen Einfluss auf die Wirkung der Antidiabetika. Im vorliegenden Fall ist wegen der Dauertherapie eine Beteiligung von L-Thyroxin an den Problemen des Patienten unwahrscheinlich.
3. Die Einnahme von Byetta® erscheint wegen der Vielzahl der beschriebenen Probleme für den Patienten ungeeignet. Mittel der ersten Wahl bei schwer einstellbaren Typ-2-Diabetikern, insbesondere Patienten mit Leber- oder Niereninsuffizienz, ist die Gabe von Insulin. Alternativ käme der Austausch gegen ein orales Inkretin aus der Gruppe der Dipeptidyl-Peptidase-4(DPP-4)-Inhibitoren infrage. Durch die Hemmung der DPP-4 wird der proteolytische Abbau von GLP-1 verhindert. Es steht mehr intaktes GLP-1 zur Verfügung. Zur Verfügung stehen derzeit Sitagliptin (Januvia®, Xelevia®), Saxagliptin (Onglyza®) und Vildagliptin (Galvus®). Für Patienten mit Leberfunktionsstörungen ist jedoch nur Sitagliptin zugelassen. Bei Saxagliptin ist die Anwendung, nicht bei leichter Leberinsuffizienz, unter Vorsicht möglich und für Vildagliptin gibt es Hinweise auf eine Hepatotoxizität. Es sollte daher nicht angewendet werden. Metformin ist wegen der erhöhten Gefahr für eine Laktatazidose bei Leberinsuffizienz wie auch bei Niereninsuffizienz und allen Zuständen, die zu Hypoxie führen können, kontraindiziert. Eine offensichtlich bereits vorgenommene Reduzierung der Amaryl®-Dosis auf 1 mg ist ebenfalls eine sinnvolle Maßnahme zur Reduktion des Hypoglykämie-Risikos. Ob dabei andererseits der HbA_{1c}-Zielwert von < 7 noch gehalten werden kann, ist fraglich. Ein Austausch des Propranolols gegen einen bei Diabetikern weniger problematischen $β_1$-prävalenten Betablocker wie Bisoprolol ist trotz der speziellen Indikation (Senkung des Pfortaderdrucks) unbedingt zu prüfen. Nach derzeitiger Datenlage ist Propranolol hier nicht unbedingt wirksamer als andere

Betablocker. Die Verordnung von Propranolol erscheint daher bei diesem Patienten aufgrund des gegenüber einem kardioselektiven Betablocker erhöhten Hypoglykämie-Risikos nicht gerechtfertigt.

Beratung
Richtige Ernährung des Patienten
Zunächst sollte der Patient nochmals eindringlich auf die notwendigen diätetischen Maßnahmen, absolute Alkoholkarenz und ausreichend körperliche Aktivität hingewiesen und dementsprechend beraten werden. Für die Ernährung dieses Diabetikers gilt vor allem: weniger stark postprandial anflutende Kohlenhydrate. Für den Patenten lässt sich das in der einfachen Fünfer-Regel am besten realisieren: weniger süß, weniger Brot, weniger Kartoffeln, weniger Nudeln und weniger Reis. Dabei sollte gleichzeitig der Anteil der Ballaststoffe erhöht werden. Auch die Hinzunahme von Acarbose (Glucobay®), dreimal täglich 50 bis 200 mg einschleichend und immer mit dem ersten Bissen jeder kohlenhydrathaltigen Hauptmahlzeit, stellt eine therapeutische Zusatzoption dar. Wichtig: Bei einem Erfolg diätetischer Maßnahmen ist immer an eine Dosisreduktion der Antidiabetika zu denken.

Hinweise zu Byetta®
Wenn die bestehende Medikation mit Byetta® fortgesetzt wird, ist auf einen ausreichenden Zeitabstand zu den anderen Arzneimitteln hinzuweisen (siehe oben). Dies dürfte aufgrund der vielfältigen Medikation des Patienten naturgemäß schwerfallen. In Bezug auf Byetta® empfiehlt es sich, den Patienten auf die (seltene) Nebenwirkung einer akuten Pankreatitis hinzuweisen und diesem die Symptome, wie starke Schmerzen im Oberbauch und hohes Fieber, zu nennen. In diesem Fall ist Exenatid sofort abzusetzen und ein Arzt aufzusuchen.

Rücksprache mit dem Arzt
Die Anweisung »Glimepirid nach Bedarf« ist für einen Patienten mit Hypoglykämie-Problemen ungeeignet. Hier wäre zunächst zu hinterfragen, was der Hintergrund einer derartigen Anweisung ist und nach welchem Parameter der Patient die Dosis und den geeigneten Einnahmezeitpunkt selbst bestimmen soll. Die unpräzise Dosisanweisung sollte durch Angabe exakter Einnahmezeitpunkte ersetzt werden. Bezüglich einer möglichen Veränderung der Medikation kann Rücksprache mit dem verordnenden Arzt gehalten werden. Allerdings ist die Kontraindikation des Patienten (Leberinsuffizienz) bei der Auswahl von geeigneten Alternativ-Arzneimitteln immer zu beachten. Dies gilt übrigens auch bei etwaiger Selbstmedikation. Hierauf ist der Patient hinzuweisen.

Kommentar
- Der Patient wurde nach Rücksprache mit dem Arzt einige Wochen später auf eine Insulin-Therapie umgestellt. Sowohl Glimepirid als auch Byetta® wurden abgesetzt.
- Als neues GLP-1-analoges Inkretin wurde Ende 2009 Liraglutid (Victoza®) eingeführt. Die gegenüber dem natürlichen GLP-1 deutlich verlängerte Halbwertszeit erreicht man bei Liraglutid durch eine Veresterung mit der C16-Fettsäure Palmitinsäure. Be-

worben werden eine nur noch einmal tägliche, uhrzeit- und nahrungsunabhängige Applikation und die im Vergleich zu Exenatid signifikant stärkere HbA_{1c}-Spiegel-Senkung in einer Vergleichsstudie. Allerdings war die eingesetzte Tagesdosis auch neunmal höher. Durch die höhere Homologie von Liraglutid mit dem menschlichen GLP-1 könnten immunologische Entzündungsreaktionen gegenüber dem Fremdprotein seltener sein. Die Inzidenz der Antikörperbildung war in einer Studie mit 8,6 Prozent bei Liraglutid im Vergleich zu 43 Prozent bei Exenatid deutlich vermindert. Ob sich die postulierte bessere Wirkung und das geringere Auftreten von Bauchspeicheldrüsen-Entzündungen auch in der Praxis bestätigen, bleibt abzuwarten.

Fall 40 — Transportprotein (Hemmung)

Ein 71-jähriger Patient leidet seit Jahren an einer chronischen Herzinsuffizienz und nimmt deshalb regelmäßig Lanitop® Tabletten ein. Aufgrund eines anhaltenden akuten pulmonalen bakteriellen Infektes im Rahmen einer virusbedingten Erkältungskrankheit erhält er bereits seit 10 Tagen das Makrolidantibiotikum Clarithromycin. Am Sonntag sucht er den Notdienst des Krankenhauses auf und klagt über Schwindel, Farbensehen, Übelkeit und »Herzstolpern«.

Arzneimittelanamnese

Datum:
Name: **N.N.**　　　Alter: **71**　　☐ Niereninsuffizienz　☐ Raucher
Pat.-Nr.:　　　　　　　　　　　　☐ Leberinsuffizienz　☐ Adipositas

Derzeitige Medikation	Aktuelle Dosierung
1. Lanitop Tabl.	1½-0-0-0
2. Klacid Pro Filmtabl. 250 mg	1-0-0-1

Kurzbeschreibung der Fertigarzneimittel

- **Lanitop® Tabl.** (Metildigoxin)

Metildigoxin ist ein mittellang wirkendes herzwirksames Digitalisglykosid. Der kardiale Effekt ist gekennzeichnet durch eine positive inotrope, positiv bathmotrope sowie eine negativ chronotrope und negativ dromotrope Wirkung.
Orale Bioverfügbarkeit: 85 Prozent.
Zeit bis zur maximalen Plasmakonzentration nach oraler Gabe: 60 bis 90 Minuten.
Eliminationshalbwertszeit: 50 Stunden.
Metabolisierung/Exkretion: Metildigoxin wird zu 60 Prozent in der Leber zu Digoxin demethyliert, das überwiegend renal eliminiert wird. Nur ein geringer Dosisanteil zirkuliert im enterohepatischen Kreislauf.
Indikationen: Hämodynamisch wirksame Herzinsuffizienz, insbesondere tachykarde Formen, Tachyarrhythmie bei Vorhofflimmern/Vorhofflattern.
Dosierung: Die Einleitung einer Therapie durch mittelschnelle Aufsättigung erfolgt durch eine 3-tägige orale oder i.v.-Gabe von 0,3 mg, anschließend beträgt die Erhaltungsdosis 0,15 bis 0,3 mg/d. Langsame Aufsättigung erfolgt durch die tägliche Gabe der Erhaltungsdosis. Bei eingeschränkter Nieren- und Leberfunktion ist die Dosis zu reduzieren und der Kreatinin-Clearance anzupassen. Kinder: Dosierung nach Alter und Körpergewicht.

- **Klacid® Pro Filmtabl.** (Clarithromycin)
Clarithromycin ist das 6-O-Methylderivat des Erythromycins. Es ist säurestabiler und weist mit 55 Prozent eine höhere orale Bioverfügbarkeit auf. Die Eliminationshalbwertszeit ist dosisabhängig und liegt bei 4 bis 11 Stunden (250 bis 1200 mg). Die Dosierung beträgt, je nach Schwere der Infektionen, 2-mal 250 bis 500 mg/Tag p. o. Die Einnahme kann unabhängig von der Nahrung erfolgen. Eine wichtige Indikation stellt die Eradikation von Helicobacter pylori im Rahmen der Tripeltherapie mit Metronidazol und Omeprazol dar. Dadurch sind in letzter Zeit die Resistenzraten für die Gruppe der Makrolidantibiotika deutlich angestiegen.

Erstes Gespräch mit dem Arzt und dem Pflegepersonal
Die vom Patienten beschriebenen typischen Symptome einer Digitalis-Überdosierung können die Folge einer Arzneimittelwechselwirkung mit dem Makrolidantibiotikum Clarithromycin sein.

Fragen, die Sie sich stellen könnten
Wie lassen sich diese offensichtlich durch Clarithromycin verursachten Überdosierungserscheinungen erklären und welche Gegenmaßnahmen sind sinnvoll?

Antworten
Die Einnahme von Makrolidantibiotika kann bei 10 bis 15 Prozent der digitalisierten Patienten bereits nach einigen Tagen zu einer verstärkten Digoxin-Wirkung mit der Gefahr einer Intoxikation führen. Dabei stehen Herzrhythmusstörungen im Mittelpunkt der Symptome. Übelkeit, Schwindel, Müdigkeit, Farbensehen und Gesichtsfeldausfälle sind weitere typische Anzeichen.

Durch Makrolide steigt der Serumspiegel von Digoxin. Dieses wurde bislang der Abtötung des Darmbakteriums Eubacterium lentum zugeschrieben. Der Keim baut einen Teil des herzwirksamen Glykosids bereits im Darm ab, sodass die Abtötung zu erhöhten Serumspiegeln führen kann. Aber nur bei wenigen Patienten kommt dieses Bakterium im Dickdarm vor.

Nach neusten Untersuchungen ist die Hemmung des intestinalen P-Glykoproteins durch die Makrolide der wahrscheinlich bedeutendere Effekt für das Ansteigen der Digoxin-Serumspiegel. P-Glykoprotein (P-gp) ist in der apikalen/luminalen Membran zahlreicher Epithel- und Endothelzellen lokalisiert und entfernt Wirkstoffe aus dem Zellplasma und/oder aus der apikalen Membran. Die physiologische Funktion von P-gp ergibt sich somit offenbar in der Abwehr von Xenobiotika. Die Transporteffekte sind mit denen der Biotransformation vergleichbar.

Beratung
für den Arzt
Bei digitalisierten Patienten, die mit Makrolidantibiotika behandelt werden, soll verstärkt auf Überdosierungserscheinungen durch das herzwirksame Glykosid geachtet werden. Bei der relativ hohen Erhaltungsdosis von 1½ Tabletten ist eine Dosisreduktion in Erwägung zu ziehen. Der Wechsel des Antibiotikums kann unter der Annahme, dass die Hemmung des P-Glykoproteins die entscheidende Bedeutung hat, sinnvoll sein. Nach vorliegenden Untersuchungen tritt die Interaktion bei Amoxicillin möglicherweise nicht auf.

für den Patienten
Der Patient soll auf die beschriebenen Überdosierungssymptome hingewiesen werden. Tritt durch die eingeleiteten Maßnahmen keine Besserung auf, so ist umgehend der Arzt aufzusuchen.

Einnahme: *Clarithromycin* Tabletten können unabhängig von der Nahrung eingenommen werden.
Metildigoxin soll nach der Mahlzeit eingenommen werden.

Kommentar
Es besteht eine höhere Glykosidempfindlichkeit bei älteren Patienten sowie bei vorliegender eingeschränkter Nierenfunktion, Hypothyreose, Hypoxie, Störungen des Säure-, Basen- und Elektrolythaushaltes sowie bei Myokarditis und frischem Herzinfarkt. Diese Patienten müssen besonders überwacht und reduziert dosiert werden.

Weitere wichtige Interaktionen
- Grapefruitsaft, Azolantimykotika sowie Moxifloxacin sind Inhibitoren; Johanniskraut, Lovastatin, Atorvastatin, Simvastatin, L-Thyroxin und Rifampicin sind Aktivatoren des P-Glykoproteins. Die Interaktionen zwischen Inhibitoren und Induktoren des P-Glykoproteins mit Digoxinderivaten sind als unbedingt klinisch relevant anzusehen.
- Auch die gleichzeitige Einnahme von Tetracyclinen kann in 10 bis 15 Prozent der Fälle durch Hemmung Digoxin-abbauender Darmbakterien zu toxischen Digoxin-Konzentrationen führen.

Fall 41 — Resorption (Chelatbildung)

Eine 47-jährige Patientin zieht sich bei ihrem stationären Aufenthalt eine komplizierte Harnwegsinfektion zu. Diese ist vermutlich bedingt durch die notwendig gewordene Katheterisierung. Aufgrund der multiresistenten Keime in der Klinik erfolgt die Behandlung nach Antibiogramm mit Ciprofloxacin. Aufgrund einer chronischen Magenübersäuerung mit einer Refluxproblematik nimmt sie Riopan® Magengel ein.

Arzneimittelanamnese

Datum:
Name: N. N.   Alter: 47   ☐ Niereninsuffizienz   ☐ Raucherin
Pat.-Nr.:   ☐ Leberinsuffizienz   ☐ Adipositas

Derzeitige Medikation	Aktuelle Dosierung
1. Ciprodura 250 mg Filmtabl.	1-0-1-0
2. Riopan Magengel	1-1-1-1

Kurzbeschreibung der Fertigarzneimittel

● **Ciprodura® 250 mg Filmtabl.** (Ciprofloxacin)
Das zur Gruppe der Fluorochinolone gehörende Breitspektrumantibiotikum Ciprofloxacin wirkt durch die Hemmung der DNA-Gyrase bakterizid.
Orale Bioverfügbarkeit: 75 Prozent.
Zeit bis zur maximalen Plasmakonzentration nach oraler Gabe: 1 Stunde.
Eliminationshalbwertszeit: 3 bis 5 Stunden, bei Niereninsuffizienz ist eine Dosisanpassung erforderlich.
Metabolisierung/Exkretion: Ciprofloxacin wird im Wesentlichen unverändert ausgeschieden, wobei der größere Anteil renal eliminiert wird.
Indikation: Komplizierte und unkomplizierte Infektionen, die durch Ciprofloxacin-empfindliche Erreger hervorgerufen werden, insbesondere Infektionen der Harnwege, des Bauchraums, der Haut- und Weichteile sowie der Knochen und Gelenke.
Dosierung: In Abhängigkeit von der Art und Schwere der Infektion 2-mal 250 bis 750 mg/Tag.

● **Riopan® Magengel 1600 mg** (Magaldrat)
Das Antacidum Magaldrat (Aluminium-Magnesium-Hydroxid-Monohydrat) wirkt weitgehend durch die Neutralisierung von Magensäure. Es besteht ebenfalls eine dosis- und pH-abhängige Bindung von Gallensäuren und Lysolecithin. Es gibt tierexperimentelle Hinweise auf eine zytoprotektive Wirkung. 1600 mg Magaldrat neutralisieren 45 mval Salzsäure.

Magaldrat selbst wird nicht aus dem Magen-Darm-Trakt resorbiert, jedoch ein Teil der im Neutralisationsprozess freigesetzten Aluminium- und Magnesium-Ionen. Aluminium-Ionen bilden mit Phosphat, Carbonat und Fettsäuren Komplexe, die mit dem Stuhl ausgeschieden werden. Die verbleibende Aluminium-Resorption führt zu einer passageren Erhöhung der Aluminium-Serumkonzentration, die sich nach Absetzen in drei bis vier Tagen wieder normalisiert. Aluminium-Ionen werden ausschließlich renal eliminiert. Die geringe Magnesium-Resorption führt in der Regel durch die renale Ausscheidung nicht zum einem Anstieg der Magnesium-Serumkonzentration.
Indikationen: Ulcus duodeni, Ulcus ventriculi, zur symptomatischen Therapie bei Sodbrennen und säurebedingten Magenbeschwerden.
Dosierung: Jeweils 1 Stunde und 3 Stunden nach der Mahlzeit und zur Nacht und bei Schmerzen 1 Beutel mit 1600 mg Magaldrat einnehmen.

Fragen, die Sie sich stellen könnten
Verändert sich das Resorptionsverhalten des Antibiotikums durch die gleichzeitige Einnahme des Antacidums Magaldrat?

Erstes Gespräch mit dem Arzt und dem Pflegepersonal
Bei gleichzeitiger Einnahme des Antacidums Magaldrat mit anderen Arzneimitteln kann es zu Veränderungen des Resorptionsverhaltens kommen.

Antworten
Polyvalente Kationen wie Aluminium, Magnesium, Calcium, Eisen und Zink können mit den Fluorochinolonen bei gleichzeitiger Gabe schwer resorbierbare Chelate bilden und damit die Resorptionsquote um 20 bis 50 Prozent reduzieren. Unterdosierung und Therapieversager können die Folge sein.

Wismutsalze scheinen nicht in dieser Weise zu reagieren.

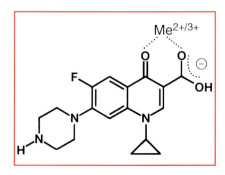

Beratung
für den Arzt
Fluorochinolone sollten deshalb mit mindestens 2 Stunden Abstand vor oder nach polyvalenten Kationen (Antacida oder Sucralfat) eingenommen werden.

für den Patienten
Die Einnahme von Ciprodura® Tabl. soll entweder 1 bis 2 Stunden vor oder mindestens 4 Stunden nach dem Antacidum erfolgen.

Einnahme: Ciprodura Tabl. sollten mindestens 30 Minuten vor dem Essen eingenommen werden, um eine sichere Resorption zu gewährleisten.
Riopan® Magengel ist wie alle Antacida jeweils 1 bis 2 Stunden nach den Mahlzeiten sowie zur Nacht einzunehmen. Aufgrund der Nahrungszufuhr wird vermehrt Magensäure ausgeschüttet, die zunächst durch die Nahrung gebunden wird. Der verbleibende Säureüberschuss soll durch das Antacidum neutralisiert werden. Die gleichzeitige Einnahme von säurehaltigen Getränken erhöht die Aluminiumresorption.
Suspension vor Gebrauch schütteln, Beutel gut durchkneten. Kautabletten gut zerkauen. Die Suspension verteilt sich besser im Magen.

Weitere wichtige Interaktionen
- Einzelfallbeobachtungen deuten darauf hin, dass die gleichzeitige Einnahme von Ciprofloxacin und Levothyroxin zu einer signifikanten Abnahme der Wirkung des Schilddrüsenhormons führt. Durch die Einhaltung eines zeitlichen Abstandes der Einnahme von 6 Stunden hat sich die Wirkung normalisiert (Cooper S G et al.: BMS 2005; 330: 1002).
- Polyvalente Kationen bilden auch mit Tetracyclinen schwer resorbierbare Komplexe, sodass auch hier eine zeitlich getrennte Einnahme mit einem Abstand von 3 bis 4 Stunden erfolgen sollte.
- Durch gleichzeitige Einnahme von aluminium- oder magnesiumhaltigen Antacida kann die Bioverfügbarkeit von Gabapentin um rund 20 Prozent reduziert werden. Es ist deshalb ein Einnahmeabstand von 2 Stunden einzuhalten.
- Ciprofloxacin ist ein potenter Hemmstoff des Cytochrom-P450-Isoenzyms (CYP1A2), sodass insbesondere die Plasmakonzentration von Theophyllin signifikant ansteigen kann.

Relevante Interaktionen mit Chinolonen

Ciprofloxacin	Norfloxacin	Ofloxacin	Levofloxacin	Moxifloxacin	Interaktionen durch	Interaktionen
2	2	2	–	–	Nahrung/Milchprodukte	Absorption von A ↓
2	2	–	–	–	Theophyllin	Spiegel von B ↑
2	2	?	?	–	Coffein	Spiegel von B ↑
2	2	?	?	–	Ciclosporin	Spiegel von B ↑
2	2	2	2	2	Orale Antikoagulanzien	Wirkung von B ↑
2	?	?	?	?	Metoclopramid	Resorption von A ↑
2	?	?	?	–	Phenytoin	Schwankende Spiegel von B
1	?	?	?	?	Omeprazol	BV ↓ und Spiegel von A ↑
2	?	?	?	?	Glucocorticoide	Risiko von Tendopathien ↑
2	?	?	?	?	Mexiletin	Spiegel von B ↑
2	?	?	?	?	Benzodiazepine	Spiegel von B ↑
2	2	2	–	–	Glibenclamid	Hypoglykämierisiko ↑

1: geringe Wechselwirkungen
2: WW mit deutlich veränderter Wirksamkeit; Überwachung der Patienten erforderlich
–: keine WW beobachtet
?: keine WW in der Literatur beschrieben

Quelle: Lewark, F., Strehl, E.: Pharm. Ztg. 150 (2005), 1058.

Fall 42 — Resorption (Komplexbildung)

Eine 62-jährige Patientin wird aufgrund einer akuten Wirbelfraktur stationär aufgenommen. Nach der operativen Versorgung der Fraktur erhält sie zur Behandlung der vorliegenden Osteoporose Bisphosphonate und Calcium. Aufgrund eines akuten Eisenmangels hat der Arzt zusätzlich ein Eisenpräparat verordnet. Im Rahmen der konsiliarischen Applikationsberatung der Apotheke wird eine Arzneimittelanamnese durchgeführt.

Arzneimittelanamnese

Datum:
Name: **N. N.** Alter: **62** ☐ Niereninsuffizienz ☐ Raucherin
Pat.-Nr.:   ☐ Leberinsuffizienz   ☐ Adipositas

Derzeitige Medikation	Aktuelle Dosierung
1. Fosamax 10 mg Tabl.	1-0-0-0
2. Ideos Kautabl.	1-0-0-0
3. Eisensulfat Stada 150 mg Ret. Kaps.	1-0-0-0

Kurzbeschreibung der Fertigarzneimittel

● **Fosamax® 10 mg Tabl.** (Alendronsäure)
Alendronsäure gehört zur Gruppe der Bisphosphonate und wirkt über die Beeinflussung der Osteoklastenfunktion als Osteolysehemmstoff.
Orale Bioverfügbarkeit: 0,6 bis 0,7 Prozent bedingt durch schlechte Resorption.
Terminale Halbwertszeit der Freisetzung aus dem Knochen: Über 10 Jahre.
Metabolisierung/Exkretion: Mehr als 50 Prozent werden renal eliminiert.
Indikationen: Postmenopausale Osteoporose bei Frauen, Osteoporose bei Männern.
Dosierung: Erwachsene 10 mg/d oder 70 mg 1-mal pro Woche.

● **Ideos® Kautabl.** (Calciumcarbonat 1,25 g, Colecalciferol = Vitamin D_3 400 I. E.)
Calciumcarbonat zur oralen Substitution bei Calciummangelzuständen (1 g enthält 400 mg Calcium).
Orale Bioverfügbarkeit: Bei 500 mg werden 30 bis 40 Prozent im Dünndarm resorbiert.
Die organischen Calciumsalze Ca-Gluconat und Ca-Laktat besitzen in etwa die gleichen Resorptionsquoten, die bei 20 bis 30 Prozent resorbierten Calciums liegen.
Zeit bis zur maximalen Plasmakonzentration nach oraler Gabe: 2 bis 3 Stunden.
Metabolisierung/Exkretion: Renale Elimination, bei Gesunden werden 98 Prozent tubulär rückresorbiert.
Indikationen: Nutritive und malabsorptionsbedingte Calciummangelzustände, Osteoporose, Hypoparathyreoidismus.

Dosierung: Erwachsene 1-mal 1000 bis 1500 mg/d.
Colecalciferol: Physiologisches D-Vitamin, das im Körper durch UV-Bestrahlung aus 7-Dehydrocholesterol gebildet wird. Eigentliche Wirkform ist das hydroxylierte 1,25-Dihydroxycolecalciferol (Calcitriol). Durch eine Verbesserung der Calcium-Resorption aus dem Darm, der Rückresorption von Calciumionen aus den Nierentubuli und der Osteoklastentätigkeit (Mobilisation von Calciumionen aus dem Knochen) im Knochen wird die Calciumkonzentration im Blut durch Colecalciferol aufrechterhalten.
Orale Bioverfügbarkeit: Wird gut aus dem Dünndarm resorbiert.
Eliminationshalbwertzeit: 9 bis 25 Stunden.
Metabolisierung/Exkretion: Hepatische Metabolisierung und Ausscheidung überwiegend über die Faeces.
Indikationen: Vitamin-D-Mangel-Rachitis, Osteoporose, Osteomalazie, Hypoparathyreoidismus.
Dosierung: 400 bis 10.000 I. E./d, je nach Indikation maximal 20.000 I. E./d.

- **Eisensulfat Stada®** 150 mg Ret.-Kaps.

Zweiwertiges Eisensalz zur oralen Therapie von Eisenmangelzuständen.
Bei manifesten Eisenmangelanämien sind die Eisenspeicher entleert, sodass eine lange Substitutionstherapie erforderlich ist.
Orale Bioverfügbarkeit: 5 bis 20 Prozent (Resorptionsquote durch aktive und passive Resorption).
Bei bestehendem Eisenmangel kann die Resorptionsquote durch den aktiv resorbierten Anteil auf 50 bis 60 Prozent erhöht sein. Im Laufe der Substitution sinkt diese dann wieder ab. Das aufgenommene Eisen wird im retikuloendothelialen System als Ferritin gespeichert.
Metabolisierung/Exkretion: Die Ausscheidung über den Urin ist minimal.
Indikationen: Eisenmangelzustände mit und ohne Anämie, Eisenresorptionsstörungen.
Dosierung: P. o. 1- bis 3-mal 100 mg/d je nach berechnetem Mangel.

Erstes Gespräch mit der Patientin
Bei der vorliegenden Kombinationstherapie kann es zu Resorptionsbeeinträchtigungen kommen. Dieses muss bei der Einhaltung der Applikationszeiten beachtet werden.

Die Medikamente beeinflussen sich gegenseitig negativ bezüglich der Aufnahme aus dem Darm ins Blut. Dies hat zur Folge, dass eventuell keine ausreichenden Wirkungen im Körper entstehen. Die Applikationszeiten müssen deshalb geändert werden.

Fragen, die Sie sich stellen könnten
Beeinflussen die Medikamente sich gegenseitig negativ bezüglich der Aufnahme aus dem Darm ins Blut und hat das zur Folge, dass eventuell keine ausreichenden Wirkungen im Körper entstehen? Müssen die Applikationszeiten deshalb geändert werden?

Antworten

Die bereits sehr geringe Resorptionsquote der Bisphosphonate (Alendronsäure) wird durch die gleichzeitige Gabe von polyvalenten Kationen wie hier Calcium und Eisen durch die Bildung von stabilen, schwer löslichen Komplexen weiter deutlich verschlechtert. Damit kann die Wirksamkeit signifikant abgeschwächt oder vollständig aufgehoben werden.

Eisen-II-Salze bilden mit Calciumsalzen (auch aus Antacida und Milchprodukten) schwer lösliche und damit schlecht resorbierbare Verbindungen, sodass eventuell keine ausreichende Substitution mit Eisen- und Calcium-Ionen möglich wird.

Beratung
für den Arzt und das Pflegepersonal

Alendronsäure muss wie alle Bisphosphonate mit mindestens 30-minütigem Abstand (besser 1 bis 2 Stunden) vor der Einnahme der Eisen- und Calciumpräparate verabreicht werden. Calcium-haltige Nahrungsmittel, einschließlich Mineralwasser, sind innerhalb von 2 Stunden vor und nach der Einnahme zu meiden.

Fosamax® kann in Form einer 70-mg-Tablette im Rahmen der chronischen Therapie auch 1-mal wöchentlich eingenommen werden. Durch die Verordnung von Fosamax® »einmal wöchentlich eine 70-mg-Tabl.« kann die Einnahme im Verhältnis zur Komedikation deutlich vereinfacht werden. Hierdurch wird die Patientencompliance verbessert.

Die Einnahme von Eisen-II-Salzen muss ebenfalls mindestens 2 Stunden von der Einnahme von Calciumsalzen getrennt werden.

für den Patienten

Einnahme: *Alendronsäure:* Die Gesamtdosis ist morgens nüchtern nach dem Aufstehen mit einem vollen Glas (200 ml) Leitungswasser (kein Mineralwasser) mindestens 30 Minuten vor dem ersten Essen und Trinken anderer Getränke und Medikamente einzunehmen. Nach der Einnahme während der nächsten 30 Minuten nicht wieder hinlegen, um Schleimhautreizungen zu vermeiden.
Die Einnahme der *Eisen-Tabletten* sollte aufgrund der besseren Resorption nüchtern am späten Vormittag (2-stündiger Abstand zu Fosamax® und Ideos® Kautabl.) erfolgen. Bestehen gastrointestinale Unverträglichkeiten, ist auch die Einnahme nach dem Essen (bei geringerer Resorptionsquote) möglich.
Calcium-Tabletten können unabhängig von den Mahlzeiten (2-stündiger Abstand zu Fosamax® und Eisen-Tabl.) am Abend eingenommen werden.

Kommentar

Für Risedronsäue (Actonel®) gelten die gleichen Einnahmebedingungen wie für Alendronsäure. Bisphosphonate induzieren häufig Schleimhautentzündungen, Blähungen und Durchfälle.

Weitere wichtige Interaktionen

Die Eisenresorption wird auch durch eine zu geringe Magenacidität (dadurch Oxidation von Fe^{2+} zu Fe^{3+}) sowie durch Chelatisierung mit Tetracyclinen, Colestyramin und Salzbildung mit Phosphaten und Oxalaten beeinträchtigt.

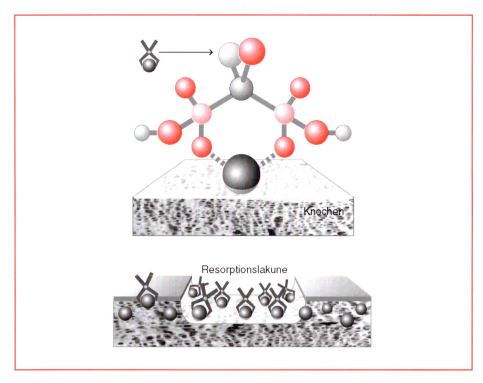

Bisphosphonate sind die derzeit aktivsten Hemmer des Knochenabbaus. Die therapeutische Wirkung beruht auf der hohen Bindungsstärke zu den Calcium-Phosphat-Kristallen im Knochen. Die Folge ist die Hemmung des Knochenabbaus. Die Bisphosphonate, schematisch als kleine Zangen abgebildet, lagern sich bevorzugt in den Resorptionslakunen auf der »wunden« Knochenoberfläche ab. Dort werden sie von den Osteoklasten aufgenommen oder von Osteoblasten in den Knochen eingebaut.

Fall 43 — Resorption (pH-Wert-Erhöhung)

Eine 42-jährige Patientin nimmt nach einem operativ entfernten Mammakarzinom Tamoxifen ein. Aufgrund einer akuten Hautmykose (Pityriasis versicolor), die auf lokale Therapeutika nicht ausreichend anspricht, erhält sie Itraconazol Kapseln. Zur Stressulkusprophylaxe wurde ihr in der Klinik Ranitidin verordnet.

Arzneimittelanamnese

Datum:
Name: N. N.   Alter: 42   ☐ Niereninsuffizienz   ☐ Raucherin
Pat.-Nr.:   ☐ Leberinsuffizienz   ☐ Adipositas

Derzeitige Medikation	Aktuelle Dosierung
1. Ranitidin ratiopharm 150 mg Tabl.	1-0-0-1
2. Itraconazol 1A Pharma 100 mg Kapseln	2-0-0-0
3. Tamoxistad 20 mg Tabl.	1-0-1-0

Kurzbeschreibung der Fertigarzneimittel

- **Ranitidin ratiopharm® 150 mg Tabl.**

Ranitidin hemmt über eine Blockade der H_2-Rezeptoren die Säuresekretion des Magens und wirkt damit als Ulkustherapeutikum. Es beschleunigt die Heilung des Ulcus duodeni und des Ulcus ventriculi und führt zum Abklingen der Ulkusschmerzen. In reduzierter Dosis kann es die Rezidivneigung herabsetzen.
Orale Bioverfügbarkeit: 55 Prozent.
Zeit bis zur maximalen Plasmakonzentration nach oraler Gabe: 2 Stunden.
Eliminationshalbwertszeit: 2 Stunden, Anstieg bei fortgeschrittener Niereninsuffizienz bis auf 7 Stunden.
Metabolisierung/Exkretion: Nach oraler Gabe werden 30 Prozent unverändert renal ausgeschieden, der Rest wird verstoffwechselt.
Indikationen: Ulcus duodeni, Ulcus ventriculi, Rezidivprophylaxe des Ulcus duodeni, Stressulkusprophylaxe, Zollinger-Ellison-Syndrom, Refluxösophagitis, Säureaspirationsprophylaxe.
Dosierung p. o.: Bei Ulcus duodeni, Ulcus ventriculi, Refluxösophagitis 1-mal 300 mg zur Nacht.
Rezidivprophylaxe 1-mal 150 mg zur Nacht.
Zollinger-Ellison-Syndrom individuell bis 900 mg/Tag.

- **Itraconazol® 1A Pharma 100 mg Kaps.**

Das Antimykotikum Itraconazol ist ein Inhibitor der Biosynthese des Ergosterols, des wichtigsten Regulators der Zellmembranpermeabilität von Hefen und anderen Pilzen

Es wirkt konzentrationsabhängig fungistatisch oder fungizid, hat ein breites Wirkungsspektrum und kann bei Systemmykosen und mukokutanen Pilzinfektionen eingesetzt werden.
Orale Bioverfügbarkeit: Nüchtern ca. 20 bis 40 Prozent, bei Einnahme nach dem Essen bis 100 Prozent, optimale Resorption bei pH des Magensaftes < 3,5, bei ansteigendem pH-Wert Abnahme der Resorptionsquote (Itraconazol ist eine schwache Base).
Zeit bis zur maximalen Plasmakonzentration nach oraler Gabe: 3 bis 4 Stunden.
Eliminationshalbwertszeit: 20 bis 30 Stunden.
Metabolisierung/Exkretion: Nahezu vollständige Verstoffwechselung in der Leber (Substrat von CYP3A4). Ausscheidung über Galle und Urin. Nieren- und Leberinsuffizienz beeinflussen die Ausscheidung nicht.
Indikationen: Oberflächliche Mykosen: Dermatomykosen (z. B. Tinea cruris, Tinea corporis, Tinea pedis), Pityriasis versicolor. Soormykosen, seborrhoische Dermatitis, Mikrosporien.
Systemmykosen: Mykosen der Haut, Haare und Schleimhaut (Ausnahme Mikrosporie), die durch Dermatophyten, Hefen und andere Pilze verursacht werden. Organ- und Systemmykosen mit Ausnahme des Aspergilloms. Prophylaxe von Pilzinfektionen bei krankheits- oder behandlungsbedingter Abwehrschwäche. Chronisch rezidivierende Vaginalmykosen, die auf eine lokale Therapie nicht ansprechen.
Dosierung p. o.: 1× 100 bis 200 mg/Tag (Intervalltherapie bei Onychomykosen: 1 Woche Behandlung und 3 Wochen Therapiepause über 3 Monate).

- **Tamoxistad® 20 mg Tabl.** (Tamoxifen)

Tamoxifen wirkt als Estrogenrezeptor-Antagonist (Antiestrogen). Es kommt zur Hemmung des östrogenabhängigen Tumorwachstums und damit zu einem zytostatischen Effekt.
Bioverfügbarkeit nach p. o. Applikation: Gute Resorption.
Maximale Plasmakonzentration nach p. o. Applikation: 6 Stunden.
Eliminationshalbwertszeit: 4 bis 7 d (aktiver Metabolit: N-Desmethyltamoxifen: 14 d).
Elimination/Metabolisierung: Weniger als 1 Prozent unveränderte renale Elimination, hepatische Metabolisierung durch Cytochrom P450 (Hauptmetabolit: N-Desmethyltamoxifen).
Indikationen: Adjuvante Therapie nach Primärbehandlung des Mammakarzinoms. Metastasierendes Mammakarzinom.
Dosierung: Adjuvante Therapie: 2- bis 3-mal 10 mg p. o. über 2 Jahre. Metastasierendes Mammakarzinom: 1- bis 2-mal 10 bis 20 mg p. o.

Erstes Gespräch mit dem Arzt und dem Pflegepersonal
Die Einhaltung der Applikationszeitpunkte ist für eine optimale Wirkung von wesentlicher Bedeutung.

Fragen, die Sie sich stellen könnten
Hat der pH-Wert des Magensaftes einen relevanten Einfluss auf das Resorptionsverhalten und damit auf die Bioverfügbarkeit von Arzneimitteln?

Welche Bedeutung hat das vegetative Nervensystem auf die gastrale Säureregulation?

Antworten
Das Lösungsverhalten und damit die Resorption von Ketoconazol und Itraconazol sind abhängig vom pH-Wert des Magensaftes. Der optimale pH-Werte muss kleiner 3,5 sein, damit sich der Wirkstoff sicher auflösen kann. Ulkustherapeutika (Antacida, H_2-Antagonisten, Anticholinergika und Protonenpumpenhemmer) heben den pH-Wert an und können daher die Resorption von Ketoconazol und Itraconazol signifikant vermindern. Bei einem Magen-pH von 6 war die Bioverfügbarkeit von Ketoconazol um 95 Prozent vermindert.

Beratung
für den Arzt
Antacida, H_2-Blocker, Protonenpumpenhemmer und Anticholinergika sollten mindestens 2 Stunden vor oder 6 Stunden nach Ketoconazol oder Itraconazol eingenommen werden, da die Anhebung des pH-Werts des Magensaftes eine klinisch signifikante Reduktion der Bioverfügbarkeit zur Folge hat.

für den Patienten
Die Einnahme von Ranitidin sollte als Einmalgabe zur Nacht erfolgen, damit die frühmorgendlichen (3.00–4.00 Uhr) Säurespitzenkonzentrationen sicher reduziert werden. Aufgrund der in der Nacht erhöhten Aktivität des Parasympathikus kommt es im Rahmen eines zirkardianen Rhythmus zu den erhöhten Säurekonzentrationen im Magen.

Einnahme: Ranitidin Tabletten als Einmalgabe zur Nacht (»auf der Bettkante sitzend«). Ranitidin kann die Alkoholtoleranz erniedrigen.
Itraconazol Kapseln mit oder direkt nach der Mahlzeit einnehmen.
Säurehaltige Getränke (z. B. Coca-Cola® enthält Phosphorsäure) können das Lösungsverhalten und damit die Resorptionsquote verbessern.
Bei gleichzeitigem Alkoholgenuss kommt es zu Unverträglichkeitsreaktionen wie Rötungen, Hitzegefühl, Exanthemen, peripheren Ödemen, Übelkeit, Kopfschmerzen.
Tamoxifen Tabletten sind zu den Mahlzeiten einzunehmen.

Weitere wichtige Interaktionen
- Das HIV-Virustatikum Didanosin enthält in der Darreichungsform einen Puffer, um den säureempfindlichen Wirkstoff zu schützen. Deshalb ist auch hier die Einnahme mit Ketoconazol und Itraconazol zeitlich zu trennen.
- Eine verminderte CYP2D6-Aktivität verringert die Umwandlung von Tamoxifen in die eigentliche Wirkform Endoxifen. 5 bis 10 Prozent der Bevölkerung sind aufgrund genetischer Varianten (Polymorphismen) »poor metabolizer« in Bezug auf CYP2D6. Dieses kann eventuell mit einer verminderten Wirksamkeit von Tamoxifen assoziiert sein. Die Bioaktivierung von Tamoxifen kann auch durch CYP2D6-Inhibitoren (z. B. Paroxetin) erniedrigt werden. Die Relevanz muss noch durch weitere klinische Studien belegt werden.

Fall 44 — Enzyminduktion: Rauchen

Ein 49-jähriger Patient bekommt zur Behandlung einer Tachyarrhythmie im Rahmen eines Klinikaufenthaltes erstmals Verapamil-Tabletten verordnet. Der Patient ist seit Jahren starker Raucher (mehr als 20 Zigaretten pro Tag). Im Rahmen der Entlassungsberatung durch die Apotheke wird eine Arzneimittelanamnese erstellt.

Arzneimittelanamnese

Datum:
Name: N. N.   Alter: 49   ☐ Niereninsuffizienz   ☒ Raucher
Pat.-Nr.:   ☐ Leberinsuffizienz   ☐ Adipositas

Derzeitige Medikation	Aktuelle Dosierung
1. Verapamil 80 Riker Filmtabl.	1-1-1-0

Kurzbeschreibung des Fertigarzneimittels

- **Verapamil 80 Riker® Filmtabl.** (Verapamil)

Verapamil blockiert die langsamen Calcium-Kanäle und senkt dadurch die Herzfrequenz, die atrioventrikuläre Überleitung und den peripheren Gefäßwiderstand und damit auch den myokardialen Sauerstoffbedarf.
Orale Bioverfügbarkeit: 20 Prozent (hepatischer First-Pass-Metabolismus), ca. 40 Prozent bei wiederholter Gabe.
Resorptionsquote: 90 bis 92 Prozent aus dem Dünndarm.
Zeit bis zur maximalen Plasmakonzentration nach oraler Gabe: 1,5 bis 2 Stunden.
Eliminationshalbwertszeit: 3 bis 7 Stunden, verlängert bei wiederholter Gabe, bei Herz- und Leberinsuffizienz sowie im Alter, nicht bei Niereninsuffizienz.
Metabolisierung/Exkretion: Intensive hepatische Metabolisierung, zum Teil zu pharmakologisch schwach wirksamen Metaboliten, < 4 Prozent werden unverändert renal ausgeschieden.
Indikationen: Tachyarrhythmien, Hypertonie, instabile und stabile Angina pectoris, vasospastische Angina pectoris und Angina pectoris bei Zustand nach Herzinfarkt.
Dosierung: P. o. 3- bis 4-mal (40 bis) 80 bis 120 mg.

Erstes Gespräch mit dem Arzt und dem Pflegepersonal

Das starke Rauchen kann die Wirkung des neu angesetzten Medikamentes eventuell negativ beeinflussen.

Fragen, die Sie sich stellen könnten

Hat das Rauchen einen Einfluss auf die Metabolisierung von Verapamil? Ist eine Dosisadaption erforderlich?

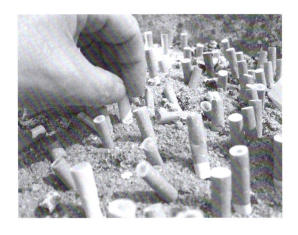

Antworten

Die beim Rauchen inhalierten polyzyklischen Kohlenwasserstoffe (Benzpyrene) induzieren die hepatischen mikrosomalen Leberenzyme des Cytochrom-P450-Systems und insbesondere das Isoenzym CYP1A2. Dieses ist am Metabolismus von Verapamil wesentlich beteiligt. Die Enzyminduktion führt bei Rauchern zu signifikant, das heißt um bis zu 40 Prozent erniedrigten Plasmaspiegelkonzentrationen.

Beratung

für den Arzt

Chronisches Rauchen kann aufgrund erniedrigter Plasmaspiegel zu einer Wirkungseinschränkung von Verapamil führen. Die klinische Wirkung sollte über EKG-Kontrollen engmaschig überprüft werden. Bei Bedarf ist die Dosis von Verapamil zu erhöhen. Mit dem Patienten sollten die Möglichkeiten einer Raucherentwöhnung besprochen werden.

für den Patienten

Aufgrund der durch das Rauchen bedingten eventuell unzureichenden Wirksamkeit von Verapamil sollte der Patient regelmäßig seine Herzfrequenz messen (auf »Herzflattern« achten) und bei einem Anstieg sofort den Arzt aufsuchen. An eine Raucherentwöhnung ist zu denken.

Einnahme: Verapamil-Tabletten sollen zu oder kurz nach den Mahlzeiten, möglichst unter immer gleichen Bedingungen eingenommen werden.

Kommentar

Aufgrund der hohen First-Pass-Metabolisierung kann durch gleichzeitige Nahrungszufuhr die Bioverfügbarkeit der Substanz prinzipiell erhöht werden. Die Nahrung bewirkt eine stärkere Durchblutung des Bauchraums, was zu einer beschleunigten Leberpassage führt, sodass für die Metabolisierung von Verapamil nicht mehr so viel Zeit zur Verfügung steht. Das Ausmaß der Verstoffwechselung sinkt, die Bioverfügbarkeit steigt an. Der Effekt lässt sich aber nicht sicher mit einer gesteigerten klinischen Wirksamkeit korrelieren.

Weitere wichtige Interaktionen
- Verapamil verstärkt durch eine Verzögerung des Ethanolabbaus die Wirkung von Alkohol.
- Der regelmäßige intensive Konsum von Grapefruitsaft kann die Plasmakonzentration von Verapamil um bis zu 50 Prozent steigern.
- Die gleichzeitige Einnahme von Verapamil mit Carbamazepin führt aufgrund der enzymhemmenden Wirkung von Verapamil zu erhöhten Carbamazepinspiegeln im Blut.
- Die durch das Rauchen bedingte Enzyminduktion beschleunigt insbesondere auch die Metabolisierung von Theophyllin, sodass auch hier eine Erhöhung der Tagesdosis notwendig sein kann.

Fall 45 — Enzymhemmung: Clarithromycin

Ein 63-jähriger Patient erhält nach einem Myokardinfarkt mit nachfolgender linksventrikulärer systolischer Dysfunktion eine leitliniengerechte medikamentöse Therapie seiner Herzinsuffizienz. Er nimmt hierfür regelmäßig und seit mehr als 6 Monaten einen β-Rezeptorenblocker, einen Angiotensin$_1$-Rezeptor-Antagonisten sowie einen Aldosteronantagonisten ein. Aufgrund eines anhaltenden Hustens, von Fieber und allgemeiner Schwäche wird der Patient von seiner Frau in die Rettungsstelle des Krankenhauses gebracht. Die Ehefrau gibt an, dass ihr Mann immer wieder unter einer chronischen Bronchitis leidet. Nach der Untersuchung verordnet der Arzt das Makrolidantibiotikum Clarithromycin und fragt per E-Mail in der Apotheke nach möglichen Interaktionen.

Arzneimittelanamnese

Datum:

Name: **N. N.** Alter: **63** ☐ Niereninsuffizienz ☐ Raucher

Pat.-Nr.:   ☐ Leberinsuffizienz ☐ Adipositas

Derzeitige Medikation	Aktuelle Dosierung
1. Metohexal-Succ® 142,5 mg Retard-Tabl.	1-0-0-0
2. Atacand Protect® 32 mg Tabl.	1-0-0-0
3. Inspra® 50 mg Tabl.	1-0-0-0
4. Clarithromycin 250 mg Tabl.	1-0-0-1 geplante Dosierung

Kurzbeschreibung der Fertigarzneimittel

● **Metohexal-Succ® 142,5 mg Retard-Tabl.** (Metoprololsuccinat)
Metoprolol hemmt als kardioselektiver β-Blocker kompetitiv β$_1$-Rezeptoren und schwächt dadurch die positiv inotrope und chronotrope Wirkung der Catecholamine am Herzen ab.
Orale Bioverfügbarkeit: 50 Prozent.
Zeit bis zum Wirkungseintritt nach oraler Gabe: Ca. 2 Stunden.
Die Plasmaspiegel unterliegen starken intra- und interindividuellen Schwankungen.
Plasmahalbwertszeit: 3 bis 4 Stunden (Wirkdauer mindestens um den Faktor 2 bis 3 verlängert).
Metabolisierung/Exkretion: Elimination nach hepatischer Metabolisierung zu 95 Prozent renal.
Indikationen: Arterielle Hypertonie, Koronare Herzkrankheit, hyperkinetisches Herzsyndrom, Reinfarktprophylaxe, tachykarde Arrhythmien, Migräneprophylaxe.
Dosierung: Erwachsene 1- bis 2-mal 50 bis 100 mg/Tag in Abhängigkeit von der Indikation.

Keine Dosisanpassung bei Niereninsuffizienz. Bei eingeschränkter Leberfunktion ist unter Umständen eine Dosisanpassung notwendig.

- **Atacand Protect® 32 mg Tabl.** (Candesartan)

Candesartan ist ein für den Angiotensin$_1$(AT$_1$)-Rezeptor selektiver Angiotensin-II-Antagonist. Angiotensin II ist das primäre vasoaktive Hormon des Renin-Angiotensin-Aldosteron-Systems und damit an der Pathogenese des Bluthochdrucks und der Herzinsuffizienz maßgeblich beteiligt. Candesartan wirkt nicht agonistisch und hemmt nicht das Angiotensin-Converting-Enzym (ACE).
Orale Bioverfügbarkeit: 14 Prozent (Candesartancilexetil ist ein Prodrug und wird durch Esterhydrolyse bei der enteralen Resorption in die Wirkform Candesartan umgewandelt).
Zeit bis zur maximalen Plasmakonzentration nach oraler Gabe: 3 bis 4 Stunden.
Plasmahalbwertszeit: 9 Stunden.
Metabolisierung/Exkretion: Ausscheidung zum größten Teil unverändert über Urin und Galle. Keine Dosisanpassung bei älteren Patienten erforderlich. Anfangsdosis bei eingeschränkter Nierenfunktion und Hämodialyse 4 mg/Tag, Anfangsdosis bei eingeschränkter Leberfunktion 2 mg/Tag. Bei sehr schwerer Niereninsuffizienz (Kreatinin-Clearance < 15 ml/min) wird die Anwendung nicht empfohlen.
Indikationen: Essenzielle Hypertonie, chronische Herzinsuffizienz mit Einschränkung der linksventrikulären Funktion.
Dosierung: Erwachsene initial 1-mal täglich 8 mg, später Erhaltungsdosis 1-mal 8–32 mg/Tag in Abhängigkeit von der Indikation. Maximaldosis 16 bis 32 mg/Tag.

- **Inspra® 50 mg Tabl.** (Eplerenon)

Eplerenon hemmt kompetitiv die Bindung von Aldosteron an dem zytosolischen Mineralocorticoid-Rezeptor. Dadurch wird die durch Aldosteron induzierte Natrium-Resorption und Kalium-Sekretion im distalen Nephron reduziert (kaliumsparendes Diuretikum).
Orale Bioverfügbarkeit: Nicht bekannt.
Zeit bis zur maximalen Plasmakonzentration nach oraler Gabe: 2 Stunden.
Plasmahalbwertszeit: 3 bis 5 Stunden.
Metabolisierung/Exkretion: Metabolismus hauptsächlich über CYP3A4, keine aktiven Metaboliten. Ausscheidung der Metaboliten 32 Prozent über die Faeces, 67 Prozent renal. Bei leichter bis mäßiger Leberinsuffizienz kann es zu einer erhöhten Wirkstoffbelastung kommen. Es wird eine Kontrolle der Serumkaliumkonzentrationen empfohlen. Eplerenon ist nicht dialysierbar.
Indikationen: Zur Behandlung der Herzinsuffizienz nach Myokardinfarkt mit vorliegender linksventrikulärer Dysfunktion (LVEF ≤ 40 Prozent).
Dosierung: Erwachsene initial 1-mal 25 mg, Steigerung innerhalb von 4 Wochen unter Kontrolle der Serumkaliumkonzentration auf 1-mal 50 mg/Tag als Erhaltungsdosis.

- **Clarithromycin 250 mg Tabl.**

Clarithromycin ist das 6-O-Methylderivat des Erythromycins. Es ist säurestabiler und besser gewebegängig und besitzt im Vergleich zu Erythromycin gegen eine Reihe von bakteriellen Erregern (Hämophilus influenza, Staphylokokken, Streptokokken, Legionellen und Chlamydien) eine bessere In-vitro-Aktivität. Wie alle Makrolidantibiotika wirkt Clarithromycin gut gegenüber grampositiven Bakterien sowie gegen Legionellen und Chlamydien als atypische Erreger von pulmonalen Infektionen.

Orale Bioverfügbarkeit: 55 Prozent.
Plasmahalbwertszeit: 4 bis 11 Stunden (250 bis 1200 mg).
Metabolisierung/Exkretion: Nach Metabolisierung (80 Prozent) biliäre und renale (20 Prozent unverändert) Ausscheidung. Die Substanz überwindet nicht die Blut-Hirn-Schranke.
Indikationen: Infekte der Atemwege, der Haut, des HNO-Bereichs, Eradikationstherapie bei Helicobacter pylori (Tripeltherapie mit Metronidazol und Protonenpumpenhemmer).
Dosierung: Erwachsene leichte Infektionen 2-mal 250 mg/Tag, schwere Infektionen 2-mal 500 mg/Tag, Maximaldosis 1000 mg/Tag.

Erstes Gespräch mit dem Patienten

Es sollte besprochen werden, ob der Patient im Rahmen der Selbstmedikation eventuell Mineralstoffpräparate oder entsprechende Kombinationen mit Vitaminen einnimmt. In diesem Zusammenhang ist darauf zu achten, dass keine Gabe von Kalium-Ionen durch die zusätzliche Einnahme von Arzneimitteln und/oder Nahrungsergänzungsmitteln erfolgt.

Fragen, die Sie sich stellen könnten

Wie ist das Hyperkaliämie-Risiko begründet?
Welche Antibiotika sind zur Behandlung einer chronischen bakteriellen Bronchitis geeignet?

Antworten

Das primäre Risiko einer Behandlung mit Eplerenon, insbesondere ohne Komedikation mit einem Thiazid- oder Schleifendiuretikum, besteht in der Ausbildung einer Hyperkaliämie. Eplerenon wirkt als Aldosteronantagonist und hemmt somit die tubuläre Natriumresorption sowie die Kaliumsekretion. Die Substanz gehört damit zur Klasse der kaliumsparenden Diuretika. Das Hyperkaliämie-Risiko nimmt bei Patienten mit eingeschränkter Nierenfunktion sowie mit Diabetes mellitus noch zu. Regelmäßige Kontrollen der Serumkaliumkonzentration (Normalwert 4 bis 5,5 mmol/l) sind erforderlich.

Clarithromycin ist ein potenter CYP3A4-Inhibitor und kann die Eplerenon-Plasmakonzentration und damit das Risiko einer Hyperkaliämie deutlich erhöhen. Der hohe Schweregrad dieser Arzneimittelwechselwirkung resultiert aus der daraus möglicherweise entstehenden bradykarden Rhythmusstörung.

Die akute Bronchitis ist meist viral bedingt. Die häufigsten Erreger einer bakteriellen chronischen Bronchitis sind Pneumokokken, Streptokokken (grampositiv), Hämophilus influenza sowie Moraxella catarrhalis (gramnegativ). Primäre Therapeutika sind Amoxicillin plus Clavulansäure (ß-Lactamase-Inhibitor), Ampicillin plus Sulbactam (β-Lactamase-Inhibitor), Oralcephalosporine, Makrolide oder die Fluorchinolone Levofloxacin oder Moxifloxacin.

Damit steht eine Reihe von alternativ einsetzbaren Antibiotika, die keinen inhibitorischen Einfluss auf das CYP-System haben, zur Verfügung. Aus der Gruppe der Makrolide weist Azithromycin keine klinische relevante Hemmung von CYP3A4 auf, sodass auch diese Substanz als Alternative aus der gleichen Wirkstoffklasse eingesetzt werden kann.

Beratung
für den Arzt und das Pflegepersonal
Die Kombination des kaliumsparenden Diuretikums Eplerenon mit dem CYP-Inhibitor Clarithromycin führt zu erhöhten Eplerenon-Plasmakonzentrationen und als Folge zu einer möglichen Hyperkaliämie mit der Gefahr von bradykarden Rhythmusstörungen. Durch Vermeidung dieser Kombination kann das Hyperkaliämie-Risiko und damit die unerwünschten kardialen Wirkungen auf ein Minimum reduziert werden.

Besondere Vorsicht ist auch hinsichtlich einer möglichen Kaliumsubstitution des Patienten im Rahmen einer Selbstmedikation (z. B. Frubiase Sport® Brausetabletten) geboten.

Die Behandlung kann mit Azithromycin Filmtabletten am 1. Tag mit 1-mal 500 mg und anschließend mit 1-mal 250 mg über 4 Tage durchgeführt werden, ohne dass es zu einem relevanten Anstieg der Kaliumkonzentration kommt.

für den Patienten
Einnahme: Metohexal-Succ® 142,5 mg Retard-Tabletten: Gesamtdosis morgens nach dem Essen einnehmen.
Atacand Protect® 32 mg Tabletten: Gesamtdosis morgens vor oder nach dem Essen einnehmen
Inspra® 50 mg Tabletten: Gesamtdosis morgens vor oder nach dem Essen einnehmen.
Azithromycin Filmtabletten: 250 mg morgens vor oder nach dem Essen einnehmen.

Kommentar
Azithromycin besitzt ein sehr großes Verteilungsvolumen (30 l/kg Körpergewicht) und es werden im Gewebe bis zu 50fach höhere Konzentrationen als im Plasma erreicht. Aus dieser hohen Gewebeaffinität resultieren in den Zielgeweben wie Lunge, Tonsillen und Prostata überproportional hohe Wirkstoffkonzentrationen. Damit ist einerseits die Gabe einer erhöhten Initialdosis notwendig, andererseits ist nur eine kurze Therapiedauer von 3 bis 5 Tagen erforderlich.

Weitere wichtige Interaktionen
- Die Azol-Antimykotika Itraconazol und Ketoconazol sowie die HIV-Protease-Inhibitoren Nelfinavir und Ritonavir hemmen ebenfalls CYP3A4 und können in Kombination mit Eplerenon das Risiko einer Hyperkaliämie deutlich erhöhen.
- Makrolidantibiotika wie Clarithromycin beeinträchtigen durch die beschriebene Hemmung von CYP3A4 den Abbau der Cholesterol-Synthese-Hemmer Lovastatin, Atorvastatin und Simvastatin. Die resultierenden erhöhten Plasmakonzentrationen der CSE-Hemmer erhöhen die Inzidenz von Myopathien und Rhabdomyolyse (Symptome sind Muskelschmerzen). Fluvastatin wird nicht über CYP3A4 abgebaut und ist damit von dieser Enzymhemmung nicht betroffen.

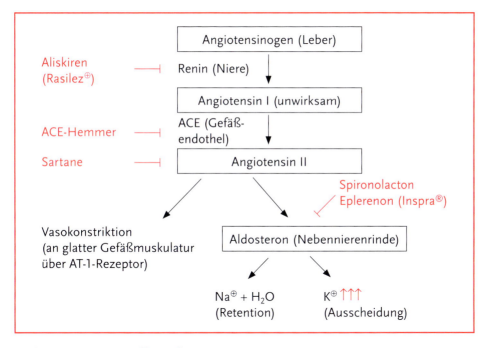

Wirkung von Arzneistoffen auf das Renin-Angiotensin-System

Fall 46 — Enzyminduktion: Carbamazepin

Ein 55-jähriger epileptischer Patient ist auf Carbamazepin eingestellt. Nach einer Gefäßoperation erhält er in der Klinik oral Phenprocoumon als Antikoagulans. Sehr hohe Cumarindosen (2½ Tabl.) senken den Quickwert dabei nur unzureichend auf 40 Prozent. Der Patient ist alkoholkrank.

Arzneimittelanamnese

Datum:
Name: N.N.   Alter: 55   ☐ Niereninsuffizienz   ☐ Raucher
Pat.-Nr.:   ☐ Leberinsuffizienz   ☐ Adipositas

Derzeitige Medikation	Aktuelle Dosierung
1. Tegretal 400 retard Tabl.	1-0-1-0
2. Dulcolax Drag.	0-0-0-2
3. Marcumar Tabl. (3 mg)	2½ Tabl. Quickwert = 40 % (INR = 1,93)

Kurzbeschreibung der Fertigarzneimittel

● **Tegretal® 400 retard Tabl.** (Carbamazepin)
Das Antiepileptikum Carbamazepin weist neben einer antikonvulsiven Wirkung psychotrope, antineuralgische und antidiuretische Effekte auf.
Orale Bioverfügbarkeit: 60 bis 80 Prozent.
Zeit bis zur maximalen Plasmakonzentration nach oraler Gabe: 4 bis 16 Stunden (bei Kindern 4 bis 6 Stunden).
Eliminationshalbwertszeit: 30 bis 50 Stunden initial, 15 bis 17 Stunden nach Langzeittherapie.
Metabolisierung/Exkretion: Nach hepatischer Metabolisierung entsteht das pharmakodynamisch aktive Carbamazepin-10,11-epoxid. 72 Prozent werden in Form von Metaboliten renal, 28 Prozent mit den Faeces eliminiert.
Indikationen: Epilepsien: Bei generalisierten tonisch-klonischen Anfällen und fokalen Anfällen mit einfacher und komplexer Symptomatik. Trigeminusneuralgie, genuine Glossopharyngeus-Neuralgie, schmerzhafte diabetische Neuropathie.
Nichtepileptische Anfälle bei multipler Sklerose wie z. B. Trigeminusneuralgie, tonische Anfälle, paroxysmale Dysarthrie und Ataxie, paroxysmale Parästhesien und Schmerzanfälle. Anfallsverhütung beim Alkoholentzugssyndrom. Prophylaxe manisch-depressiver Phasen, wenn die Therapie mit Lithium versagt hat, bzw. wenn Patienten unter Lithium schnelle Phasenwechsel erleben oder wenn Lithium nicht eingesetzt werden kann.
Dosierung bei antiepileptischer Therapie: Erwachsene initial 200 bis 400 mg, Erhaltungsdosis 600 bis 1200 mg.

● **Dulcolax® Drag.** (Bisacodyl)
Bisacodyl gehört zur Gruppe der diphenolischen Laxanzien. Es hemmt nach Metabolisierung die Resorption von Wasser und steigert die Sekretion von Wasser und Elektrolyten. Daraus ergibt sich eine Konsistenzverminderung und eine Volumenvermehrung des Stuhles sowie eine Anregung der Peristaltik.
Wirkungseintritt nach oraler Gabe: 6 bis 8 Stunden, nach rektaler Gabe 30 bis 60 Minuten.
Es besteht keine Korrelation zwischen den Plasmaspiegeln von Bisacodyl oder dem freien Phenol und der Wirkung.
Metabolisierung/Exkretion: Bisacodyl wird durch Enzyme der Dünndarmschleimhaut hydrolysiert, das entstehende Desacetylbisacodyl wird resorbiert und als Glucuronid biliär sezerniert. Durch bakterielle Spaltung entsteht im Kolon die Wirkform, das freie Diphenol. 50 Prozent werden als Desacetylbisacodyl mit den Faeces ausgeschieden, ein kleiner Teil wird renal eliminiert.
Indikationen: Zur kurzfristigen Anwendung bei Obstipation sowie bei Erkrankungen, die eine erleichterte Defäkation erfordern, zur Vorbereitung von Röntgenuntersuchungen und Endoskopien.
Dosierung: Erwachsene und Kinder > 2 Jahre: 5 bis 10 mg oral oder rektal. Kinder < 2 Jahre: 5 mg rektal.

● **Marcumar® 3 mg Tabl.** (Phenprocoumon)
Phenprocoumon wirkt als orales Antikoagulans durch die Synthesehemmung der Vitamin-K-abhängigen Gerinnungsfaktoren aufgrund der kompetitiven Hemmung der Vitamin-K-Epoxid-Reduktase.
Orale Bioverfügbarkeit: 100 Prozent.
Plasmahalbwertszeit: 7 Tage.
Indikationen: Thrombose-, Emboliebehandlung und -prophylaxe.
Elimination: Nicht unverändert renal eliminiert, nur hepatische Hydroxylierung, Konjugation.
Dosierung: Initial 18 bis 30 mg innerhalb von 48 Stunden, maximale Wirkung nach 48 Stunden.
Erhaltungsdosis: 1,5 bis 4,5 mg/Tag (therapeutischer Bereich des Quickwertes: 15 bis 25 Prozent der Norm, INR zwischen 2,0 und 4,0).

Erstes Gespräch mit dem Arzt und dem Pflegepersonal
Phenprocoumon ist eine Substanz, die eine Vielzahl von Arzneimittelinteraktionen aufweist. Der bei einer hohen Erhaltungsdosis von 7,5 mg noch unzureichende Quickwert von 40 Prozent (Ziel: 15 bis 25 Prozent) kann durch die chronisch eingenommenen Medikamente verursacht sein.

Fragen, die Sie sich stellen könnten
Phenprocoumon ist eine Substanz mit geringer therapeutischer Breite, die über das Cytochrom-P450-System der Leber verstoffwechselt wird. Können die anderen Medikamente eine Beeinflussung der mikrosomalen Leberenzyme verursachen?

Antworten
Die gerinnungshemmende Wirkung der Antikoagulanzien vom Cumarintyp kann durch Carbamazepin und chronisch zugeführten Alkohol abgeschwächt werden.

Carbamazepin und chronisch zugeführter Alkohol induzieren die mikrosomalen Leberenzyme, die die oralen Antikoagulanzien metabolisieren (CYP2C9 und CYP3A4). Der beschleunigte Abbau führt zu kürzeren Halbwertszeiten und niedrigeren Plasmakonzentrationen von Phenprocoumon.

Der Effekt der Enzyminduktion tritt aufgrund der notwendigen Proteinsynthese erst nach Tagen bis Wochen ein und kann nach dem Absetzen noch tagelang anhalten.

Beratung
für den Arzt
Die Blutgerinnungsparameter sind engmaschig zu kontrollieren. Die Dosierung von Phenprocoumon muss entsprechend diesen Werten gegebenenfalls weiter angehoben werden. Auf Änderungen in der Medikation und der Alkoholzufuhr ist zu achten. Oxcarbazepin (Trilept®) weist bei gleichem Wirkungsprofil eine deutlich geringere CYP-Enzyminduktion auf.

für den Patienten
Der Patient soll keine eigenständigen Änderungen der Medikation vornehmen bzw. sofort seinen Arzt entsprechend informieren.

Bisacodyl nur kurzfristig einnehmen, da eine längerfristige Anwendung durch die auftretenden Kaliumverluste zu einer Verstärkung der Darmträgheit führen kann.

Einnahme: *Carbamazepin* Tabletten während oder nach den Mahlzeiten mit Flüssigkeit einnehmen oder in Wasser suspendieren.
Bisacodyl Dragees sollen möglichst abends eingenommen werden. Durch die gleichzeitige Einnahme von Milch kann sich die Drageehülle vorzeitig auflösen, sodass es durch die Wirkung im Magen zu Krämpfen kommen kann.
Die Tagesdosis von *Phenprocoumon* ist morgens oder abends mit viel Flüssigkeit einzunehmen.

Kommentar
Akute Alkoholzufuhr kann die Wirkung der oralen Antikoagulanzien verstärken. Der genaue Mechanismus ist nicht bekannt.

Weitere wichtige Interaktionen
Ein weiterer potenter Enzyminduktor für die Cytochrom-P450-Isoenzyme CYP3A4 und CYP1A2 sowie für das Transportprotein P-Glykoprotein sind *Johanniskraut-Extrakte*. Sie

senken damit die Plasmakonzentrationen von entsprechend verstoffwechselten Substanzen im Körper. Hierzu gehören trizyklische Antidepressiva, Theophyllin, hormonale Kontrazeptiva sowie die HIV-Therapeutika Efavirenz und Nevirapin.

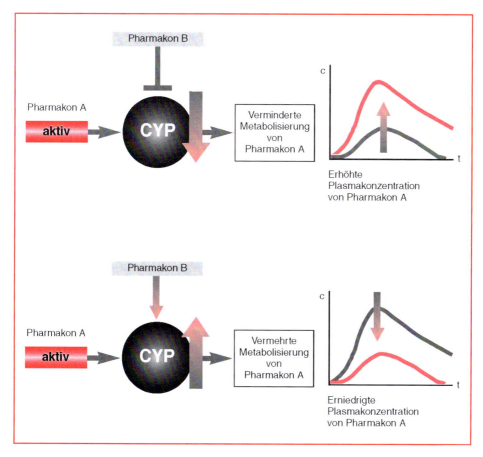

Veränderungen der Arzneistoffmetabolisierung durch Hemmung (oben) und Induktion (unten) des Cytochrom-Systems führen zu erhöhten bzw. erniedrigten Plasmakonzentrationen des Substrates (Pharmakon A) durch Pharmakon B.

Fall 47 — Enzymhemmung: Azol-Antimykotika

Ein 64-jähriger Patient nimmt regelmäßig Mevinacor® Tabletten zur Behandlung seiner Hypercholesterolämie ein. Seit einiger Zeit leidet er unter einer Mykose der Haut im Bereich des Rückens. Der Arzt hat eine Dermatomykose (Tinea corporis) diagnostiziert und ihm als Antimykotikum Sempera® Kapseln verschrieben. Diese soll er einen Monat lang einnehmen.

Arzneimittelanamnese

Datum:
Name: **N. N.**   Alter: **64**   ☐ Niereninsuffizienz   ☐ Raucher
Pat.-Nr.:   ☐ Leberinsuffizienz   ☐ Adipositas

Derzeitige Medikation	Aktuelle Dosierung
1. Mevinacor 40 mg Tabl.	0-0-1-0
2. Sempera Kaps. 100 mg	1-0-0-0

Kurzbeschreibung der Fertigarzneimittel

● **Mevinacor® Tabl. 40 mg** (Lovastatin)
Der Cholesterol-Synthese-Enzym(CSE)-Hemmer Lovastatin hemmt die HMG-CoA-Reduktase, das »Schrittmacher«-Enzym der Cholesterolsynthese. Durch die Hemmung entsteht ein intrazellulärer Mangel an Cholesterol, der durch eine vermehrte Aktivität der LDL-Rezeptoren bzw. durch eine Zunahme der LDL-Rezeptorenzahl ausgeglichen wird. Die Cholesterolspeicher werden nicht entleert. Dosisabhängig werden Gesamtcholesterol und LDL-Fraktion um bis zu 40 Prozent gesenkt, die Serumtriglyceride um bis zu 25 Prozent. Nach Absetzen der Therapie geht die Serumcholesterolkonzentration innerhalb von 4 bis 6 Wochen zum Ausgangswert zurück.
Orale Bioverfügbarkeit: < 5 Prozent, Resorptionsquote ca. 30 Prozent (Lovastatin unterliegt einem ausgeprägten First-Pass-Effekt in der Leber).
Zeit bis zur maximalen Plasmakonzentration nach oraler Gabe: 2 bis 4 Stunden, Wirkungseintritt nach ca. 2 Wochen, maximale Wirkung nach 4 bis 6 Wochen.
Eliminationshalbwertszeit: 2 Stunden.
Metabolisierung/Exkretion: Lovastatin wird nach oraler Gabe zu 10 Prozent mit dem Harn und zu 83 Prozent mit den Faeces ausgeschieden. Die Prozentangaben beziehen sich auf die Metaboliten und die Äquivalente nicht resorbierter Substanz.
Dosierung: Zu Beginn 1-mal 20 mg abends; dann Anpassung der Dosierung anhand der Plasma-Cholesterolspiegel in Intervallen von 4 Wochen oder mehr auf 40 bis 80 mg abends. Die Dosierung kann auch in 2 Einzeldosen alle 12 Stunden gegeben werden. Dosisreduktion soll erfolgen bei Absinken des LDL-Cholesterolspiegels unter 75 mg/dl (1,94 mmol/l) oder des Gesamtcholesterolspiegels unter 140 mg/dl (3,6 mmol/l).

Bei Patienten mit erheblich eingeschränkter Nierenfunktion (Kreatinin-Clearance < 30 ml/min) liegt die empfohlene Tagesdosis bei 20 mg. Eine notwendige Höherdosierung soll unter Vorsichtsmaßnahmen durchgeführt werden.
Die Tageshöchstdosis beträgt 80 mg, bei Patienten, die gleichzeitig mit Immunsuppressiva behandelt werden, 20 mg. Die Tageshöchstdosis soll nicht überschritten werden.
Indikationen: Zur Senkung erhöhter Gesamt- und LDL-Cholesterolspiegel im Serum, wenn Diät und andere nicht-pharmakologische Maßnahmen alleine eine ungenügende Wirkung zeigen, bei Patienten mit primärer Hypercholesterolämie, bei Patienten mit kombinierter Hypercholesterolämie und Hypertriglyzeridämie, wenn die Hypercholesterolämie im Vordergrund steht.
Hinweis: Lovastatin besitzt nur einen mäßigen Effekt auf Triglyzeride und ist nicht indiziert, wenn die Hypertriglyzeridämie im Vordergrund steht.

● **Sempera® Kaps. 100 mg** (Itraconazol)
Das Antimykotikum Itraconazol ist ein Inhibitor der Biosynthese des Ergosterols, des wichtigsten Regulators der Zellmembranpermeabilität von Hefen und anderen Pilzen. Es wirkt konzentrationsabhängig fungistatisch oder fungizid, hat ein breites Wirkungsspektrum und kann bei Systemmykosen und mukokutanen Pilzinfektionen eingesetzt werden.
Orale Bioverfügbarkeit: Nüchtern ca. 20 bis 40 Prozent, bei Einnahme nach dem Essen bis 100 Prozent.
Optimale Resorption bei pH des Magensaftes < 3,5, bei ansteigendem pH-Wert Abnahme der Resorptionsquote (Itraconazol ist eine schwache Base).
Zeit bis zur maximalen Plasmakonzentration nach oraler Gabe: 3 bis 4 Stunden.
Eliminationshalbwertszeit: 20 bis 30 Stunden.
Metabolisierung/Exkretion: Nahezu vollständige Verstoffwechselung in der Leber (Substrat von CYP3A4). Auscheidung über Galle und Urin. Nieren- und Leberinsuffizienz beeinflussen die Ausscheidung nicht.
Indikationen: Oberflächliche Mykosen: Dermatomykosen (z. B. Tinea cruris, Tinea corporis, Tinea pedis), Pityriasis versicolor. Soormykosen, seborrhoische Dermatitis, Mikrosporien, Onychomykosen.
Systemische Mykosen (Candidose, Aspergillose). Prophylaxe von Pilzinfektionen bei krankheits- oder behandlungsbedingter Abwehrschwäche. Chronisch rezidivierende Vaginalmykosen, die auf eine lokale Therapie nicht ansprechen.
Dosierung p. o.: 1-mal 100 bis 200 mg/Tag (Intervalltherapie bei Onychomykosen: 1 Woche Behandlung und 3 Wochen Therapiepause über 3 Monate).

Fragen, die Sie sich stellen könnten
Sempera® Kapseln nimmt der Patient als Akuttherapie neu ein. Bestehen mit dem chronisch einzunehmenden Cholesterol-Synthese-Hemmer Arzneimittelinteraktionen? Sind Hinweise zur Applikation zu beachten?

Erstes Gespräch mit dem Patienten
Die gemeinsame Einnahme von Lovastatin mit dem neu verordneten Itraconazol kann zu Arzneimittelwechselwirkungen führen, wobei an sich seltene Nebenwirkungen des Lovastatins häufiger auftreten können. Diese Nebenwirkungen machen sich als Muskelschmerzen und/oder Muskelschwäche bemerkbar.

Es muss durch den Arzt entschieden werden, ob während der antimykotischen Behandlung Lovastatin abgesetzt werden soll, um das Auftreten dieser Nebenwirkungen zu vermeiden.

Antworten
Die Azol-Antimykotika Itraconazol und Ketoconazol hemmen das Cytochrom-P450-Isoenzym CYP3A4, durch das alle CSE-Hemmer außer Fluvastatin (CYP2C9) und Pravastatin metabolisiert werden. Bei gleichzeitiger Einnahme von Itraconazol mit Lovastatin, Simvastatin und Atorvastatin wurden erhöhte Plasmakonzentrationen dieser CSE-Hemmer festgestellt. Diese erhöhten Plasmakonzentrationen werden mit dem verstärkten Auftreten von Myopathien in Verbindung gebracht.

Die Plasmakonzentrationen von Pravastatin werden durch Itraconazol klinisch nicht signifikant erhöht. Pravastatin zeigt einen geringeren First-Pass-Effekt in der Leber, sodass bei einer Enzymhemmung die Plasmaspiegel nur relativ geringfügig ansteigen (Pravastatin 1,7fach vs. Simvastatin 16fach).

Beratung
für den Arzt und das Pflegepersonal
Durch die gleichzeitige Einnahme von Lovastatin mit Itraconazol kann die Wahrscheinlichkeit für das Auftreten schwerwiegender Nebenwirkungen in Form von Myopathien und Myalgien deutlich erhöht sein. Die Serumkreatinkinase-Aktivität kann dabei um das 10- bis 100fache ansteigen. Es treten Symptome wie Muskelschmerzen (Muskelkater) und Muskelschwäche auf. Während der zeitlich begrenzten Behandlung mit Itraconazol sollte Lovastatin abgesetzt und durch diätetische Maßnahmen oder Pravastatin/Fluvastatin ersetzt werden. Ansonsten ist der Patient auf das mögliche Auftreten von Nebenwirkungen im Bereich der Muskulatur hinzuweisen.

für den Patienten
Beim Auftreten von Muskelschmerzen (Muskelkater) und Muskelschwäche unter der Behandlung mit Lovastatin soll umgehend der Arzt aufgesucht werden.

Das Trinken von Grapefruitsaft sollte unterbleiben, weil sich hierdurch die unerwünschten Effekte von Lovastatin aufgrund erhöhter Blutspiegel weiter verstärken können.

Einnahme: Mevinacor® Tabletten unzerkaut mit Flüssigkeit zur Mahlzeit, möglichst abends, einnehmen. Die Nahrung verzögert zwar die Resorption, die Bioverfügbarkeit bleibt aber gleich. Die abendliche Dosierung zeigt eine höhere Wirkung, da die Cholesterol-Biosynthese vorwiegend nachts stattfindet.

Atorvastatin kann aufgrund seiner langen Halbwertszeit (ca. 15 Stunden) und der wirksamen Metaboliten (HWZ 20 bis 30 Stunden) unabhängig von der Tageszeit eingenommen werden.

Sempera Kaps. sind mit oder direkt nach der Mahlzeit einzunehmen. Säurehaltige Getränke (z. B. Coca-Cola® enthält Phosphorsäure) können die Resorptionsquote erhöhen.

Kommentar

Die Resorption von Ketoconazol und Itraconazol ist abhängig vom pH-Wert des Magensaftes. Sie ist optimal bei pH-Werten unter 3,5. Antacida, H_2-Antagonisten, Anticholinergika, Protonenpumpenhemmer heben den pH-Wert an und können daher die Resorption von Ketoconazol und Itraconazol signifikant vermindern (siehe Fall 43).

Weitere wichtige Interaktionen

- Durch die gleichzeitige Einnahme von Makrolidantibiotika, Ciclosporin, Tacrolimus und Fibraten können die Plasmaspiegelkonzentrationen von Lovastatin, Simvastatin und Atorvastatin ebenfalls ansteigen, sodass verstärkt Myopathien und Rhabdomyolysen auftreten können.
- Durch die Aufnahme Grapefruitsaft (1 bis 3 Gläser am Tag) erhöht sich die AUC von Lovastatin um 34 Prozent. Grapefruitsaft (Naringin) ruft eine irreversible Hemmung von CYP3A4 in der Darmwand hervor und beeinträchtigt damit den präsystemischen, intestinalen First-Pass-Effekt. Eine klare Korrelation zwischen Menge und Enzymhemmung besteht nicht, sodass bei entsprechender Medikation kein Grapefruitsaft getrunken werden sollte.
- Azol-Antimykotika können durch Hemmung von CYP3A4 die Plasmakonzentration von Rivaroxaban erhöhen, wodurch das Blutungsrisiko steigt. Auch kann es bei gleichzeitiger Einnahme von Azol-Antimykotika und Carbamazepin zu erhöhten Plasmakonzentrationen des Antiepileptikums kommen.

Fall 48 — Dosierung bei Niereninsuffizienz I

Ein 66-jähriger Patient stellt sich zur routinemäßigen Kontrolluntersuchung in der Privatambulanz der Inneren Abteilung vor. Der Patient leidet nach einem Herzinfarkt an einer chronischen Herzinsuffizienz (NYHA II) und hohem Blutdruck. Aufgrund der sich weiter verschlechternden Nierenfunktion (Serumkreatinin: 191 µmol/l) wird der Patient zur weiteren Abklärung stationär aufgenommen und der behandelnde Arzt fragt in der Apotheke nach, ob aufgrund der vorliegenden Niereninsuffizienz Dosisanpassungen der bestehenden Medikation notwendig sind.

Arzneimittelanamnese

Datum:
Name: N.N.   Alter: 66   [x] Niereninsuffizienz   [ ] Raucher
Pat.-Nr.:   [ ] Leberinsuffizienz   [ ] Adipositas

Derzeitige Medikation	Aktuelle Dosierung
1. Lanitop E 0,15 mg Tabl.	1-0-0-0
2. Beloc-Zok 95 mg Tabl.	1-0-0-0
3. Delix 5 plus Tabl.	1-0-0-0
4. ASS 100 Tabl.	1-0-0-0

Kurzbeschreibung der Fertigarzneimittel

- **Lanitop® E 0,15 mg Tabl.** (Metildigoxin)

Metildigoxin ist ein mittellang wirkendes herzwirksames Digitalisglycosid. Der kardiale Effekt ist gekennzeichnet durch eine positiv inotrope, positiv bathmotrope sowie eine negativ chronotrope und negativ dromotrope Wirkung.
Orale Bioverfügbarkeit: 85 Prozent.
Zeit bis zur maximalen Plasmakonzentration nach oraler Gabe: 60 bis 90 Minuten.
Eliminationshalbwertszeit: 50 Stunden.
Metabolisierung/Exkretion: Metildigoxin wird zu 60 Prozent in der Leber zu Digoxin demethyliert, das dann überwiegend renal eliminiert wird. Nur ein geringer Dosisanteil zirkuliert im enterohepatischen Kreislauf.
Indikationen: Manifeste chronische Herzinsuffizienz aufgrund systolischer Dysfunktion.
Dosierung: Die Einleitung einer Therapie durch mittelschnelle Aufsättigung erfolgt durch eine 3-tägige orale oder i.-v.-Gabe von 0,3 mg. Anschließend beträgt die Erhaltungsdosis 0,15 bis 0,3 mg/d. Langsame Aufsättigung erfolgt durch die tägliche Gabe der Erhaltungsdosis. Bei eingeschränkter Nieren- und Leberfunktion ist die Dosis zu reduzieren und der Kreatinin-Clearance anzupassen.

Dosierung bei Niereninsuffizienz I

- **Beloc-Zok® 95 mg Tabl.** (Metoprolol)
Metoprolol hemmt als kardioselektiver β-Blocker kompetitiv $β_1$-Rezeptoren und schwächt dadurch die positiv inotrope und chronotrope Wirkung der Catecholamine am Herzen ab.
Orale Bioverfügbarkeit: 50 Prozent.
Zeit bis zum Wirkungseintritt nach oraler Gabe: Ca. 2 Stunden.
Die Plasmaspiegel unterliegen starken intra- und interindividuellen Schwankungen.
Plasmahalbwertszeit: 3 bis 4 Stunden (Wirkdauer mindestens um den Faktor 2 bis 3 verlängert).
Metabolisierung/Exkretion: Elimination nach hepatischer Metabolisierung zu 95 Prozent renal.
Indikationen: Arterielle Hypertonie, Koronare Herzkrankheit, hyperkinetisches Herzsyndrom, Reinfarktprophylaxe, tachykarde Arrhythmien, Migräneprophylaxe.
Dosierung: Erwachsene 1- bis 2-mal 50 bis 100 mg/Tag in Abhängigkeit von der Indikation.
Keine Dosisanpassung bei Niereninsuffizienz. Bei eingeschränkter Leberfunktion ist unter Umständen eine Dosisanpassung notwendig.

- **Delix® 5 plus Tabl.** (Ramipril 5 mg + Hydrochlorothiazid 25 mg)
Ramipril ist ein Angiotensin-Converting-Enzym(ACE)-Hemmer, der zur Behandlung der Hypertonie und Herzinsuffizienz eingesetzt wird. Ramipril hemmt die Umwandlung von Angiotensin I in Angiotensin II. Dadurch wird weniger vasokonstriktorisches Angiotensin II gebildet und die Aldosteronfreisetzung vermindert. Dies führt über Vasodilatation und Diurese zur Blutdrucksenkung sowie Minderung der Vor- und Nachlast des Herzens. Als weitere protektive Effekte werden bei ACE-Hemmern eine Reduzierung des bei der Herzinsuffizienz progredienten Verlustes von Elastizität und Kontraktilität (kardiales Remodeling) und eine Prophylaxe schädlicher Gefäßveränderungen diskutiert.
Orale Bioverfügbarkeit: 60 Prozent.
Zeit bis zur maximalen Plasmakonzentration nach oraler Gabe: 3 Stunden.
Wirkungsbeginn nach 15 bis 30 Minuten, Wirkdauer 8 bis 12 Stunden.
Plasmahalbwertszeit: 13 bis 17 Stunden.
Metabolisierung/Exkretion: Elimination nach hepatischer Metabolisierung zu 100 Prozent renal, nur gering dialysierbar.
Indikationen: Essenzielle Hypertonie, Herzinsuffizienz nach Herzinfarkt (ab 3. Tag), diabetische Nephropathie.
Dosierung: Erwachsene initial 1-mal 2,5 mg, nach 14 Tagen 2,5 bis 5 mg/d, Maximaldosis 10 mg/d, Dosisanpassung bei Niereninsuffizienz erforderlich.
Das Thiazid-Diuretikum *Hydrochlorothiazid* (HCT) hemmt den Natriumchlorid-Kotransporter im distalen Tubulus. Es kommt dadurch zur gesteigerten Ausscheidung von Flüssigkeit (Diurese), Natrium-, Kalium-, Magnesium- und Chlorid-Ionen. Durch eine Stimulierung der Calciumresorption wird die renale Calciumausscheidung durch die Thiazide gesenkt.
Orale Bioverfügbarkeit: 70 Prozent.
Wirkungsbeginn nach 1 Stunde, Wirkungsmaximum nach 4 Stunden, Wirkdauer 6 bis 12 Stunden.
Plasmahalbwertszeit: 2 bis 3 Stunden (im Alter und bei Herzinsuffizienz verlängert).

Metabolisierung/Exkretion: Überwiegend unveränderte renale Elimination.
Indikationen: Arterielle Hypertonie als Mono- oder Kombinationstherapie, kardiale Ödeme.
Dosierung: Hypertonie Erw. 1-mal 12,5 bis 25 mg/d
Ödeme Erw. 1-mal 25 bis 50 mg/d
Dosisanpassung bei Niereninsuffizienz.

- **ASS 100 Hexal® 100 mg Tabl.** (Acetylsalicylsäure)

Acetylsalicylsäure hemmt unspezifisch die Cyclooxygenasen I und II und damit die Prostaglandinsynthese. Es wirkt analgetisch, antiphlogistisch und antipyretisch. In niedriger Dosierung von 30 bis 300 mg/Tag wirkt ASS als Thrombozytenaggregationshemmer. Die Wirkung beruht auf einer Hemmung der Thromboxan-A_2-Synthese durch eine irreversible Acetylierung der thrombozytären Cyclooxygenase-1 (COX-1). Die hemmende Wirkung hält für die gesamte Lebensdauer der Thrombozyten (7 bis 10 d) an.
Orale Bioverfügbarkeit: 70 Prozent.
Zeit bis zur maximalen Plasmakonzentration nach oraler Gabe: 30 bis 40 Minuten.
Plasmahalbwertszeit: 15 Minuten (Acetylsalicylsäure), HWZ des Metaboliten Salicylsäure dosisabhängig 3 bis 5 Stunden.
Metabolisierung/Exkretion: 80 Prozent hepatisch, 20 Prozent renal, bei alkalischem Urin bis 80 Prozent renal, Elimination der Metabolite überwiegend renal.
Indikationen: Thromboseprophylaxe, Ischämie-/Infarktprophylaxe (Herz, Gehirn).
Dosierung: P. o. 30 bis 300 mg/d.

Erstes Gespräch mit dem Arzt und dem Pflegepersonal

Die erhöhte Serumkreatinin-Konzentration von 191 µmol/l (entsprechend ca. 2,2 mg/dl) ist als alleiniger Parameter für die Bestimmung der Dosierung bei eingeschränkter Nierenfunktion nicht ausreichend. Das Serumkreatinin steigt erst bei bereits deutlich eingeschränkter Nierenfunktion deutlich an, wenn ca. 50 Prozent der Nephrone ihre Funktion verloren haben. Es besteht ein so genannter kreatininblinder Bereich, bei dem die Nierenfunktion schon vermindert ist, das Serumkreatinin aber noch im Normalbereich (Frauen: 0,6 bis 1,1 mg/dl = 56 bis 100 µmol/l; Männer: 0,7 bis 1,2 mg/dl = 66 bis 112 µmol/l) liegt. Bei alten und bettlägerigen Patienten mit verringerter Muskelmasse kann die Kreatininbildung abnehmen, sodass bei bereits eingeschränkter Nierenfunktion noch normal niedrige Serumkreatininwerte gemessen werden.

Zur Bestimmung der individuellen Arzneimitteldosierung bei Niereninsuffizienz ist somit eine Abschätzung der Kreatinin-Clearance (Normalwerte: 80 bis 120 ml/min) erforderlich. Die konkrete Bestimmung der Kreatinin-Clearance ist allerdings recht aufwendig, sodass diese rechnerisch abgeschätzt wird (Berechnung z. B. nach Cockcroft und Gault). Dabei werden zur Berechnung neben dem Serumkreatininwert das Alter, das Körpergewicht und das Geschlecht berücksichtigt. Bei der MDRD-Formel wird keine Gewichtsindividualisierung vorgenommen, die GFR bezieht sich auf eine konstante Körperoberfläche von 1,73 m^2. Einige Autoren empfehlen, hierbei mit der individuellen Körperoberfläche des Patienten zu rechnen.

Unser Patient weist demnach eine Kreatinin-Schätzclearance von ca. 33 ml/min auf.

Dosierung bei Niereninsuffizienz I Fall 48 – Klinik

Fragen, die Sie sich stellen könnten

Welche Arzneistoffe werden hauptsächlich renal ausgeschieden, sodass eine Dosisanpassung aufgrund der bestehenden eingeschränkten Ausscheidungskapazität durch die Niere erforderlich werden könnte? Welcher Parameter gibt Auskunft über das Eliminationsverhalten der Arzneistoffe? Wie stark muss die Nierenfunktion eingeschränkt sein, damit eine Dosisanpassung erforderlich wird?

Berechnung der Kreatinin-Clearance nach Cockcroft und Gault

Männer

$$Cl_{CR} = \frac{(140 - Alter) \times kg\ KG}{72 \times Serumkreatinin\ (mg/dl)}$$

Frauen

$$\frac{(140 - Alter) \times kg\ KG}{85 \times Serumkreatinin\ (mg/dl)}$$

Bei adipösen Patienten kann es zu einer Überschätzung der Schätzclearance kommen.

Berechnung der Kreatinin-Clearance nach der MDRD-Formel (Vier-Variablen-Formel)

GFR = $186 \times Serumkreatinin^{-1,154} \times Alter^{-0,203}$ (bei Frauen GFR $\times$ 0,742)

GFR (glomeruläre Filtrationsrate) in ml/min/1,73 m^2
Serumkreatinin in mg/dl
Alter in Jahren

Die MDRD-Formel führt aufgrund der konstant gehaltenen Körperoberfläche zu einer tendenziell genaueren Schätzclearance (nachgewiesen für einen GFR-Bereich von 20 bis 70 ml/min und für Patienten zwischen 18 und 70 Jahren).

Serumkreatinin: 88 mmol/l = 1 mg/dl

Antworten

Die totale Arzneimittel-Clearance resultiert meist aus der Summe der renalen und hepatischen Clearance. Der renale Anteil an der Gesamtclearance ist substanzspezifisch. Zur Abschätzung kann der so genannte Q_0-Wert herangezogen werden, der für einzelne Wirkstoffe in Tabellen aufgeführt ist (s. Anhang). Wird hierbei die totale Clearance als 1 bezeichnet, dann entspricht der Anteil, der nicht renal eliminiert wird, Q_0. Umgekehrt ist dann $1 - Q_0$ der Anteil, der über die Nieren ausgeschieden wird.

- Für alle Arzneistoffe mit einem Q_0-Wert < 0,5 (= *renale Elimination > 50 Prozent*) wird bei eingeschränkter Nierenfunktion eine Dosisanpassung aufgrund der dann bestehenden Kumulationsgefahr empfohlen.
- Bezogen auf die Niereninsuffizienz der Patienten ist eine Dosisanpassung besonders wichtig, wenn der Wert für die *Kreatinin-Clearance ≤ 50 ml/min* ist.

Der Q_0-Wert für *Metildigoxin* beträgt 0,35 (1 – 0,35 = 0,65), d. h., der Arzneistoff wird zu 65 Prozent renal eliminiert. Die rechnerisch abgeschätzte Kreatinin-Clearance nach

Cockcroft und Gault beträgt für den beschriebenen Patienten (Serumkreatinin 191 µmol/l) 33 ml/min.
Die geschätzte Ausscheidungskapazität liegt bei rund 61 Prozent der Kapazität eines nierengesunden Patienten (siehe Formel unten).
Die geschätzte Eliminationshalbwertszeit beträgt damit rund 66 Stunden (siehe Formel unten).

Der Q_0-Wert für den aktiven Metaboliten *Ramiprilat* beträgt 0,15 (1 − 0,15 = 0,85), d. h., der Arzneistoff wird zu 85 Prozent renal eliminiert. (In der Literatur werden abweichend auch Q_0-Werte von 0,3 und 0,4 angegeben.)
Die rechnerisch abgeschätzte Kreatinin-Clearance nach Cockcroft und Gault beträgt für den beschriebenen Patienten (Serumkreatinin 191 µmol/l) 33 ml/min.
Die geschätzte Ausscheidungskapazität liegt bei und 49 Prozent der Kapazität eines nierengesunden Patienten (s. Formel unten).
Die geschätzte Eliminationshalbwertszeit beträgt damit rund 31 Stunden (siehe Formel unten).

Da *Thiazide* aktiv in die Nierentubuli sezerniert werden, muss die Dosierung bei Niereninsuffizienz *erhöht* werden. Dementsprechend ist die Anwendung des Q_0-Wertes zur Berechnung der Dosierung nicht sinnvoll. Bei einer Kreatinin-Clearance < 30 ml/min sind Thiazide nicht mehr diuretisch wirksam und dürfen aufgrund der Kumulationsgefahr nicht mehr verordnet werden.

Individuelle Ausscheidungskapazität in Prozent =

$$(Q_0 + \frac{\text{Kreatinin-Schätzclearance in ml/min}}{100\ \text{ml/min}} \times (1 - Q_0)) \times 100$$

Q_0 = extrarenal ausgeschiedener bioverfügbarer Dosisanteil bei normaler Nierenfunktion

Individuelle Halbwertszeit in Stunden =

$$\frac{\text{Halbwertszeit bei normaler Nierenfunktion in Stunden} \times 100}{\text{Individuelle Ausscheidungskapazität in Prozent}}$$

Beratung
für den Arzt und das Pflegepersonal
Aufgrund der durch die Nierenfunktionsstörung deutlich eingeschränkten Ausscheidungskapazität sind für die vorwiegend renal eliminierten Wirkstoffe Metildigoxin, Ramipril und Hydrochlorothiazid die folgenden Dosisanpassungen zu empfehlen (dabei wird die Dosierung der erniedrigten Ausscheidungskapazität in einem direkten prozentualen Bezug angepasst):
Metildigoxin (Aussch.-Kap. 61 %):   Lanitop® E 0,15 mg Tabl. 1-0-0-0,
Dosisreduktion auf Lanitop
0,1 mg Tabl. 1-0-0-0

Ramipril (Aussch.-Kap. 49 %): Delix® 5 plus Tabl. 1-0-0-0,
Änderung auf Monopräparat Delix
2,5 Tabl. und Dosisreduktion auf 1-0-0-0
Hydrochlorothiazid: Aufgrund der Kumulationsgefahr absetzen oder Dosis halbieren

für den Patienten
Einnahme: Alle Medikamente können mit ihrer Gesamtdosis morgens nach dem Essen eingenommen werden.
Metildigoxin: Antacida im Abstand von 2 Stunden einnehmen.
Metoprolol: Bei Einmalgabe die Gesamtdosis morgens einnehmen.

Kommentar

- Allgemein gehören Dosierungsfehler mit einer Häufigkeit von 50 bis 60 Prozent zu den wichtigsten Ursachen für arzneimittelbezogene Probleme, die auch eine signifikante klinische Relevanz zur Folge haben. Davon wiederum sind ca. 60 Prozent der Fälle Dosierungsfehler aufgrund einer vorliegenden Niereninsuffizienz. Die Dosisanpassung bei eingeschränkter Nierenfunktion stellt somit eine für den Patienten wichtige Maßnahme zur Arzneimittelsicherheit dar, die auch Bestandteil der Beratung in der Apotheke sein sollte.
- Im Anhang findet sich eine Aufstellung von einigen häufig verordneten Arzneistoffen, die vorwiegend renal ausgeschieden werden, unter Angabe der Q_0-Werte.

Glomeruläre Filtrationsrate (GFR) (ml/min)
nach der gekürzten MDRD-Formel

GFR = 186 Serumkreatinin$^{-1,154}$ × Alter$^{-0,203}$
(für Frauen × 0,742; für Farbige × 1,21)

Kreatinin-Clearance (Cl$_{Kr}$) (ml/min)
nach der Formel von Cockcroft und Gault

$$ClKr = \frac{(140 - Alter) \times Körpergewicht (kg)}{72 \times Serumkreatinin (mg/dl)}$$

(für Frauen × 0,85)

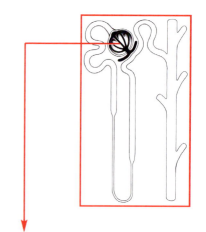

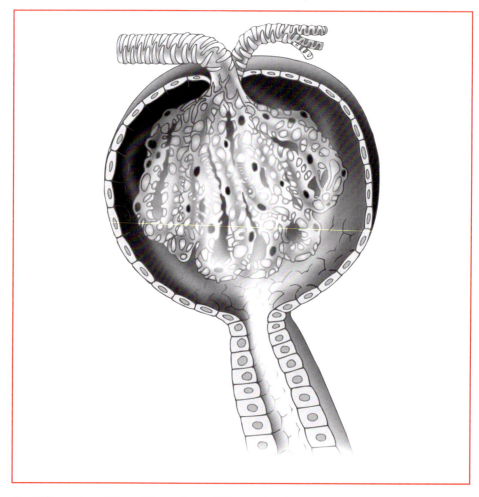

Darstellung eines Nierenkörperchens (Glomerulum)

Fall 49 — Dosierung bei Niereninsuffizienz II

Ein 68-jähriger Patient kommt mit Verdacht auf ein Quincke-Ödem der Unterlippe in die Ambulanz des Krankenhauses. Da der Patient die Behandlung mit einem Corticoid ablehnt, möchte der diensthabende Arzt das Antihistaminikum Cetirizin verordnen. Aufgrund einer vorliegenden Niereninsuffizienz (Serumkreatinin: 227 µmol/l) fragt der Arzt in der Apotheke nach, ob eine Dosisanpassung notwendig ist.

Arzneimittelanamnese

Datum:
Name: N. N.　　Alter: 68　　[x] Niereninsuffizienz　　[ ] Raucher
Pat.-Nr.:　　　　　　　　　　　　[ ] Leberinsuffizienz　　[ ] Adipositas

Derzeitige Medikation	Aktuelle Dosierung
1. Cetirizin Hexal 10 mg Tabl.	0-0-1-0 Normaldosis

Kurzbeschreibung der Fertigarzneimittel

● **Cetirizin Hexal® 10 mg Tabl.**
Cetirizin hemmt als H_1-Rezeptor-Antagonist die Histaminfreisetzung und vermindert damit die durch Histamin bedingte arterioläre Vasodilatation, die erhöhte Venolenpermeabilität und die ödematösen Hautreaktionen. Die Substanz weist im Vergleich zu den älteren Antihistaminika nur geringe sedierende Eigenschaften auf.
Orale Bioverfügbarkeit: 70 Prozent.
Zeit bis zur maximalen Plasmakonzentration nach oraler Gabe: 0,7 Stunden.
Wirkungseintritt nach 20 bis 30 Minuten.
Eliminationshalbwertszeit: 7 bis 10 Stunden.
Metabolisierung/Exkretion: Elimination zu 70 Prozent unverändert renal.
Indikationen: Chronisch rezidivierende Urtikaria, allergische Rhinokonjunktivitis, Juckreiz bei Neurodermitis.
Bei allergischem Asthma und anaphylaktischem Schock sind H_1-Antihistaminika wenig wirksam, da hierbei andere Mediatoren als Histamin dominierend sind.
Dosierung: 1-mal 10 mg p. o.
Dosisanpassung bei Niereninsuffizienz.

Erstes Gespräch mit dem Arzt und dem Pflegepersonal

Die erhöhte Serumkreatinin-Konzentration von 227 µmol/l (entsprechend ca. 2,6 mg/dl) ist als alleiniger Parameter für die Bestimmung der Dosierung bei eingeschränkter Nierenfunktion nicht ausreichend.

Zur Bestimmung der individuellen Arzneimitteldosierung bei Niereninsuffizienz ist somit eine Abschätzung der Kreatinin-Clearance (Normalwerte: 80 bis 120 ml/min) erforderlich. Die konkrete Bestimmung der Kreatinin-Clearance ist allerdings recht aufwendig, sodass diese rechnerisch abgeschätzt wird (Berechnung z. B. nach Cockcroft und Gault oder der MDRD-Formel; siehe hierzu Fall 48).

Unser Patient weist demnach eine Kreatinin-Schätzclearance von ca. 28 ml/min auf.

Fragen, die Sie sich stellen könnten
Wird der Arzneistoff hauptsächlich renal ausgeschieden, sodass eine Dosisanpassung aufgrund der bestehenden eingeschränkten Ausscheidungskapazität durch die Niere erforderlich werden könnte? Welcher Parameter gibt Auskunft über das Eliminationsverhalten der Arzneistoffe? Wie stark muss die Nierenfunktion eingeschränkt sein, damit eine Dosisanpassung erforderlich wird?

Antworten
Der Q_0-Wert für Cetirizin beträgt 0,3 (1 – 0,3 = 0,7), d. h., der Arzneistoff wird zu 70 Prozent renal eliminiert.

Die rechnerisch abgeschätzte Kreatinin-Clearance nach Cockcroft und Gault beträgt für den beschriebenen Patienten (Serumkreatinin 227 µmol/l) 28 ml/min.

Die geschätzte Ausscheidungskapazität liegt bei rund 57 Prozent der Kapazität eines nierengesunden Patienten (siehe Formel im Fall 48).

Die geschätzte Eliminationshalbwertszeit beträgt damit rund 12 Stunden (siehe Formel im Fall 48).

Beratung
für den Arzt und das Pflegepersonal
Aufgrund der durch die Nierenfunktionsstörung deutlich eingeschränkten Ausscheidungskapazität sind für den vorwiegend renal eliminierten Wirkstoff Cetirizin die folgenden Dosisanpassungen zu empfehlen (dabei wird die Dosierung der erniedrigten Ausscheidungskapazität in einem direkten prozentualen Bezug angepasst):
Cetirizin Hexal® 10 mg Tabl. 0-0-1-0, Dosisreduktion auf 0-0-1/2-0 (5 mg/Tag)

für den Patienten
Einnahme: Cetirizin sollte möglichst am Abend eingenommen werden. Vom Alkoholgenuss ist während der Therapie mit Antihistaminika aufgrund der zusätzlichen zentralen Sedierung grundsätzlich abzuraten.

Kommentar
Im Anhang findet sich eine Aufstellung von einigen häufig verordneten Arzneistoffen, die vorwiegend renal ausgeschieden werden, unter Angabe der Q_0-Werte. Die ABDA-Datenbank liefert in den Kapiteln 4.7.1 (»Kinetik bei Niereninsuffizienz«) und 5.1 (»Dosierung bei Niereninsuffizienz«) praxisnahe Daten zur Dosisanpassung bei eingeschränkter Nierenfunktion.

Fall 50 — Medikamentöse Thromboembolieprophylaxe

Nach einer Hüftgelenksersatzoperation muss entsprechend den Therapieleitlinien der medizinischen Fachgesellschaften (AWMF) über mindestens 5 Wochen obligat eine Thromboembolieprophylaxe durchgeführt werden. Ein 56-jähriger Patient erhält hierfür anstelle des sonst üblichen niedermolekularen Heparins das 2008 neu in den Handel gekommene oral einzunehmende Präparat Xarelto®. Der Patient hat ausdrücklich nach der einer oralen Therapieoption gefragt, da er im Laufe seiner Behandlung eine ausgeprägte Spritzenphobie entwickelt hat. Aufgrund einer ausgedehnten Hautpilzerkrankung (Pityriasis versicolor) mit Ausbreitung am gesamten Rumpf hat der Dermatologe im Rahmen seines »Hautkonsils« Itraconazol p. o. verordnet.

Der Stationsarzt hat in der Fachinformation von Xarelto® einen Hinweis auf eine mögliche Interaktion gefunden und fragt in der Apotheke nach.

Arzneimittelanamnese

Datum:
Name: **N. N.**   Alter: **56**   ☐ Niereninsuffizienz   ☐ Raucher
Pat.-Nr.:   ☐ Leberinsuffizienz   ☒ Adipositas

Derzeitige Medikation	Aktuelle Dosierung
1. Xarelto® 10 mg Filmtabletten	1-0-0-0 beginnend 6–10 h nach der Operation
2. Itraconazol 1A Pharma® 100 mg Kapseln	2-0-0-0 über 7 Tage

Kurzbeschreibung der Fertigarzneimittel

- **Xarelto® 10 mg Filmtabl.** (Rivaroxaban)

Rivaroxaban wirkt als Antikoagulans. Die synthetische Substanz ist ein hoch selektiver, direkter Hemmstoff des Gerinnungsfaktors Xa und ist dabei im Gegensatz zu den niedermolekularen Heparinen und Fondaparinux oral bioverfügbar. Die Inhibition von Faktor Xa unterbricht den intrinsischen und extrinsischen Weg der Gerinnungskaskade. Die Thrombozytenfunktion wird dabei kaum beeinflusst.
Orale Bioverfügbarkeit: 80 bis 100 Prozent.
Zeit bis zur maximalen Plasmakonzentration nach oraler Gabe: 2 bis 4 Stunden.
Plasmahalbwertszeit: 7 bis 11 Stunden.
Metabolisierung/Exkretion: Zwei Drittel der eingenommenen Dosis werden hepatisch metabolisiert, wovon je die Hälfte renal und über die Faeces ausgeschieden wird. Ein Drittel der Dosis wird unverändert renal eliminiert. Der Metabolismus erfolgt über

CYP3A4, CYP2J2 sowie CYP unabhängig. Rivaroxaban ist Substrat des Transportproteins P-Glykoprotein.

Bei Patienten mit schwerer Niereninsuffizienz (Kreatinin-Clearance < 30 bis 15 ml/min) ist die Substanz mit Vorsicht (erhöhte Blutungsrisiken) anzuwenden. Lebererkrankungen mit Koagulopathie stellen eine Kontraindikation dar.

Indikation: Prophylaxe venöser Thromboembolien (VTE) bei erwachsenen Patienten nach elektiven Hüft- oder Kniegelenksersatzoperationen.

Dosierung: Erwachsene 1-mal 10 mg, beginnend 6 bis 10 Stunden nach der Operation.

- **Itraconazol 1A Pharma® 100 mg Kaps.**

Das Antimykotikum Itraconazol ist ein Inhibitor der Biosynthese des Ergosterols, des wichtigsten Regulators der Zellmembranpermeabilität von Hefen und anderen Pilzen. Es wirkt konzentrationsabhängig fungistatisch oder fungizid, hat ein breites Wirkungsspektrum und kann bei Systemmykosen und mukokutanen Pilzinfektionen eingesetzt werden.

Orale Bioverfügbarkeit: Nüchtern ca. 20 bis 40 Prozent, bei Einnahme nach dem Essen bis 100 Prozent.

Optimale Resorption bei pH des Magensaftes < 3,5, bei ansteigendem pH-Wert Abnahme der Resorptionsquote (Itraconazol ist als schwache Base nur im stark sauren Magensaft gut löslich).

Zeit bis zur maximalen Plasmakonzentration nach oraler Gabe: 3 bis 4 Stunden.

Eliminationshalbwertszeit: 20 bis 30 Stunden.

Metabolisierung/Exkretion: Nahezu vollständige Verstoffwechselung in der Leber (Substrat von CYP3A4). Ausscheidung über Galle und Urin. Nieren- und Leberinsuffizienz beeinflussen die Ausscheidung nicht.

Indikationen: Oberflächliche Mykosen: Dermatomykosen (z. B. Tinea cruris, Tinea corporis, Tinea pedis), Pityriasis versicolor, Soormykosen, seborrhoische Dermatitis, Mikrosporien.

Systemmykosen: Mykosen der Haut, Haare und Schleimhaut (Ausnahme Mikrosporie), die durch Dermatophyten, Hefen und andere Pilze verursacht werden. Organ- und Systemmykosen mit Ausnahme des Aspergilloms. Prophylaxe von Pilzinfektionen bei krankheits- oder behandlungsbedingter Abwehrschwäche. Chronisch rezidivierende Vaginalmykosen, die auf eine lokale Therapie nicht ansprechen.

Dosierung p. o.: 1-mal 100 bis 200 mg/Tag (Intervalltherapie bei Onychomykosen: 1 Woche Behandlung und 3 Wochen Therapiepause über 3 Monate).

Erstes Gespräch mit dem Patienten

Hierbei ist abzuklären, ob die Antikoagulation zwingend oral durchzuführen ist oder ob trotz bestehender »Spritzenphobie« eine Low-dose-Heparinisierung als subkutane Applikation für einen begrenzten Zeitraum möglich wäre. Es sollte auch besprochen werden, ob der Patient eine lokale antimykotische Therapie in Form von Einreibungen (auch des Rückenbereichs) gegebenenfalls mit Hilfe vornehmen kann.

Fragen, die Sie sich stellen könnten
- Welche Bedeutung hat die postoperative Thromboembolieprophylaxe und welche Substanzgruppen stehen als Therapeutika zur Verfügung?
- Wie lässt sich die Compliance sicherstellen?
- Bestehen Risiken, auf die bei der pharmazeutischen Beratung eingegangen werden muss?
- Welche Wechselwirkung ist hier zu erwarten?

Antworten
Nach Operationen oder bei bestimmten Verletzungen beziehungsweise Erkrankungen wird bei stationären und ambulant operierten Patienten neben Basismaßnahmen (physikalische Therapie, Frühmobilisation) eine medikamentöse Thromboembolieprophylaxe empfohlen. Der Einsatz dieser Maßnahmen führt zu einer nachweisbaren Senkung der Rate tiefer Beinvenenthrombosen (TVT) und von Lungenarterienembolien.

Während das Risiko für eine TVT in der Normalbevölkerung bei 0,1 Prozent liegt, erreicht die Inzidenz bei Patienten im Krankenhaus bis zu 80 Prozent. In Abhängigkeit von der Häufigkeit thromboembolischer Komplikationen wird eine Risikostratifizierung vorgenommen. Das individuelle Risiko ist die Summe aus expositionellen und dispositionellen Risikofaktoren. Das expositionelle Risiko wird durch das Ausmaß einer Verletzung oder eines operativen Eingriffs bzw. durch die Art der akuten Erkrankung determiniert. Die Disposition zur Entwicklung einer TVT wird durch angeborene und erworbene individuelle Risikofaktoren modifiziert (frühere TVT, bestimmte Formen der Hyperkoagulabilität, Malignom, Adipositas BMI > 30 kg/m², allgemeine Immobilisation, chronische höhergradige Herzinsuffizienz, Hormontherapie zur Tumorbehandlung, Alter über 60 Jahre).

Zur Einschätzung des Risikos venöser Thromboembolien (VTE) erfolgt eine Einteilung in ein niedriges, mittleres und hohes Risiko. Bei Patienten mit mittlerem und hohem Thromboserisiko wird eine medikamentöse Thromboembolieprophylaxe durchgeführt, bei Patienten mit niedrigem Risiko wird dies nicht empfohlen.

Die niedermolekularen Heparine (NMH) haben das konventionelle Heparin (UFH) aufgrund einer besseren Wirksamkeit und eines günstigeren Nebenwirkungsprofils in der medikamentösen Thromboembolie-Prophylaxe weitgehend ersetzt. Die Heparine wirken als Thrombininhibitoren und als Hemmstoffe des Faktors Xa, wobei der Anti-Xa-Effekt im Verhältnis zur Thrombinhemmung bei den NMH 2- bis 4fach stärker ausgeprägt ist. Die synthetische Substanz Fondaparinux ist ein reiner Faktor-Xa-Inhibitor. Die Substanzen sind oral nicht bioverfügbar und müssen subkutan appliziert werden, was bei einer Behandlungsdauer von zum Teil mehr als einem Monat die Compliance einschränken kann. Seit 2008 stehen zwei orale Antikoagulanzien zur Prophylaxe von venösen Thromboembolien zur Verfügung. Dabigatran (Pradaxa®) ist ein direkter Thrombin-Inhibitor und Rivaroxaban (Xarelto®) wirkt als Faktor-Xa-Inhibitor antikoagulativ. Für alle Substanzen gilt, dass keine Notwendigkeit zur Bestimmung von Gerinnungsparametern wie zum Beispiel der partiellen Thromboplastinzeit (aktivierte (a)PTT) besteht.

Es muss sowohl für subkutane als auch für orale Therapie sichergestellt werden, dass die antikoagulative Therapie je nach Indikation über zwei bis fünf Wochen durchgeführt wird. Eine eventuelle Non-Compliance erhöht signifikant das Thromboembolierisiko.

Itraconazol ist Substrat und potenter Inhibitor von CYP3A4 und kann damit die hepatische Verstoffwechselung von Rivaroxaban hemmen. Die Anwendung von Rivaroxaban wird bei Patienten, die eine gleichzeitige systemische Therapie mit einem Azol-Antimykotikum (außer Fluconazol) erhalten, aufgrund signifikant erhöhter Blutungsrisiken nicht empfohlen. Die Enzymhemmung des Azol-Antimykotikums führt zu einem ausgeprägten Anstieg der AUC- und C_{max}-Werte von Rivaroxaban. Dieses geht mit der Zunahme der pharmakodynamischen Wirkung einher, sodass klinisch relevante Blutungskomplikationen auftreten können.

Beratung
für den Arzt und das Pflegepersonal

Durch die gleichzeitige Einnahme von Rivaroxaban und Itraconazol können durch die erhöhten Plasmakonzentrationen von Rivaroxaban verstärkt klinisch relevante Blutungskomplikationen auftreten. Aus diesem Grund sollte eine der folgenden Alternativen Anwendung finden.
Anstelle von Rivaroxaban kann als oraler direkter Thrombininhibitor Dabigatran (Pradaxa® Kaps.) eingesetzt werden. Beide Präparate weisen die gleichen zugelassenen und durch Studienergebnisse abgesicherten Indikationen auf. Die unterschiedlichen Wirkungsmechanismen (Faktor-Xa-Inhibition vs. Thrombin-Inhibition) sind bezüglich ihrer klinischen Effekte vergleichbar. Arzneimittelwechselwirkungen treten bei Dabigatran nur über die Hemmung des Effluxtransporters P-Glykoprotein durch z. B. Verapamil, Makrolide, Amiodaron oder über eine entsprechende Induktion durch Rifampicin oder Johanniskrautextrakt auf. Die Kombination mit Azol-Antimykotika ist damit sicher möglich.
Dosierung: Pradaxa 110 mg 1-mal 2 Kaps. morgens unabhängig von den Mahlzeiten.
Die subkutane Gabe eines niedermolekularen Heparins 1-mal täglich stellt, eine entsprechende Patientencompliance vorausgesetzt, ebenfalls eine sichere und wirksame Thromboseprophylaxe dar.
Als alternative antimykotische Therapie ist die Gabe einer Econazol-Lösung (Epi-Pevaryl® P.v. 1%-Lösung) zum Einreiben der angefeuchteten Haut und Kopfhaut möglich. Für die Einreibung des Rückenbereichs ist dabei in der Regel eine zweite Person erforderlich. Die Behandlung wird an drei bis sechs aufeinanderfolgenden Tagen vor dem Schlafengehen durchgeführt. Aufgrund der geringen systemischen Verfügbarkeit (1 Prozent bis max. 10 Prozent) nach dermaler Gabe ist nicht mit systemischen Wirkungen und Wechselwirkungen zu rechnen.

für den Patienten
Einnahme: Rivaroxaban 1 Filmtablette beginnend 6 bis 10 Stunden nach der Operation, unabhängig von den Mahlzeiten.
Eine Dosisanpassung in Bezug auch auf extreme Körpergewichte (< 50 kg, > 120 kg) ist nicht notwendig, da nur geringe Variationen der Plasmakonzentrationen bestehen und das Verteilungsvolumen im Steady State mit 50 l moderat ist.
Dabigatran 2 Kapseln beginnend 1 bis 4 Stunden nach der Operation, unabhängig von den Mahlzeiten.
Itraconazol 2 Kapseln mit oder direkt nach der Mahlzeit einnehmen. Säurehaltige Getränke (z. B. Coca-Cola® enthält Phosphorsäure) können das Lösungsverhalten und damit die Resorptionsquote verbessern.

Kommentar

Im Rahmen einer systemischen antikoagulativen Therapie sollten die Patienten auf die Beachtung von Blutungszeichen hingewiesen werden:
- Blut im Urin,
- Blut im Stuhl,
- Einblutungen in die Haut,
- Nasenbluten,
- Bluthusten.

Weitere wichtige Interaktionen

- HIV-Protease-Inhibitoren können ebenfalls CYP3A4 hemmen und damit die Plasmakonzentration von Rivaroxaban und dementsprechend die Blutungskomplikationen verstärken.
- Johanniskrautextrakt, Carbamazepin, Phenytoin und Rifampicin wirken als potente Enzyminduktoren auf CYP3A4 und können die Plasmakonzentration und somit die pharmakodynamische Wirkung von Rivaroxaban reduzieren.
- ASS, NSAR und Thrombozytenaggregationshemmer führen vermutlich zu einer additiven blutgerinnungshemmenden Wirkung.

Fall 51 — Kolonkarzinom und Zosterbehandlung

Im Rahmen der Behandlung eines Kolonkarzinoms (adjuvante Chemotherapie) nimmt ein 55-jähriger Patient das Präparat Xeloda® als orale Monotherapie ein. Er befindet sich aktuell in der über 14 Tage durchzuführenden medikamentösen Behandlungsphase. Aufgrund einer akuten Herpes-zoster-Infektion mit einem Exanthem im Gürtelbereich möchte der behandelnde Arzt Zostex® Tabletten verordnen und schickt eine Sonderanforderung in die Apotheke, da das Präparat sich nicht in der Arzneimittelliste der Klinik befindet. Die Apotheke nimmt eine routinemäßige Interaktionsüberprüfung vor und klärt die Frage, ob nicht mit einem gelisteten Präparat therapiert werden kann.

Arzneimittelanamnese

Datum:
Name: **N.N.**   Alter: **55**   ☐ Niereninsuffizienz   ☐ Raucher
Pat.-Nr.:   ☐ Leberinsuffizienz   ☐ Adipositas

Derzeitige Medikation	Aktuelle Dosierung
1. Xeloda® 500 mg Filmtabletten	4-0-4-0 über 14 Tage, gefolgt von einer 7-tägigen Therapiepause
2. Zostex® 125 mg Tabletten	1-0-0-0 geplante Medikation über 7 Tage
3. Vitamin B6 Hevert® 100 mg Tabletten	1-0-1-0 Begleitmedikation zur Behandlung des Hand-Fuß-Syndroms, einer NW von Xeloda®

Kurzbeschreibung der Fertigarzneimittel

● **Xeloda® 500 mg Filmtabl.** (Capecitabin)
Capecitabin ist eine oral bioverfügbare, nicht zytotoxische Vorstufe von 5-Fluorouracil (5-FU), das als aktiver Metabolit zytostatisch wirksam wird. Capecitabin wird in einem dreistufigen Prozess in der Leber und im Tumorgewebe bioaktiviert.
Orale Bioverfügbarkeit: Fast 100 Prozent. Eine Einnahme mit der Nahrung verringert zwar die Resorptionsgeschwindigkeit, allerdings besteht nur ein geringer Einfluss auf die AUC der aktiven Metaboliten.
Plasmahalbwertszeit für Capecitabin und seine Metaboliten: 0,7 bis 3 Stunden.
Metabolisierung/Exkretion: Die Substanz wird durch die hepatische Carboxylase zu 5'-Desoxy-5-fluorocytidin (5'-DFCR) und anschließend durch die Cytidindeaminase in der Leber und im Tumorgewebe zu 5'-Desoxy-5-fluorouridin (5'-DFUR) metabolisiert. Die Exkretion von Capecitabin und seinen Metaboliten erfolgt vorwiegend über den Urin (nur 3 Prozent unverändert).

Bei Patienten mit mäßiger Niereninsuffizienz (Kreatinin-Clearance 30 bis 50 ml/min) wird eine Dosisreduktion auf 75 Prozent der Standarddosis empfohlen. Bei schwerer Niereninsuffizienz (Kreatinin-Clearance < 30 ml/min) ist die Substanz kontraindiziert.
Indikationen: Monotherapie Kolon-, Kolorektal- und Mammakarzinom, Kombinationstherapie Kolorektal- und Magenkarzinom.
Dosierung: Erwachsene 1250 mg/m^2 2-mal täglich über 14 Tage, gefolgt von einer 7-tägigen Therapiepause (bei einer Monotherapie über insgesamt 6 Monate).

- **Zostex® 100 mg Tabl.** (Brivudin)

Brivudin wird durch die virale Thymidinkinase bzw. Thymidilatkinase zum Mono- und Diphosphat phosphoryliert und wirkt durch die Hemmung der Virus-DNA-Polymerase virustatisch.
Orale Bioverfügbarkeit: 30 Prozent durch hohen First-Pass-Effekt.
Zeit bis zur maximalen Plasmakonzentration nach oraler Gabe: 1 Stunde.
Eliminationshalbwertszeit: 16 Stunden.
Metabolisierung/Exkretion: Metabolisierung durch die Pyrimidinphosphorylase zum Hauptmetabolit Bromvinyluracil (BVU), vorwiegend renale Ausscheidung (65 Prozent der verabreichten Dosis), weniger als 1 Prozent unverändert.
Indikationen: Akuter Herpes zoster, frühzeitige Behandlung immunkompetenter Erwachsener.
Dosierung p. o.: 1-mal 125 mg/d über 7 Tage.

- **Vitamin B$_6$ Hevert® 100 mg Tabl.** (Pyridoxin)

Pyridoxin ist in seiner phosphorylierten Form das Coenzym zahlreicher Enzyme, die für den gesamten nichtoxidativen Aminosäurestoffwechsel unentbehrlich sind. Pyridoxal-5'-phosphat wird vorwiegend im Muskel gespeichert. Isolierte Mangelerscheinungen mit dem Auftreten von Neuritiden, epileptiformen Krämpfen oder hypochromen Anämien sind selten.
Orale Bioverfügbarkeit: Rasche passive Resorption im oberen Dünndarm.
Körperbestand: 40 bis 150 mg, täglich renale Ausscheidung 1,7 bis 3,6 mg, die Reservekapazität an Pyridoxin beträgt Wochen bis Monate.
Metabolisierung/Exkretion: Hepatische Metabolisierung in die aktive Pyridoxinsäure, vorwiegend renale Exkretion als 4-Pyridoxinsäure.
Indikationen: Vitamin-B$_6$-Mangelerscheinungen verschiedener Ursache, sofern diese ernährungsmäßig nicht behoben werden können.
Dosierung p. o.: Leichte Mangelsymptome 20 bis 40 mg/d, Vit.-B$_6$-Mangel-Polyneuropathie 100 bis 300 mg/d.

Erstes Gespräch mit dem Arzt und dem Pflegepersonal

Hierbei sollte geklärt werden, warum nicht mit den im Krankenhaus gelisteten Aciclovir 800 mg Tabletten therapiert werden kann. Bestehen durch die hohe Tagesdosis von 5-mal 1 Tablette Compliance-Probleme, insbesondere auch deshalb, weil der Patient bereits 10 Tabletten im Rahmen seiner onkologischen Behandlung mit Begleittherapie einnehmen muss? Kann die antivirale Therapie parenteral durchgeführt werden?

Fragen, die Sie sich stellen könnten
Bestehen Kontraindikationen bezügliche des Einsatzes von Brivudin?

Gibt es neben Aciclovir noch andere für die Indikation zugelassene Virustatika, die eine bessere Compliance ermöglichen?

Antworten
Brivudin hemmt durch seinen Hauptmetaboliten Bromvinyluracil irreversibel das Enzym Dihydropyrimidindehydrase (DPD). DPD ist für den Abbau von Pyrimidin-Derivaten wie 5-Fluorouracil (5-FU) verantwortlich. Durch diese Enzymhemmung kommt es zu einer Kumulation von gleichzeitig verabreichtem 5-FU und damit zu einer möglichen 5-FU-Intoxikation. In der Folge können als Nebenwirkungen Übelkeit, Erbrechen, Diarrhö sowie in schweren Fällen Stomatitis, Neutropenie und Knochenmarksdepression mit entsprechender Infektionsgefahr auftreten.

Damit ist die gleichzeitige Gabe von Brivudin und 5-Fluorouracil einschließlich topisch anzuwendender 5-FU-Zubereitungen oder 5-FU-Prodrugs (Capecitabin, Floxuridin, Tegafur) sowie Flucytosin kontraindiziert. Weiterhin ist zu beachten, dass zwischen der Behandlung mit Brivudin und dem Beginn einer Therapie mit 5-Fluoropyrimidin-haltigen Präparaten ein zeitlicher Abstand von mindestens 4 Wochen eingehalten werden muss. Es wird empfohlen, vor der Einnahme von 5-Fluoropyrimidin-haltigen Arzneimitteln die Enzymaktivität von DPD zu ermitteln.

Im Falle einer versehentlichen Kombinationstherapie von Brivudin mit 5-Fluoropyrimidinen müssen beide Arzneimittel sofort abgesetzt werden. Es wird eine klinische Überwachung empfohlen, die insbesondere eine mögliche systemische Infektion und Dehydratation verhindern soll.

Beratung
für den Arzt und das Pflegepersonal

Aufgrund der Gefahr einer 5-FU-Intoxikation durch die gleichzeitige Einnahme von Brivudin und Capecitabin ist diese Kombination unbedingt, auch in der Therapiepause von Capecitabin, zu vermeiden.

Als alternative Virustatika zur Behandlung der akuten Herpes-zoster-Infektion stehen Aciclovir, Valaciclovir oder Famciclovir als orale Therapeutika zur Verfügung.

Aufgrund der niedrigen Bioverfügbarkeit (10 bis 30 Prozent) von Aciclovir und der daraus resultierenden hohen Tagesdosis von 5-mal 800 mg bieten sich in unserem Fall die besser resorbierbaren veresterten Prodrugs Valaciclovir (Prodrug von Aciclovir) oder Famciclovir (Prodrug von Penciclovir) als Substanzen mit einer verbesserten Compliance an.

- Valtrex® 500 mg Tabl. (Valaciclovir); BV: 50 bis 60 Prozent, Dosierung: 3-mal 2 Tabl. über 7 Tage

- Famvir® Zoster 250 mg Tabl. (Famciclovir); BV: des aktiven Metaboliten Penciclovir 77 Prozent, Dosierung bei immunsupprimierten Patienten 3-mal 2 Tabl. über 10 Tage

Die intravenöse Gabe von Aciclovir in einer Dosierung von 10 mg/kg Körpergewicht über 5 Tage ist eine sichere Alternative, die auch durchaus ambulant realisiert werden kann.

für den Patienten
Einnahme: Capecitabin 4 Filmtabletten 2-mal täglich innerhalb von 30 Minuten nach einer Mahlzeit mit ausreichend Wasser (200 ml) einnehmen (Begründung: Die aktuellen Sicherheits- und Wirksamkeitsdaten des Herstellers basieren auf der Einnahme mit bzw. kurz nach einer Mahlzeit).

Kommentar
Hand-Fuß-Syndrom (HFS)
Das HFS (plantar-palmare Erythrodysästhesie) ist eine Nebenwirkung, die bei einer Reihe von Zytostatika, wie z. B. 5-FU, Doxorubicin, Vinorelbin und Docetaxel, regelmäßig auftritt. Das HFS ist klinisch durch ein Erythem gekennzeichnet, das lokal an den Handinnenflächen und Fußsohlen entsteht und zu schwer heilenden Ulzerationen, Blasen und starken Schmerzen führen kann. Häufig finden sich zusätzlich Hautabschuppungen, Taubheit, Kribbeln und eine Überempfindlichkeit gegenüber Wärme. Daraus resultieren deutliche Funktionseinschränkungen. Die Ursache des HFS ist bis heute nicht geklärt und verschiedene Pathomechanismen werden zum Teil kontrovers diskutiert. Elektronenmikroskopisch erscheint die vom HFS betroffene Haut stark vaskularisiert, mit dilatierten Gefäßen, umgebendem Ödem und Granulozyteninfiltration. Der Verlauf des HFS hängt vom initialen Grad der Toxizität ab und kann wenige Tage bis Wochen andauern.

Das HFS ist häufig dosislimitierender Faktor der zytostatischen Therapie und lässt sich durch Intervallverlängerungen oder Dosisanpassungen gut kontrollieren. Etwa 50 bis 75 Prozent aller Patienten, die mit Capecitabin behandelt werden, haben mindestens eine Intervallverlängerung oder Dosisreduktion aufgrund des HFS.

Aufgrund der noch unbekannten Ursachen steht eine spezifische Therapie zurzeit nicht zur Verfügung. Im Wesentlichen umfasst die Therapie eine symptomatische topische Behandlung. Um ein Auftreten des HFS im Vorfeld zu vermeiden, haben sich verschiedene lokale aber auch systemische Therapieoptionen als wirksam erwiesen.

Besonders wichtig dabei ist die Beratung der Patienten
Kleidung, Schuhe und Schmuckstücke sollten so gewählt werden, dass sie nicht zu Druckstellen oder Abschürfung der Haut führen. Heißes Wasser zum Duschen oder Baden sollte vermieden werden. Bei Schmerzen sollten Hände und Füße hoch gelagert und kalte Kompressen oder Eispacks lokal appliziert werden. Generell ist darauf zu achten, dass Hände und Füße nicht austrocknen und mit einer W/O-Emulsionsgrundlage feucht gehalten werden.

Einige Untersuchungen haben gezeigt, dass der Einsatz von Pyridoxin (Vitamin B_6) das Auftreten des HFS verzögern und bei bestehendem HFS die Symptome reduzieren kann. Hierzu liegen momentan nur Ergebnisse kleinerer Studien oder von Tierversuchen vor. Trotz der noch nicht ausreichenden Datenlage wird Pyridoxin häufig im klinischen Alltag zur Prävention und Therapie des HFS in einer Dosierung von 50 bis 150 mg 3-mal täglich eingesetzt. In der Fachinformation von Xeloda® wird ebenfalls die Gabe von Vitamin B_6 empfohlen.

Weitere wichtige Interaktionen

Die Toxizität der 5-Fluoropyrimidine kann auch durch hohe Dosen von Folsäure oder Folinsäure verstärkt werden. Als Mechanismus wird eine Wirkungsverstärkung von 5-FU beschrieben (Verstärkung der durch 5-FU hervorgerufenen Hemmung der Thymidilat-Synthetase). Damit ist der unkontrollierte Einsatz von Vitaminpräparaten zur Selbstmedikation bei einer zytostatischen Therapie mit 5-FU-Derivaten und 5-FU-Prodrugs kontraindiziert.

Fall 52 — Rheumatoide Arthritis und ASS

Eine 47-jährige Frau wird aufgrund einer transienten ischämischen Attacke (TIA) in der Stroke unit des Krankenhauses behandelt. Die Neurologin möchte der Patientin niedrig dosiertes Aspirin® zur Sekundärprävention eines Schlaganfalls verordnen. Die Patientin leidet gleichzeitig an einer chronischen rheumatoiden Arthritis und sagt, dass sie aufgrund des Rheumamedikaments eigentlich kein Aspirin® einnehmen darf. Die Ärztin fragt in der Apotheke nach.

Arzneimittelanamnese

Datum:
Name: **N. N.**   Alter: **47**   ☐ Niereninsuffizienz   ☐ Raucherin
Pat.-Nr.:   ☐ Leberinsuffizienz   ☐ Adipositas

Derzeitige Medikation	Aktuelle Dosierung
1. MTX HEXAL® 15 mg Tabletten	1x 1 Tabl. pro Woche
2. Aspirin 100 N® Tabletten	1-0-0-0 geplante Medikation

Kurzbeschreibung des Fertigarzneimittels

- **MTX Hexal® 15 mg Tabl.** (Methotrexat)

Methotrexat (MTX) ist ein zytostatisch wirksamer Antimetabolit. Als Folsäureantagonist hemmt MTX kompetitiv das Enzym Dihydrofolat-Reduktase und inhibiert damit die DNS- und RNS-Synthese. MTX wirkt antiproliferativ und immunsuppressiv. Methotrexat ist ein langfristig krankheitsmodifizierendes Medikament (= disease modifying antirheumatic drug = DMARD) und damit Basistherapeutikum zur Behandlung der rheumatoiden Arthritis und der Psoriasisarthritis.
Orale Bioverfügbarkeit: 90 bis 100 Prozent (bei Dosen < 30 mg/m^2), bei höheren Dosierungen sinkt die BV auf 25 bis 50 Prozent, da die Resorption über einen aktiven, sättigbaren Carrier-Mechanismus erfolgt.
Zeit bis zur maximalen Plasmakonzentration nach oraler Gabe: 0,7 bis 4 Stunden.
Plasmahalbwertszeit terminal: 7 Stunden bei Dosen < 30 mg/m^2, triphasischer Verlauf.
Metabolisierung/Exkretion: Als Polyglutamatkonjugat über Monate im Intrazellularraum vorhanden. 75 bis 90 Prozent werden unverändert renal ausgeschieden.
Bei Patienten mit Niereninsuffizienz (Kreatinin-Clearance 60 bis 80 ml/min) wird eine Dosisreduktion auf 75 Prozent der Standarddosis empfohlen. Bei einer Kreatinin-Clearance von 60 ml/min ist eine Dosisreduktion auf 63 Prozent der Standarddosis angezeigt. Ist die Kreatinin-Clearance < 60 ml/min besteht eine Kontraindikation für die MTX-Gabe.
Indikationen: Schwere Formen der aktiven chronischen Polyarthritis (rheumatoide Arthritis), schwere Formen der aktiven juvenilen Polyarthritis, schwerste Formen der Psoriasis, maligne Trophoblasttumoren, akute lymphatische Leukämien (ALL).

Dosierung: Rheumatoide Arthritis: initial 7,5 mg/Woche, Steigerung um jeweils 2,5 mg auf max. 20 mg/Woche möglich, niedrigste noch wirksame Erhaltungsdosis einsetzen. Psoriasis 5 bis 7,5 mg/Woche. ALL: übliche Einzeldosierungen 20 bis 40 mg/m² KOF.

Erstes Gespräch mit dem Arzt und dem Pflegepersonal
Der Hinweis der Patientin, dass sie bedingt durch die Rheumamedikation (MTX) kein Aspirin einnehmen darf, ist richtig und muss beachtet werden. Aufgrund einer vorliegenden Arzneimittelwechselwirkung sollte die Thromboyztenaggregationshemmung zur Verhinderung eines Schlaganfalls nicht mit niedrig dosierter Acetylsalicylsäure durchgeführt werden.

Fragen, die Sie sich stellen könnten
Gibt es neben ASS noch andere für die Sekundärprävention eines Schlaganfalls geeignete Thrombozytenaggregationshemmer?

Antworten
Das Risiko, nach einer flüchtigen zerebralen Durchblutungsstörung (TIA) einen Schlaganfall zu erleiden, beträgt im ersten Jahr 5 bis 15 Prozent. Das höchste Risiko besteht in den ersten 48 Stunden.

Bei Patienten mit einem niedrigen Rezidivrisiko, das heißt ohne kardiale Emboliequelle (Vorhofflimmern) und hämodynamisch relevante Stenosen der hirnversorgenden Gefäße (Carotisstenose), besteht die Standardtherapie nach TIA in der Gabe von 50 bis 100 mg ASS als Sekundärprävention.

Salicylate und NSAR können als organische Säuren die renale Methotrexat-Ausscheidung hemmen. Die systemische Clearance vom MTX kann dadurch um 24 Prozent reduziert sein. Auch kann es zu einer um 20 bis 60 Prozent verminderten Plasmaproteinbindung von MTX kommen. Als Folge der erhöhten MTX-Plasmakonzentration können vermehrt toxische Nebenwirkungen (Panzytopenie, epidermale Nekrolyse, gastrointestinale Toxizität) auftreten. Es gibt Hinweise, dass durch die niedrig dosierte ASS-Gabe die Pharmakokinetik von ebenfalls niedrig dosiertem MTX nicht signifikant beeinträchtigt wird. Trotzdem ist auf unerwünschte MTX-Wirkungen zu achten und es sollte eine Alternative für ASS in der Sekundärprävention in Erwägung gezogen werden. Hierfür bietet sich die Gabe von Clopidogrel an. Die Substanz ist für die Sekundärprophylaxe zur Vermeidung von Schlaganfällen zugelassen.

Beratung
für den Arzt und das Pflegepersonal
Für Patienten mit ASS-Unverträglichkeiten oder wie in diesem Fall einer vorliegenden Kontraindikation aufgrund einer Arzneimittelwechselwirkung mit Methotrexat kann die notwendige medikamentöse Sekundärprävention eines Schlaganfalls mit Clopidogrel

als Thrombozytenaggregationshemmer in einer Dosierung von 75 mg/Tag durchgeführt werden.

für den Patienten
Einnahme: Methotrexat, Einnahme der Gesamtdosis abends, 2 Stunden vor oder nach dem Essen (möglichst immer am gleichen Wochentag).
Clopidogrel, Gesamtdosis 1-mal täglich vor oder nach dem Essen. Die Nahrung hat keinen Einfluss auf das Resorptionsverhalten.

Kommentar
- Haut- und Schleimhautkontakte mit Methotrexat sind zu vermeiden. Im Falle einer Kontamination sollen die betroffenen Stellen sofort mit reichlich Wasser abgespült werden. MTX kann erbgutschädigend wirken.
- Die begleitende niedrig dosierte Gabe von Folsäure (5 mg/Woche) verringert die Mukosatoxizität, eine häufige Nebenwirkung der MTX-Therapie, um 80 Prozent, ohne die antirheumatische Wirksamkeit von MTX zu beeinträchtigen.
Eine tägliche Folsäuresubstitution, z. B. durch entsprechende Vitaminpräprate, kann allerdings die MTX-Wirkung abschwächen (»Over-Rescue«).

Weitere wichtige Interaktionen
- Penicilline und Sulfonamide können ebenfalls die renale Clearance von MTX reduzieren. Als Folge der erhöhten Serumkonzentration besteht die Gefahr von hämatologischer und gastrointestinaler Toxizität.
- Während der Methotrexat-Therapie ist aufgrund der hepatotoxischen Wirkung auf Alkoholkonsum sowie auf die Einnahme von anderen potenziell hepatotoxischen Mitteln zu verzichten.
- Während der Einnahme von Methotrexat sollten keine Impfungen mit Lebendimpfstoffen (z. B. Masern, Mumps, Röteln) durchgeführt werden. Aufgrund der Immunsuppression kann es zur Infektion mit dem Impferreger kommen.

III
Applikationsorientierte Fälle

Fall 53 — Chronische Diarrhö

Herr Dünnstuhl, der in letzter Zeit immer häufiger Kunde ist, betritt die Apotheke, legt das folgende Rezept vor und bittet um schwarzen Tee.

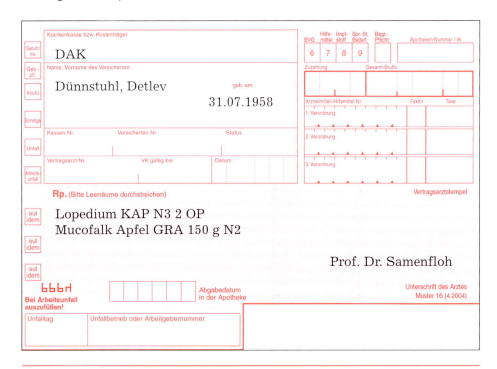

Kurzbeschreibung der Fertigarzneimittel

- **Lopedium® Kaps.** (Loperamid 2 mg)

Loperamid ist ein Opiat-Antidiarrhoikum, das die Peristaltik des Darmes hemmt, wodurch die Flüssigkeitsresorption verstärkt und die Flüssigkeitssekretion vermindert wird. Im Gegensatz zu vielen anderen Opiaten kann Loperamid die Blut-Hirn-Schranke kaum überwinden. Daher fehlen die typischen zentralen Opiatwirkungen und selbst bei Langzeitanwendung bestehen keine Risiken für eine physische Abhängigkeit. Im akuten Fall werden zunächst 4 mg und nach jedem wässrigen Durchfall weitere 2 mg Loperamid bis zu einer Tages-Höchstdosis von 16 mg eingenommen. Die übliche Dosis bei chronischen Diarrhöen liegt bei 4 bis 8 mg/d. Gelegentlich treten gastrointestinale Probleme wie Verstopfung und Kopfschmerzen als Nebenwirkungen auf.

- **Mucofalk® Granulat** (Indische Flohsamenschalen)

Flohsamenschalen werden üblicherweise als Quellmittel bei Obstipation und zur Stuhlerweichung bei Hämorrhoiden, Analfissuren und rektal-analen Operationen eingesetzt. Da sie bis zum 40fachen ihrer Masse Wasser aufnehmen können, werden die FAM mit viel Flüssigkeit (ca. 1,5 bis 3 l/d) eingenommen, um die Peristaltik des Darmes zu fördern. Die empfohlene Tagesdosis beträgt ca. 1 bis 3 g/d. Die Einnahme mit ausreichend Flüssigkeit ist obligat, weil ansonsten die Gefahr von Schluckbeschwerden bis zur Erstickung und Darmverschluss (Ileus) besteht.

Erstes Gespräch mit dem Kunden
Sie erfahren, dass der Kunde schon seit einigen Wochen wegen einer akuten Hepatitis B unter chronischen Durchfällen leidet. Er nehme seitdem jeden Tag 8 bis 10 Kapseln (entsprechend 16 bis 24 mg Loperamid) ein, wobei die Wirkung nicht zufriedenstellend gewesen sei. Er müsse immer noch jeden Tag 3- bis 5-mal zur Toilette. Außerdem leide er an Appetitmangel und Übelkeit, was Sie dem Patienten an seinem abgemagerten Zustand auch ansehen können. Daher habe er einen Spezialisten in der Gastroenterologie des Krankenhauses aufgesucht, der ihm jetzt zum ersten Mal das Flohsamenpräparat verordnet habe, wovon er zwei Beutel pro Tag einnehmen müsse.

Fragen, die Sie sich stellen könnten
1. Sind Indische Flohsamenschalen, die normalerweise bei Obstipation eingesetzt werden, bei Durchfall kontraindiziert oder unter welchen Bedingungen können sie doch eingesetzt werden?
2. Was ist Hepatitis B und wie kann man die Erkrankung behandeln?

Antworten
1. In der Regel werden Indische Flohsamenschalen zwar zur Behandlung der Obstipation verwendet, aber auch bei chronischen Diarrhöen kann der Einsatz sinnvoll sein. Durch die Bindung von Wasser wird die Transitzeit durch den Gastrointestinaltrakt verlängert und damit die Häufigkeit von Stuhlentleerungen reduziert. Im Gegensatz zur Obstipation wird die Anwendung bei Durchfall nicht an die Aufnahme großer Flüssigkeitsmengen geknüpft, da das vorhandene Wasser im Darm gebunden werden soll. Daher kann Flohsamen auch zur adjuvanten Therapie chronischer Diarrhöen und entzündlicher Darmerkrankungen eingesetzt werden. Die Anwendung ist daher nicht kontraindiziert, wie man im ersten Moment vermuten könnte, sondern explizit bei Diarrhö zugelassen und versuchsweise empfehlenswert.
2. Hepatitis B ist eine Virusinfektion, die ähnlich HIV durch Bluttransfusion, gemeinsames Verwenden von Injektionsbesteck (i.-v.-Drogenabhängige) und vor allem durch Sexualkontakte übertragen wird. Die Ansteckungsgefahr durch normale häusliche Kontakte mit Infizierten ist gering. Bezüglich der Symptome werden akute Hepatitis und chronische Hepatitis unterschieden. Nach einer Inkubationszeit von 1 bis 6 Monaten kann sich die Erkrankung in Abgeschlagenheit, Übelkeit, Erbrechen, Durchfall, Bauchschmerzen und Gelbsucht äußern. Die Leber ist zumeist vergrößert und es kommt zu einem Anstieg der Leberenzyme (Transaminasen: GOT, GPT). Nach ca. 5 bis 6 Wochen bessert sich der Zustand der Patienten und die Hepatitis heilt zumeist auch ohne medikamentöse Therapie. Bei 10 Prozent der Betroffenen chronifiziert die Erkrankung, wobei der Patient symptomfrei bleiben kann oder an Müdigkeit,

Gelenk- und Muskelschmerzen und Hautveränderungen leidet. Bei 20 Prozent der chronisch Erkrankten bildet sich mit der Zeit eine Leberzirrhose, wobei der Apotheker einen Therapieversuch mit standardisierten »Leberschutzarzneimitteln« aus Mariendistelfrüchten empfehlen kann.

Hepatitis ist schwer mit Arzneimitteln zu behandeln, da Virustatika vielfach unzureichend wirksam sind. Daher sind bei der akuten Hepatitis eine symptomatische Therapie und Bettruhe zumeist die einzigen Maßnahmen. Bei schweren chronischen Verlaufsformen kommen Lamivudin (Epivir®) und α-Interferon 2b (IntronA®) zum Einsatz. Als weitere Arzneimittel stehen Adefovir (Hepsera®), Tenefovir (Viread®) und Entecavir (Baraclude®) zur Verfügung, die als Nukleosidanaloga die Virusreplikation hemmen. Bei etwa 50 Prozent der Patienten bessern sich die histologischen Befunde und die Leberwerte. Weitere Arzneistoffe gegen Hepatitis befinden sich in der klinischen Prüfung.

Beratung

Da es bezüglich der Verordnung von Flohsamen keine Bedenken gibt, sollte dem Patienten die Anwendung erklärt werden. Die Beutel sind in 200 ml Flüssigkeit aufzulösen und können vor den Mahlzeiten eingenommen werden. Da bei gleichzeitiger Anwendung mit anderen Arzneimitteln die Resorption beeinträchtigt sein kann, sollte hier mindestens 1 Stunde Abstand zur Einnahme von Loperamid gehalten werden.

Ansonsten könnten Sie dem Patienten Mut zusprechen, dass sich die Erkrankung (akute Hepatitis) wahrscheinlich bald bessert und die verordneten Arzneimittel möglichst konsequent angewendet werden sollen. Sollte sich die Diarrhö nach einigen Tagen immer noch nicht bessern, ist nach Absprache mit dem behandelnden Arzt an eine Dosiserhöhung des Flohsamenpräparates oder die zusätzliche Kombination mit weiteren Antidiarrhoika zu denken.

Da bei akuter Hepatitis die Gefahr der Ansteckung besteht, sollte ein Patient immer genau über die Risiken für die Menschen in seinem sozialen Umfeld informiert sein. Während bei normalen häuslichen Kontakten kaum Übertragungsrisiken bestehen, ist die Ansteckungsgefahr für Hepatitis B bei sexuellen Kontakten äußerst hoch (deutlich höher als bei HIV!). Gute Schutzvorkehrungen (Kondome, Verzicht auf bestimmte Sexualpraktiken) sind zum Schutz vor Infektion daher essenziell. Apothekenpersonal sollte, zumindest wenn Laborwerte aus Blut bestimmt werden, unbedingt geimpft sein.

Kommentar

- Besondere Vorsicht ist bei der Abgabe von Quellstoffen wie Flohsamen an alte Patienten mit Obstipation geboten. Ältere Menschen leiden häufig an einem stark eingeschränkten Durst- und Hungergefühl, wobei die Verstopfung Ausdruck der damit verbundenen enteralen Flüssigkeits-Unterversorgung ist. Wenn Quellstoffe wie Flohsamen mit wenig Flüssigkeit eingenommen werden, verschlechtern sich die Symptome und nicht selten werden Patienten mit einem Darmverschluss (Ileus) ins Krankenhaus eingeliefert. Für die Beratung in der Apotheke empfiehlt sich bei alten

Menschen, die Quellstoffe wünschen, eine intensive Aufklärung über die notwendige tägliche Flüssigkeitsmenge (2 bis 3 l/d). Sollten Sie den Eindruck gewinnen, dass der Patient dazu nicht in der Lage ist, empfiehlt es sich, die Abgabe wegen ernsthafter Bedenken abzulehnen und Alternativen (z. B. Lactulose, Biphenole) anzubieten.

- Bei Kindern unter 2 Jahren ist die Blut-Hirn-Schranke noch nicht voll ausgebildet und Loperamid kann, anders als bei Erwachsenen, zentrale Opiatwirkung bis hin zur Atemlähmung entfalten. Außerdem ist bei Babys die Gefahr eines Ileus erhöht. Obwohl Loperamid vor Abschluss des 2. Lebensjahres kontraindiziert ist, stellt die ärztliche Verordnung von Loperamid-Tropfen für Säuglinge und Kleinkinder keine Seltenheit dar. Wegen der besonderen Gefahr sollte der Apotheker bei der Beratung der Eltern Dosierung und Anwendung, bei fehlenden Informationen nach Rücksprache mit dem Arzt, eindringlich erläutern. Dabei kann eine Überdosierung durch die bei Kinderarzneimitteln sonst eher an »Saftdosen« gewohnten Eltern vermieden werden. Hierzu existiert ein Gerichtsurteil gegen einen Kollegen, der ohne weitere Beratung in unleserlicher Handschrift die ärztliche Dosierung von 3-mal täglich 3 Tr. für einen Säugling auf der Packung vermerkte. Die Mutter deutete diese Angabe als 3-mal täglich 3 TL (Teelöffel). Die Folgen können Sie sich denken: Das Kind starb an einer Atemlähmung (Opiatwirkung).

Fall 54 — Alles verstopft?

Der Kunde bittet um Paracetamol für seine Kopfschmerzen und legt folgendes Rezept vor:

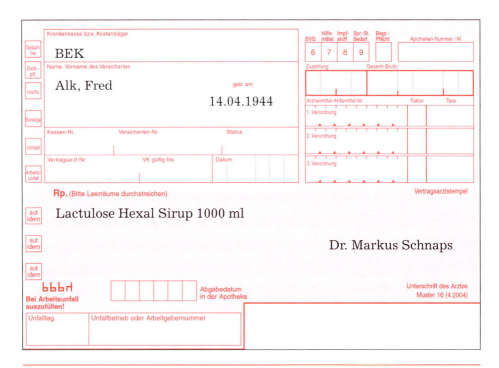

Kurzbeschreibung der Fertigarzneimittel

- **Lactulose Hexal® Sirup**

Lactulose wird hauptsächlich zur Behandlung der Obstipation eingesetzt, die durch andere allgemeine Maßnahmen nicht ausreichend beeinflusst werden kann. Die laxierende Wirkung beruht überwiegend auf einem osmotischen Effekt: Durch Wasseranreicherung im Darmlumen wird der Dickdarminhalt aufgeweicht und die Defäkation reflektorisch über eine Dehnung der Darmwand eingeleitet. Außerdem wird Lactulose als synthetisches Disaccharid aus Galactose und Fructose im Kolon bakteriell zu kurzkettigen organischen Säuren wie Essigsäure, Propionsäure und Buttersäure abgebaut. Hierbei wird durch die dosisabhängige Senkung des Darm-pH-Wertes die Darmperistaltik angeregt. Die Dosierung beträgt 1- bis 2-mal täglich 5 bis 15 g in flüssiger Form.

- **Paracetamol**

Die Substanz wird als Analgetikum und Antipyretikum eingesetzt. Der genaue Wirkmechanismus ist trotz weltweit verbreiteten Einsatzes noch nicht eindeutig geklärt. Im Wesentlichen sollen Wirkungen im ZNS sowie genomische Effekte beteiligt sein.

Nach neueren Erkenntnissen ist Paracetamol möglicherweise ein Prodrug, dessen Metabolit p-Aminophenol mit Arachidonsäure zu einem Addukt namens AM404 reagiert. Dieses soll dann eine Cannabis-ähnliche Wirkung haben und den Ionenkanal TRPV1 stimulieren. Vorteilhaft bei Paracetamol ist die geringe Wirkung auf die peripheren Cyclooxygenasen (COX-1 und -2) und damit auf die Bildung peripherer Prostaglandine. Dadurch kann die Verträglichkeit (z. B. Magen) in therapeutischen Dosen durchaus als gut eingeschätzt werden. Zu beachten ist jedoch die Lebertoxizität in hohen Dosen (ab ca. 0,1 g/kg KG), die im Vergiftungsfall eine ernsthafte Bedrohung für den Patienten darstellt, da Paracetamol-induzierte Leberzellnekrosen irreversibel sind. Insbesondere bei Patienten mit vorgeschädigter Leber und Alkoholikern ist dies zu beachten.

Erstes Gespräch mit dem Kunden

Auf Ihre Nachfrage nach der Art der Kopfschmerzen gibt der Patient an, dass diese seit einigen Wochen aufgetreten seien und immer unerträglicher würden. Sie äußerten sich in einem beidseitigen drückenden Dauerschmerz am ganzen Kopf. Bislang habe er noch nichts dagegen genommen, aber sein Arzt habe ihm schon gesagt, dass die Beschwerden wahrscheinlich von der Leber herrührten.

Fragen, die Sie sich stellen könnten

1. Welche Form von Obstipation hat denn der Patient oder hat er möglicherweise ein anderes Leiden?
2. Welche Abgabehinweise sind in der Praxis zu beachten und welches Schmerzmittel ist für den Patienten geeignet?

Antworten

1. Der Patient leidet nicht unter Obstipation, sondern unter portocavaler (hepatischer) Enzephalopathie, bei der Lactulose ebenfalls zugelassen ist. Der portokavalen Enzephalopathie liegt eine Ammoniak-induzierte Schädigung des Gehirns zugrunde. Bei Lebererkrankungen wie Leberzirrhose (z. B. bei Alkoholikern), Fettleber oder Hepatitis kann die Leber das im Stoffwechsel von menschlichen Zellen und das im Darm von Bakterien gebildete Ammoniak nicht mehr ausreichend entgiften. Das neurotoxische Gas (!) Ammoniak liegt im Blut gelöst vor und kann die Blut-Hirn-Schranke durch Diffusion überwinden. Es kommt zu einer Schädigung verschiedener Hirnregionen, die bis zum Tod des Patienten führen kann. Lactulose wird im Dickdarm hydrolytisch in kurzkettige organische Säuren gespalten. Dadurch sinkt der pH-Wert und vorhandenes Ammoniak im Darmlumen wird zu nicht resorbierbarem NH_4^+ entgiftet. Damit wird eine Reduktion der Blutammoniakkonzentration um bis zu 50 Prozent erreicht. Es ist nicht geklärt, ob darüber hinaus Ammoniak aus dem Blut direkt in den Darminhalt übertritt oder die Zahl der ammoniakproduzierenden Bakterien durch Lactulose vermindert wird. Beide Mechanismen werden jedoch zusätzlich diskutiert.
Eine weitere Indikation von Lactulose ist die Darmsanierung bei Salmonellen-Dauerausscheidern, wobei jedoch die klinische Wirksamkeit nicht eindeutig gesichert ist.

Die Wirkung soll durch eine Veränderung der bakteriellen Darmbesiedlung bedingt sein, die besonders die säureempfindlichen Salmonellen betrifft.

2. Wichtig ist vor allem, dass Lactulose der Indikation entsprechend dosiert wird. Die bei der Obstipation notwendigen oben genannten Dosierungen reichen bei portocavaler Enzephalopathie nicht aus. Bei diesen Patienten müssen 3- bis 4-mal täglich 20 bis 30 g Lactulose, entsprechend 30 bis 50 ml Sirup gegeben werden. Dabei hat die Dosierung wegen der möglichen gastrointestinalen Nebenwirkungen, insbesondere Blähungen, einschleichend zu erfolgen.

Paracetamol ist wegen der beschriebenen hepatotoxischen Effekte für einen Patienten mit vorgeschädigter Leber kontraindiziert. Die toxischen Dosen bei Leberschäden beginnen unterhalb der therapeutischen Maximaldosis von 4 g. Auch andere Arzneistoffe sind bei Patienten mit Leberinsuffizienz problematisch, da durch eine Verminderung der hepatischen Clearance und damit Verlangsamung der Biotransformation die betreffenden Stoffe kumulieren können.

Zur Auswahl eines alternativen Analgetikums kann in der Apothekenpraxis die ABDA-Datenbank hilfreich sein. Im Kapitel 4 (Pharmakokinetik) des Wirkprofils befinden sich zumeist detaillierte Angaben zur Kinetik bei Leber- oder Niereninsuffizienz. Im nachfolgenden Kapitel 5 (Dosierung) befinden sich dann oft auch noch Informationen zur Dosisanpassung bei Leber- oder Niereninsuffizienz. So zeigt sich hier, dass gegebenenfalls Ibuprofen oder Diclofenac zur Therapie geeignet wären, da sie nicht hepatotoxisch sind und ihre Kinetik bei Leberinsuffizienz nur geringfügig verändert ist.

Beratung

Der Patient ist aufgrund der ernsthaften Situation umfangreich aufzuklären. Die Auswahl des Analgetikums kann in der Apotheke zwar unter den beschriebenen Gesichtspunkten erfolgen, sollte jedoch in diesem Fall unbedingt mit dem behandelnden Arzt abgesprochen werden. Außerdem sollte der Patient darüber aufgeklärt werden, dass bei allen künftig notwendigen Arzneimitteln immer die Leberverträglichkeit geprüft werden muss. Danach sollte der Patient sinnvollerweise selbst beim Arzt oder Apotheker fragen. Inwieweit hoch dosierte Mariendistelpräparate bei Leberschäden klinisch wirksam sind, ist umstritten. Da aber kaum medikamentöse Alternativen bestehen, kann dem Patienten durchaus die Einnahme von mindestens 280 mg Silymarin und Silibinin aus Mariendistelfrucht-Trockenextrakt (z. B. Legalon® und die standardisierten Silymarin-Generika) empfohlen werden.

Kommentar

Die Therapie bei Salmonellen-Dauerausscheidern wird kurmäßig in drei Zyklen durchgeführt. Die Patienten erhalten:
1. Zyklus: 10 bis 12 Tage 3-mal täglich 15 ml Sirup. Dann 1 Woche behandlungsfreies Intervall.
2. Zyklus: 10 bis 12 Tage 5-mal täglich 15 ml Sirup. Dann 1 Woche behandlungsfreies Intervall.
3. Zyklus: 10 bis 12 Tage 3-mal täglich 30 ml Sirup. Anschließend werden Stuhlproben entnommen, um den Therapieerfolg zu kontrollieren.

Fall 55   Korrekte Einnahme?

Herr Hupertürk kommt in die Apotheke, legt folgendes Rezept vor und bittet um Multibionta plus®:

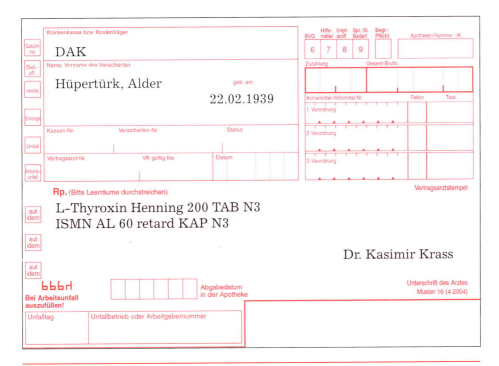

Kurzbeschreibung der Fertigarzneimittel

- **L-Thyroxin Henning 200 Tabl.** (T_4)

Die Gabe von Schilddrüsenhormonen dient der lebenslangen Substitution einer Hypothyreose jeglicher Genese oder der zeitlich begrenzten Struma-Therapie. Die Hauptwirkform ist Liothyroxin (Triiodthyronin, T_3), das aus T_4 durch enzymatische Abspaltung (Deiodase) von einem Molekül Iod bedarfsgerecht gebildet wird. T_3 bindet an intrazelluläre Strukturen (vor allem im Zellkern) und steuert so die Transkription von Genen und die Bildung wichtiger Funktionsproteine. Dabei werden der Stoffwechsel sowie die Herz- und Gehirnfunktionen aktiviert. L-Thyroxin hat eine Halbwertszeit von 7 Tagen, wobei die Plasmaspiegel bei einmal täglicher Gabe relativ konstant gehalten werden. Die Applikation sollte entsprechend dem natürlichen Sekretionsmaximum morgens erfolgen. Physiologische Dosen sind im Allgemeinen gut verträglich. Bei Überdosierung kann es zu Hyperthyreose-Symptomen wie Herzrasen, Unruhe, Schwitzen, Zittern, Gewichtsabnahme und Schlafstörungen kommen. Daher ist bei Patienten mit Herzerkrankungen wie KHK, Rhythmusstörungen oder Herzinsuffizienz besondere Vorsicht bei der Einstellung und Therapie geboten.

- **ISMN AL 60 mg Kaps.** (Isosorbid-Mononitrat)

ISMN wird als NO-Donator zur Prophylaxe von Angina-pectoris-Anfällen bei koronarer Herzkrankheit (KHK) eingesetzt. ISMN ist der aktive Metabolit von Isosorbiddinitrat ISDN, der durch Freisetzung von NO unter anderem über eine Aktivierung der Guanylatcyclase zu einer Vasodilatation von Arterien, Venen und Herzkranzgefäßen führt. Die Drucksenkung in den Gefäßen bedingt durch eine Verminderung von Vor- und Nachlast eine Senkung des Sauerstoffbedarfs und eine Erhöhung des Sauerstoffangebots des Herzens. Auch Koronarspasmen können beseitigt werden. Durch die Retardform genügt in der Regel die 1-mal tägliche Applikation am Morgen. Die Wirkdauer ist auf ca. 12 bis 15 Stunden begrenzt, was vor allem durch Toleranzentwicklung (Nitrattoleranz) erklärt wird. Bei stabiler Angina pectoris kann daher nachts bei geringer körperlicher Belastung ein nitratfreies Intervall (Nitratpause) sinnvoll sein. Als Nebenwirkungen sind, vor allem zu Beginn der Therapie oder bei Dosiserhöhungen Kopfschmerzen (»Nitratkopfschmerz«) sowie Hypotoniesymptome (Schwäche, Schwindel, Übelkeit, Herzrasen, Kollaps) häufig.

Erstes Gespräch mit dem Kunden

Auf Ihre Frage, ob er sich mit den Medikamenten auskenne, antwortet der Kunde, dass es keine Probleme gebe, da er sämtliche Medikamente seit über 20 Jahren unverändert anwende. Die L-Thyroxin-Tabletten nehme er immer morgens unmittelbar vor dem Frühstück zusammen mit den Mineraltabletten (zur Stärkung) und ISMN nach dem Frühstück.

Fragen, die Sie sich stellen könnten

1. Die L-Thyroxin-Dosis ist mit 200 µg/d relativ hoch. Ist der Patient wirklich gut eingestellt?
2. Interpretiert der Patient die Anweisung »vor dem Frühstück« richtig oder könnte es mit dem Frühstück oder dem Mineralpräparat Wechselwirkungen im Sinne einer schlechten Bioverfügbarkeit geben?
3. Sind Empfehlungen zur Änderung der Einnahmegewohnheiten sinnvoll oder könnten diese sogar eine Gefährdung für den Patienten darstellen?

Antworten

1. Die L-Thyroxin-Erhaltungsdosis von 200 µg/d ist tatsächlich hoch, was auf ein vermindertes Ansprechen oder schlechte Bioverfügbarkeit hindeutet. Da der Kunde jedoch angibt, keine Probleme mit der Medikation zu haben, und diese seit über 20 Jahren regelmäßig anwendet, scheint die Einstellung auf eine euthyreote Stoffwechsellage erfolgt zu sein.
2. Schilddrüsenhormone unterliegen bezüglich der Resorption in Abhängigkeit von der Galenik und vor allem der Nahrung großen Schwankungen. Daher sollte die Einnahme unbedingt nüchtern erfolgen. Bei einer Einnahme unmittelbar vor dem Essen, so wie der Patient dies verstanden hat, ist das auf keinen Fall gewährleistet. Außerdem bilden Schilddrüsenhormone schwer lösliche Komplexe mit mehrwertigen Kationen wie Eisen, Aluminium und Calcium. Daher dürfen diese nicht zusammen einge-

nommen werden. Ein ausreichender Abstand zu Antacida oder wie in diesem Falle Mineralstoffpräparaten ist einzuhalten. Die gleichzeitige Einnahme mit Mineralien unmittelbar vor dem Essen könnte durch die damit verbundene Verschlechterung der Bioverfügbarkeit eine Ursache für die hohe L-Thyroxin-Dosis sein.

3. Eine Empfehlung zur korrekten Anwendung (L-Thyroxin mindestens eine halbe Stunde vor dem Frühstück sowie die Mineralien nach dem Essen einnehmen) könnte die Bioverfügbarkeit des Schilddrüsenhormons deutlich verbessern. Dies wäre für diesen Patienten jedoch ein nicht zu unterschätzendes Risiko. Die über Jahre praktizierte falsche Anwendung mit schlechter Resorption könnte vom Arzt bei der Einstellung unbewusst berücksichtigt worden sein. Bei korrekter Einnahme eine halbe Stunde vor dem Frühstück könnten die dann erhöhten Plasmaspiegel Hyperthyreose-Symptome verursachen. Vor allem Tachykardien des Herzens wären für diesen KHK-Patienten unvertretbar gefährlich.

Beratung

Da also eine alleinige Korrektur der Anwendung der Medikamente für den Patienten ein Risiko darstellt, ergeben sich für die Beratung zwei Möglichkeiten:

1. Sie lassen dem Kunden seine Meinung bezüglich der Anwendung und empfehlen ihm, die Einnahme aller Arzneimittel auch in den nächsten Jahren konstant ohne Änderung des Einnahmeverhaltens und der Essgewohnheiten fortzuführen.
2. Sie halten Rücksprache mit dem Arzt über eine Verbesserung der Anwendung und vereinbaren eine engmaschigere Kontrolle des Patienten für die Folgezeit. Dem Patienten sollten Sie in diesem Fall Hinweise geben, selbst den Arzt aufzusuchen, wenn Symptome wie Unruhe, Zittern, Schlafstörungen Herzrasen oder Engegefühle auftreten sollten. In diesem Fall müsste eine adaptive Dosisreduktion vorgenommen werden.

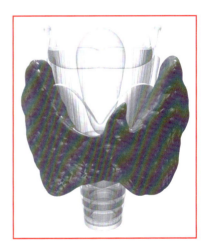

Schilddrüse

Da es sich hier um einen KHK-Patienten handelt, wäre durch das Überdosierungsrisiko jede eigenmächtige Empfehlung ohne Rücksprache mit dem Arzt zur Änderung der Einnahme ein Fehler.

Dieser Fall zeigt, dass ein systematischer Anwendungsfehler nicht unbedingt der Korrektur bedarf, wenn durch ärztliche Kontrolle eine gute Einstellung des Patienten gewährleistet ist (»konstant falsch ist manchmal besser als wechselnd richtig«).

Kommentar

- Bei dem hier beschriebenen Fall war es in Wirklichkeit so, dass dem Kunden eine Änderung der Einnahmegewohnheiten durch den Apotheker nahegelegt wurde, was der Kunde auch befolgte. Einige Tage später kam er in die Apotheke und berichtete über typische Hyperthyreose-Symptome und pektanginöse Anfälle. Erst daraufhin wurde mit dem behandelnden Arzt Rücksprache gehalten und die L-Thyroxin-Dosis sukzessive reduziert. Die Erhaltungsdosis betrug schließlich 125 µg/d. Dieser Vorfall ist ein weiterer Beleg für die Notwendigkeit einer guten Zusammenarbeit zwischen Arzt und Apotheker, die in vielen Fällen eine unreflektierte, therapiegefährdende Anweisung aus der Apotheke ersetzen könnte.
- In der Praxis wird sich der eine oder andere Kollege schon mal über die gleichzeitige Verordnung von Schilddrüsenhormonen und Thyreostatika wie Carbimazol oder Thiamazol (Hemmung der L-Thyroxin-Synthese) für denselben Patienten gewundert haben. Dies ist jedoch bei Hyperthyreose durchaus »lege artis«. Bei der Therapie mit Thyreostatika gibt es zwei Möglichkeiten:
  - Gabe niedriger Dosen in Monotherapie zur Einstellung einer Euthyreose (Vorteil: weniger Thyreostatika-Nebenwirkungen; Nachteil: schwankende endogene L-Thyroxinspiegel)
  - Gabe hoher Dosen zur Suppression der endogenen Synthese und exogene Substitution der benötigten Menge L-Thyroxin (Vorteil: exaktere Euthyreose; Nachteil: mehr Thyreostatika-Nebenwirkungen)

Fall 56 — Diuretika und das RAA-System

Die Kundin Frau Pril legt folgendes Rezept vor und bittet um die ausschließliche Abgabe von Furorese®. Das andere Medikament brauche sie nicht, da sie es nicht vertrage.

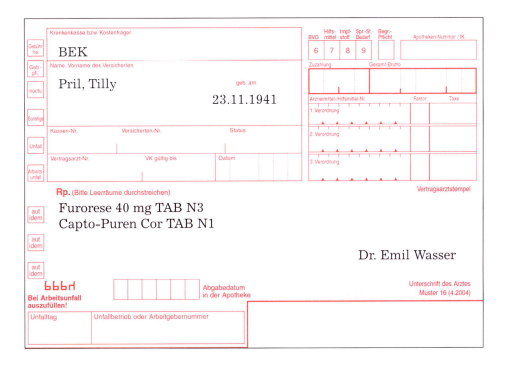

Kurzbeschreibung der Fertigarzneimittel

- **Furorese® 40 mg Tabl.** (Furosemid)

Furosemid ist ein Schleifendiuretikum, das zur Behandlung der essenziellen Hypertonie, Herzinsuffizienz und akuter Ödeme zugelassen ist. Es hemmt im aufsteigenden Teil der Henleschen Schleife einen Na/K/Cl-Kotransporter an der luminalen Seite des Tubulus, wodurch große Mengen Elektrolyte und Wasser ausgeschieden werden. Die Wirkung lässt sich fast linear dosisabhängig steigern, da es durch Furosemid nicht zu einer Senkung der glomerulären Filtrationsrate kommt. Weitere Effekte, die für die Wirkung verantwortlich gemacht werden, sind die Freisetzung vasodilatierender Prostaglandine in der Niere und eine Senkung der Natrium- und Calciumkonzentration in der glatten Gefäßmuskulatur. Die orale Einnahme sollte nüchtern erfolgen, da so eine bessere Resorption gewährleist wird.

Zu den wichtigsten Nebenwirkungen zählen Elektrolytstörungen (Verlust von Kalium, Calcium und Magnesium), Hyperurikämie und Kreislaufprobleme.

● **Capto-Puren® Cor Tabl.** (Captopril)
Captopril ist ein ACE-Hemmer, der zur Behandlung der Hypertonie und Herzinsuffizienz eingesetzt wird. Captopril hemmt die Umwandlung von Angiotensin I zu Angiotensin II. Dadurch wird weniger vasokonstriktorisches Angiotensin II gebildet und die Aldosteronfreisetzung wird vermindert. Dies führt über Vasodilatation und Diurese zur Blutdrucksenkung sowie zur Minderung der Vor- und Nachlast des Herzens. Als weitere protektive Effekte werden bei ACE-Hemmern eine Reduzierung des bei der Herzinsuffizienz progredienten Verlustes von Elastizität und Kontraktilität (kardiales Remodeling) und eine Prophylaxe schädlicher Gefäßveränderungen diskutiert. Der Langzeitnutzen von ACE-Hemmern in Bezug auf Morbidität und Mortalität konnte in jüngeren Studien belegt werden. Zu den bekanntesten Nebenwirkungen zählen trockener, vor allem nachts im Liegen auftretender Hustenreiz (ca. 10 Prozent der Patienten), Hautreaktionen (5 Prozent), Kopfschmerzen (4 Prozent), Blutbildstörungen (1 Prozent) und Hyperkaliämie (4 Prozent). Der Hustenreiz und die Hautreaktionen sind vermutlich durch einen gehemmten Kinin-Abbau mit einer Kumulation von Bradykinin und anderer Entzündungsmediatoren (z. B. Histamin) bedingt.

Erstes Gespräch mit der Kundin
Auf Ihre Nachfrage, warum die Kundin Capto-Puren® nicht benötige, teilt sie mit, dass ihr Blutdruck nun 10 Jahre lang ausschließlich mit Furosemid behandelt worden sei. Nachdem in den letzten Monaten der Blutdruck angestiegen war, habe ihr Arzt bei ihrem letzten Besuch zusätzlich Capto-Puren 25 verordnet. Darauf habe sie jedoch mit derart massiven Kreislaufstörungen reagiert, dass sie das Arzneimittel trotz telefonischer Rücksprache mit dem Arzt nun nicht mehr einnehmen wolle. Der Arzt habe ihre Probleme mit dem Arzneimittel wohl nicht ernst genommen.

Fragen, die Sie sich stellen könnten
1. Können die Kreislaufstörungen durch Captopril verursacht worden sein?
2. Was ist in diesem Fall die richtige Maßnahme und was empfehlen Sie der Kundin für den Fortgang der Arzneimitteltherapie?

Antworten
1. Der vorliegende Fall ist durchaus typisch für die Gabe eines ACE-Hemmers nach längerer Diuretika-Einnahme. Der Körper steuert der Diuretika-Wirkung bei Langzeitanwendung durch eine Aktivierung des Renin-Angiotensin-Aldosteron-Systems (RAAS) entgegen. Dies geht mit einer vermehrten Natrium-Rückresorption auf Kosten von Kalium im distalen Tubulus einher, wodurch sich übrigens auch die für Schleifendiuretika und Thiazide bekannten Kaliumverluste erklären lassen. Somit wird ein Teil der Diuretika-Wirkung vom Körper kompensiert. Hemmt man dann jedoch das aktivierte RAAS durch die zusätzliche Gabe eines ACE-Hemmers, wird die Gegenregulation aufgehoben und der Blutdruck sinkt massiv. Hypotone Dysregulationen (Schwäche, Schwindel, Übelkeit, Kollaps) sind möglich.

2. Die Problematik des massiven Blutdruckabfalls umgeht man durch einschleichendes Dosieren des ACE-Hemmers. Empfehlenswert sind zu Beginn 6,25 mg/d, eine Dosis, die dann alle 3 Wochen auf bis zu 50 mg gesteigert werden kann. Im vorliegenden Fall hat der Arzt die Initialdosis mit Captopril 25 mg zu hoch angesetzt, dies jedoch bei der vorliegenden Verordnung durch die niedrige Dosis (12,5 mg) korrigiert. Das Absetzen von Captopril durch die Patientin ist daher nicht empfehlenswert. Vielmehr ist davon auszugehen, dass sich die Problematik durch die Dosisreduktion verringert und die Verträglichkeit bei längerer Einnahme auf ein akzeptables Maß steigt.

Beratung

Sie sollten die Patientin über den Sachverhalt aufklären und sie überzeugen, die Verordnung bis zum nächsten Arzttermin weiter zu befolgen. Ansonsten besteht die Gefahr, dass das Vertrauensverhältnis mit dem Arzt gestört wird und der Blutdruck wieder ansteigt. Es bietet sich an, die Kundin bei Uneinsichtigkeit auf die möglichen Folgen (Herzinfarkt, Schlaganfall, Nierenschäden etc.) einer unzureichend behandelten Hypertonie hinzuweisen. Dagegen sind anfängliche Schwierigkeiten bei der Einstellung auf ein neues Arzneimittel ein geringes Problem, das man in vielen Fällen einfach lösen kann. Zu Beginn empfiehlt sich die Einnahme einer halben Tablette (6,25 mg) pro Tag, was dann bei guter Verträglichkeit in der Folgezeit auf eine (12,5 mg) gesteigert werden kann. In der Einstellungsphase sind tägliche Blutdruckkontrollen empfehlenswert. Dies und alles Weitere muss beim nächsten Arztbesuch besprochen werden.

Kommentar

Fälle, bei denen ein Kunde die ärztlich verordneten FAM nicht einnehmen möchte, sind häufig und können vielfältige Ursachen haben. Der Apotheker hat hier die wichtige Aufgabe, die Hintergründe zu erfragen und Problemlösungen aufzuzeigen, um die Compliance und damit den Therapieerfolg zu verbessern. Auch ein klärendes Gespräch des Apothekers mit dem Arzt (mit Einverständnis des Patienten) kann in solchen Fällen hilfreich sein.

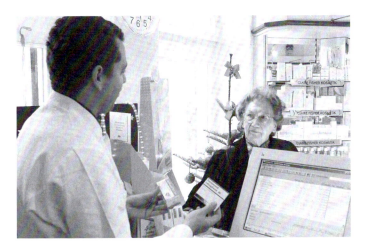

Fall 57 — Pickel, Pille und Magnesium

Frau Pickeldi betritt die Apotheke mit folgendem Privatrezept:

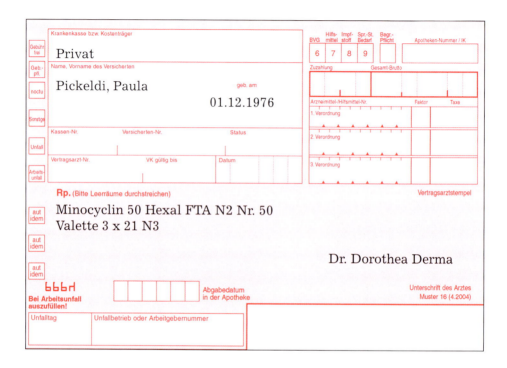

Kurzbeschreibung der Fertigarzneimittel

● Minocyclin Hexal® Filmtabl.
Minocyclin aus der Gruppe der Tetracycline wird vor allem bei schweren Formen der Akne vulgaris in Dosierungen von 1-mal täglich 50 bis 150 mg eingesetzt. In den Haar-Talgdrüsen wirkt Minocyclin durch Hemmung der Propionibakterien und Staphylokokken, denen eine wesentliche Bedeutung für die Entstehung der entzündlichen Aknesymptome (»Pickel«) zukommt. Das breite Wirkungsspektrum von Minocyclin umfasst auch andere grampositive sowie gramnegative Keime. Daher wird es auch eingesetzt bei Infektionen durch Minocyclin-empfindliche Erreger im Bereich HNO, Urogenitaltrakt, Magen-Darm-Trakt, Haut, Chlamydien-Konjunktivitis, Borreliose, Legionärskrankheit, Brucellose, Bartonellose, Listeriose und Rickettsiose.

● Valette® (Ethinylestradiol + Dienogest)
Eine Pille enthält 0,03 mg Ethinylestradiol sowie 2 mg Dienogest und wird zur hormonalen Kontrazeption eingesetzt. Die kontrazeptive Sicherheit fußt im Prinzip auf drei Hauptwirkungen:

1. Hemmung der Ovulation: Im Sinne einer negativen Rückkopplung wird die Freisetzung des für die Follikelreifung wichtigen FSH (Follikel-stimulierendes Hormon) und des für den Eisprung verantwortlichen LH (luteinisierendes Hormon) vermindert.
2. Hemmung der Nidation: Für die Einnistung (Nidation, Implantation) in die Gebärmutter ist eine ausreichende Proliferation Voraussetzung. Die Gestagenkomponente hemmt die Endometriumproliferation und damit auch die Nidation, falls es doch einmal zu einem Eisprung gekommen sein sollte.
3. Zervixfaktor: Normalerweise wird um den 14. Tag des Zyklus der Zervixschleim dünnflüssig und gut permeabel für Spermien. Die Anwesenheit des Gestagens verhindert dies durch Erhöhung der Zervixschleim-Viskosität.

Erstes Gespräch mit der Kundin
Sie weisen die Kundin darauf hin, dass die Wirksamkeit der Pille durch das Antibiotikum gemindert sein könnte. Darauf antwortet sie, dass sie bereits mit der Ärztin besprochen habe, in den folgenden Monaten der Anwendung von Minocyclin bei Bedarf zusätzliche Schutzmaßnahmen (z. B. Kondome) einzusetzen. Allerdings möchte sie wissen, wie sie als aktive Leistungssportlerin ihr Trainingsprogramm umstellen müsse, denn die Ärztin habe ihr gesagt, dass sie wegen der Wechselwirkung mit Minocyclin kein Magnesium mehr einnehmen solle. Als Triathletin bekäme sie jedoch bei intensivem Training ohne Magnesium-Supplementierung erfahrungsgemäß Krämpfe.

Fragen, die Sie sich stellen könnten
1. Darf die Patientin tatsächlich kein Magnesium einnehmen?
2. Inwieweit ist die kontrazeptive Sicherheit hormonaler Methoden durch Antibiotika nachweislich gefährdet?

Antworten
1. Tetracyclin-Antibiotika haben aufgrund ihrer vielen phenolischen OH-Gruppen die Neigung, mit mehrwertigen Kationen wie Calcium, Magnesium, Zink, Eisen, Aluminium etc. schlecht resorbierbare Komplexe zu bilden. Sie sollten daher nicht zusammen mit diesen eingenommen werden. Die Komplexbildungs-Affinität nimmt jedoch in der Reihenfolge Tetracyclin, Doxycylin, Minocyclin ab. Immerhin kann aber bei gleichzeitiger Einnahme die Minocyclin-Resorption noch um bis zu 20 Prozent gesenkt werden. Eine entsprechende Empfehlung ist also bei allen Tetracyclinen ratsam. Dies bedeutet jedoch nicht, dass mehrwertige Kationen gar nicht mehr eingenommen werden dürfen. Im vorliegenden Fall ist es völlig ausreichend, einen Zeitabstand von mindestens 2 Stunden zwischen der Einnahme von Magnesium und Minocyclin einzuhalten. Da Minocyclin wegen seiner langen Halbwertszeit nur 1- bis 2-mal täglich eingenommen werden muss, dürfte das kein Problem sein.
2. Als Mechanismen werden Durchfall und eine Unterbrechung des enterohepatischen Kreislaufs diskutiert. Estrogene werden bei der ersten Leberpassage mit Schwefel- und Glucuronsäure konjugiert und in den Darm ausgeschieden. Dort werden die Konjugate teilweise durch Darmbakterien (z. B. Clostridien) wieder gespalten, sodass das aktive Estrogen erneut absorbiert werden kann. Antibiotika können die Darmflora

beeinträchtigen und so den enterohepatischen Kreislauf unterbrechen. Estrogene werden dann schneller eliminiert. Vor allem aber können Durchfälle, ebenfalls ausgelöst durch eine geschädigte Darmflora, die Absorption der Estrogene beeinträchtigen. Bis heute ist jedoch der Zusammenhang zwischen ungewollten Schwangerschaften trotz hormonaler Kontrazeption und der Anwendung von Antibiotika nicht wissenschaftlich gesichert. In einer Studie konnte durch Anwendung der Antibiotika kein signifikanter Abfall der Estrogen-Plasmaspiegel oder eine Erhöhung des endogenen Progesteron-Spiegels als Zeichen eines Eisprungs nachgewiesen werden. Allerdings sind »vermehrte Zwischenblutungen« eine immer angegebene Nebenwirkung und es liegen viele Fallmeldungen über ungewollte Schwangerschaften vor.

Beratung

Die Kundin kann insofern beruhigt werden, dass eine Änderung des Trainingsplans nicht notwendig ist. Vielmehr ist auf ausreichenden Zeitabstand von mindestens 2 Stunden zwischen Magnesium- und Minocyclin-Gabe zu achten. Ansonsten sollten Tetracycline immer nach dem Essen mit einem großen Glas mineralienarmem Wasser in aufrechter Position eingenommen werden. Danach darf sich der Patient mindestens 30 Minuten lang nicht hinlegen, denn Tetracycline sind im Gastrointestinaltrakt ähnlich schleimhautreizend wie Bisphosphonate. Bis zur endgültigen Klärung der Wechselwirkung Pille/Antibiotika sollte in der Apotheke konsequent auf die mögliche Interaktion hingewiesen werden. Zusätzliche Schutzmaßnahmen sind dabei in der Regel bis 7 Tage nach Absetzen des Antibiotikums notwendig (»7-Tage-Regel«). Der Einfachheit halber kann man in der Apothekenpraxis den Anwenderinnen auch raten: »Ab dem auf die Einnahme des Antibiotikums folgenden Pillenzyklus ist die kontrazeptive Sicherheit wieder gegeben.«

Seit Mitte der 1990er-Jahre gab es immer wieder Meldungen über immunogen bedingte Leberschäden bei einer Akne-Langzeittherapie mit Minocyclin. Daher sollten die Leberwerte bzw. das Blutbild bei einer Langzeitbehandlung überwacht werden.

Kommentar

Das Interaktionsmodul der ABDA-Datenbank hatte die Wechselwirkung zwischen Pille und Antibiotika bis Ende 2005 als I4 (»unbedeutend«) eingestuft. Wenn man bei dieser Einstufung überhaupt noch genauer nachlas, musste man überrascht feststellen, dass dort eben doch Maßnahmen empfohlen werden: »In der Regel sind keine Maßnahmen erforderlich. ... Patientinnen mit Erbrechen oder Durchfall jeglicher Ursache *(je nach Antibiotikum eine häufige bis sehr häufige Nebenwirkung!)* sollen während der Antibiotka-Behandlung und eine Woche darüber hinaus zusätzlich nichthormonale kontrazeptive Maßnahmen wie Barrieremethoden, zum Beispiel Kondome, einsetzen. Bei einer langfristigen Antibiotika-Behandlung können während der ersten 3 Wochen zusätzliche kontrazeptive Maßnahmen sinnvoll sein. Dies gilt besonders für niedrig dosierte hormonale Kontrazeptiva < 35 μg Ethinylestradiol *(nahezu alle!)*.« Mittlerweile ist die Interaktion auf »vorsichtshalber überwachen« hochgestuft worden, was immer noch deutlich zu wenig ist, da viele Apotheken nur höhere Interaktionsstufen von ihrer Software anzeigen lassen.

Fall 58 — Compliance-Probleme bei COPD

Der COPD-Patient Konstantin Keuch habe gehört, dass es neuere Medikamente gebe, die seine Lebensqualität verbessern könnten. Dazu bittet er in der Apotheke um Beratung und legt folgendes Rezept vor:

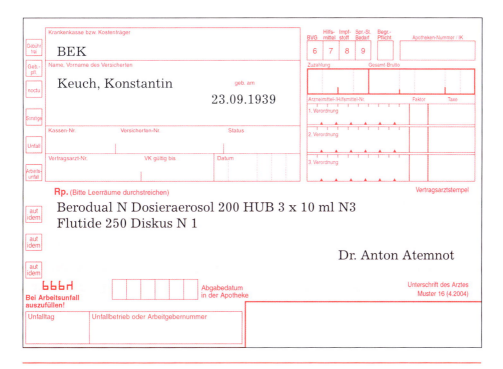

Kurzbeschreibung der Fertigarzneimittel

- **Berodual®** (Fenoterol + Ipratropium)

Berodual ist zugelassen zur Akutbehandlung und Prophylaxe von COPD und Asthma bronchiale. Fenoterol ist ein kurz wirksames (Wirkdauer ca. 4 Stunden) bronchospasmolytisches β_2-Sympathomimetikum, das zur symptomatischen Behandlung von akuten Asthmaanfällen zugelassen ist. Auch eine Verbesserung der Zilienfunktion und eine Hemmung der Mediatorfreisetzung bei allergischem Asthma werden als Zusatzmechanismen diskutiert. Obwohl 70 bis 90 Prozent der inhalativ applizierten Dosis vom Patienten verschluckt werden, ist die systemische Bioverfügbarkeit der Muttersubstanz mit 1,5 Prozent aufgrund des hohen First-Pass-Effekts niedrig. Daher sind die sympathomimetischen Nebenwirkungen wie Tachykardie, Blutdruckanstieg, Tremor oder zentrale Erregung geringfügig.

Ipratropium ist ein atropinartiges Anticholinergikum, das aber aufgrund seiner permanenten positiven Ladung am Stickstoff nicht ZNS-gängig ist. Der Wirkmechanismus besteht in der Hemmung der vagusinduzierten Reflexbronchokonstriktion, wobei die dilatierende Potenz etwa 50 Prozent der Betamimetika beträgt. Außerdem mindern Anticholinergika die übermäßige Produktion von zähem Schleim, was vor allem bei COPD hilfreich sein kann.

- **Flutide®** (Fluticason)

Fluticason ist ein lokal wirksames synthetisches Glucocorticoid mit antiphlogistischen, antiallergischen, antiödematösen und antiexsudativen Eigenschaften. Außerdem wirkt es der β-Mimetika-induzierten Rezeptor-Downregulation entgegen. Man weiß heute, dass Glucocorticoide vor allem auf transkriptionaler Ebene angreifen. Dabei hemmen sie die Aktivität der Transkriptionsfaktoren NFκB und AP-1 in Leukozyten. Von diesen Transkriptionsfaktoren abhängige Entzündungsmediatoren wie COX-2, Interleukine, TNFα oder Adhäsionsproteine werden so deutlich vermindert. Da diese Prozesse eine gewisse Zeit benötigen, tritt der volle therapeutische Effekt von Fluticason mit Verzögerung von mindestens acht Stunden ein. Bei topischer Applikation sind aufgrund der raschen Metabolisierung des resorbierten Anteils der Substanz (hoher First-Pass-Effekt von > 90 Prozent) nur wenig systemische Nebenwirkungen aus dem Cushing-Syndrom zu erwarten. Die wichtigsten Nebenwirkungen sind Mundsoor durch die lokale Immunsuppression und Heiserkeit durch Stimmbandatrophie.

Erstes Gespräch mit dem Kunden

Sie fragen bei Herrn Keuch nach, warum er sich für neuere Medikamente interessiere und ob er mit der Wirkung und Verträglichkeit der aktuellen Therapie unzufrieden sei. Daraufhin gibt der Kunde an, dass sich sein Zustand in letzter Zeit kontinuierlich verschlimmert habe. Berodual, das er früher nur sporadisch genommen habe, nehme er derzeit 4- bis 6-mal täglich, da sonst Atemnot auftrete. Flutide® nehme er hingegen nur selten, da ihm aus Bekanntenkreisen von einer dauerhaften Cortison-Therapie wegen der vielen Nebenwirkungen abgeraten worden sei. Außerdem habe er gelesen, dass Corticoide nur bei Asthma nachweislich wirksam seien, nicht jedoch bei COPD.

Fragen, die Sie sich stellen könnten

1. Was ist der Unterschied zwischen Asthma bronchiale und COPD und inwieweit hat der Patient Recht mit der Annahme, dass Glucocorticoide eher bei Asthma wirksam sind?
2. Könnte der hohe Verbrauch von Berodual® ein Indiz für eine schlechte Therapieeinstellung sein und was kommt als therapeutische Alternative in Betracht?

Antworten

1. Asthma bronchiale und COPD (Chronic Obstructive Pulmonary Disease) gehören zu den obstruktiven Atemwegserkrankungen. Die wichtigsten Unterschiede sind in der Tabelle zusammengefasst.

Asthma bronchiale	COPD
Erstmanifestations-Maximum 0. bis 20. Lebensjahr	**Erstmanifestations-Maximum** 40. bis 60. Lebensjahr
Ursache *Allergisches A.* (IgE) *Nichtallergisches A.* (Noxen-induziert)	**Ursache** 90 Prozent sind starke *Raucher* → Zerstörung von Zilien, Flimmerhaaren und Bronchialgewebe Häufig Infekte, die im weiteren Verlauf zur Exazerbation führen können
Symptome Anfallsweise auftretende Dyspnoen (auch nachts und am frühen Morgen) → wenig zäher, glasiger Schleim, schwer abhustbar	**Symptome** Chronische Dyspnoe (ggf. belastungsabhängig schwankend) Häufig Hustenreiz → viel belastender Schleim
Ansprechen auf β_2-Mimetika: **gut** Nach Inhalation steigt FEV_1 um mindestens 15 Prozent	**Ansprechen** auf β_2-Mimetika: **schlecht** → Differenzialdiagnostik durch Bronchospasmolysetest
Geräusche Rasseln, Pfeifen, Giemen	**Geräusche** Leises, obstruktives Atemgeräusch
Peak-Flow und Asthma-Tagebuch Sinnvoll – unbedingt führen!	**Peak-Flow** und Asthma-Tagebuch Weniger sinnvoll – gegebenenfalls führen
Schweregrade: Stufe 1 bis 4	**Schweregrade**: Stufe 1 bis 4
Therapie (gut standardisiert) → β_2-SM → Glucocorticoide → Anticholinergika → Theophyllin → Leukotrien-Antagonisten → Cromoglicin, Nedocromil (nur allergisches A.)	**Therapie → schwieriger (wenig standardisiert)!** → Raucherentwöhnung → Glucocorticoide → Anticholinergika → Gegebenenfalls langwirksame β_2-SM → Theophyllin → Antibiotika → Gegebenenfalls Mucolytika (ACC, Ambroxol) → Ätherische Öle: z. B. Myrtol, Cineol

Tatsächlich ist die Wirksamkeit der inhalativen Glucocorticoide bei COPD im Gegensatz zu Asthma geringer, da die Symptome weniger auf Entzündung als vielmehr auf einer Zerstörung bronchialer und alveolarer Strukturen beruhen. Außerdem behindert die starke Verschleimung der Patienten ein Erreichen der Zielzellen. Zudem begünstigt der lokale immunsuppressive Effekt der Glucocorticoide das Auftreten von Infektionen. Dennoch werden in den Leitlinien der COPD-Fachgesellschaft inhalative Glucocorticoide als Teil der Controller-Therapie bei fortgeschrittener COPD ab Stadium III empfohlen.
2. Kurz wirksame β_2-Mimetika sollten nach den Empfehlungen der Deutschen Atemwegsliga heute nur zur Anfallsbehandlung als »Reliever« eingesetzt werden. Bei zu häufiger Anwendung wird einerseits die Notwendigkeit zur Controller-Therapie bei Patienten gerne übersehen, andererseits wird ein Zusammenhang zwischen häufiger Anwendung kurz wirksamer Betamimetika und einer fortschreitenden Progredienz der Erkrankung (u. a. durch Rezeptordownregulation) diskutiert. Ein hoher Verbrauch kurz wirksamer Betamimetika bei obstruktiven Atemwegserkrankungen gilt daher als Indiz für eine schlechte Therapieeinstellung. Auch die Fixkombination aus Sympathomimetikum und Parasympatholytikum (wie in Berodual®) wird heute bei COPD nicht mehr als Controller-Therapie empfohlen. Vielmehr kann mit einer getrennten Applikation beider Wirkstoffe (z. B. Berotec® + Atrovent®) die Therapie zur Vermeidung unnötiger Fenoterol-Dosen besser gesteuert werden. Empfehlenswert bei COPD-Patienten ist der alternative Einsatz von Tiotropium (Spiriva®), das im Gegensatz zum Ipratropium (Wirkdauer ca. 4 Stunden) eine Wirkdauer von 24 Stunden hat und daher nur 1-mal täglich angewendet werden muss. Dies könnte auch die Compliance und damit den Therapieerfolg inklusive der Lebensqualität der Patienten nachhaltig verbessern.

Beratung

Zunächst ist bei COPD-Patienten strikt auf eine Rauchabstinenz hinzuweisen. Dies gilt für Aktiv- und Passivrauchen gleichermaßen. Der Patient sollte über die geringen systemischen Nebenwirkungen der inhalativen Fluticason-Gabe aufgeklärt werden. Zur Vermeidung lokaler Nebenwirkungen wie Mundsoor empfiehlt sich die Anwendung morgens und abends unmittelbar vor dem Essen, wobei direkt nach der Anwendung des Inhalats der Mund kräftig mit Wasser auszuspülen ist. Sollte der Patient nicht einsichtig sein, empfiehlt sich die Rücksprache mit dem Arzt, der zur Umgehung der bevorzugten Applikation des Betamimetikums künftig eine Fixkombination aus Corticoid und lang wirksamen Betamimetika wie Salmeterol oder Formoterol verordnen kann. Bei Cortisonangst scheint Viani® (Salmeterolxinafoat – Fluticason-17-valerat) besonders gut geeignet zu sein, da für einen Laien der Name des Fertigarzneimittels und der Name der Wirkstoffe nicht auf einen Zusammenhang mit corticoiden Bestandteilen schließen lassen.

Als Therapieversuch kommen auch Arzneimittel mit einem hohen Gehalt an standardisierten ätherischen Ölen infrage, die antiphlogistisch, antimikrobiell und erhöhend auf die mukoziliäre Clearance wirken sollen. In der so genannten »Meister-Studie« senkte die Gabe von 3-mal 300 mg Myrtol pro Tag an 264 COPD-Patienten die Häufigkeit akuter

Exazerbationen um etwa 30 Prozent. Damit war das Phytopharmakon ähnlich wirksam wie die Therapie mit Flucason in der »Isolde-Studie«. Die entsprechend zugelassenen Fertigarzneimittel (z. B. Gelomyrtol®, Soledum®) müssen dabei mindestens 30 Minuten vor den Mahlzeiten mit kühler Flüssigkeit (< 20 °C) eingenommen werden. Ansonsten ist zu befürchten, dass sich die Weichgelatinekapsel bereits in der Speiseröhre löst und dort zu Ösophagusreizungen führt. Außerdem würde das ätherische Öl zu schnell über den Ösophagus abdampfen.

Kommentar

- Mit Ciclesonid (Alvesco®) steht ein neueres inhalatives Glucocorticoid als Prodrug zur Verfügung. Ciclesonid wird erst im Lungengewebe in die aktive Form überführt. Die gefürchteten lokalen Nebenwirkungen wie Mundsoor und Stimmbandatrophie sind daher vermindert. Als weiterer Vorteil ist die nur einmal tägliche Applikation erwähnenswert, die die Compliance verbessern dürfte. Außerdem sind die Tagestherapiekosten nicht höher als bei den bereits auf dem Markt befindlichen inhalativen Glucocorticoiden.

- Ein Problem für den Markterfolg von Ciclesonid war, dass lange Zeit kein geeignetes β_2-Mimetikum zur Kombination bereit stand. Die Wirkdauer von Ciclesonid beträgt 24 h (Formoterol 12 h, Salmeterol 12 h). Seit der Markteinführung von Indacaterol (Onbrez®) steht ein 24-h-Mimetikum zur Verfügung. Eine Kombitherapie wäre also denkbar. Allerdings hat die EU-Kommission Onbrez® nur zur Behandlung von COPD zugelassen, da bei Asthmatikern sehr häufig heftige Hustenattacken nach der Inhalation von Indacaterol in der Studie auftraten. Die Ursache dieses Phänomens ist nicht hinreichend bekannt und der Erfolg des neuen Arzneimittels daher fraglich.

Fall 59 — Entzug oder Ballermann?

Der ungepflegt wirkende Herr Stoff betritt mit einem ähnlich gekleideten Freund die Apotheke, legt folgendes Rezept vor und bittet um Austausch von Diazepam ratiopharm gegen Diazepam von STADA.

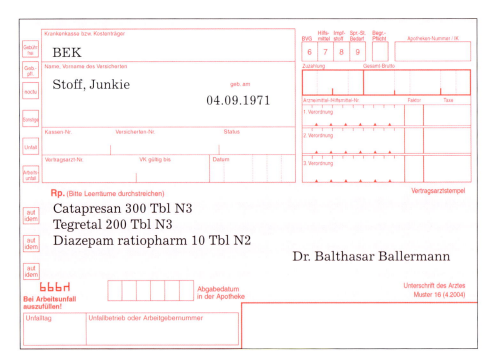

Kurzbeschreibung der Fertigarzneimittel

● **Catapresan® Tabl. 300 mg** (Clonidin)
Das Imidazolinderivat Clonidin ist zugelassen zur Behandlung aller Formen der Hypertonie (Ausnahme: Phäochromozytom). Die Angriffsstelle des vor allem zentral wirkenden Clonidins ist im Hirnstamm lokalisiert. Hier findet die Umschaltung zentraler exzitatorischer Reize auf die sympathischen Nervenfasern statt. Verantwortlich hierfür sind hemmende Imidazol- und α_2-Rezeptoren, die von Clonidin agonisiert werden. Durch die antisympathotone Wirkung sinken Herzfrequenz und Blutdruck. Clonidin, von dem 2-mal täglich (nur) 75 bis 300 µg zu nehmen sind, darf niemals abrupt abgesetzt werden, da es sonst zu einer hypertensiven Krise kommen kann. Ähnliches gilt auch für die verwandte Substanz Moxonidin.

- **Tegretal® Tabl. 200 mg** (Carbamazepin)
Carbamazepin ist ein Dibenzazepin-Derivat, das strukturelle Gemeinsamkeiten mit trizyklischen Antidepressiva aufweist. Obwohl die Wirkmechanismen von Carbamazepin vielfältig sind, besteht die dominante Wirkung in der Blockade spannungsabhängiger Natriumkanäle in Neuronen. Es besitzt hauptsächlich antikonvulsive, daneben aber auch sedierende, anticholinerge, und antidepressive Wirkungen. Carbamazepin ist bei entsprechend vielen Indikationen zugelassen, z. B. bei fokalen Epilepsien und sekundär generalisierten Epilepsien sowie gemischten Epilepsieformen, Neuralgien und Neuropathien, Parästhesien, und zur Prophylaxe manischer Depressionen. Carbamazepin ist ein starker Induktor mikrosomaler CYP-Enzyme und somit verantwortlich für eine große Zahl kinetischer Arzneistoffinteraktionen. Hierauf ist in der Apothekenpraxis entsprechend zu achten.

- **Diazepam ratiopharm® Tabl. 10 mg**
Der Tranquilizer Diazepam ist eine psychotrope Substanz aus der Gruppe der Benzodiazepine mit anxiolytischen, zentral muskelrelaxierenden, antikonvulsiven und in höheren Dosen sedativ-hypnotischen Eigenschaften. Diazepam ist indiziert bei Anspannung, Angst, Erregungszuständen, zur Prämedikation von chirurgischen und diagnostischen Eingriffen, erhöhter Muskelspannung, Wundstarrkrampf, Fieberkrämpfen und Status epilepticus. Der Wirkmechanismus besteht in einer Affinitätserhöhung des GABA-A-Rezeptors zu seinem inhibitorischen Neurotransmitter GABA. Daher werden Benzodiazepine im Fachjargon auch »Bremskraftverstärker« genannt. Diazepam, das in Dosierungen von 5 bis 50 mg pro Tag eingesetzt wird, kann folgende Nebenwirkungen verursachen: Müdigkeit, Atemdepression (vor allem im Kombination mit Opiaten oder Ethanol), Amnesie, Persönlichkeitsveränderungen und vor allem Abhängigkeit. Zu beachten ist dabei das bei abruptem Absetzen auftretende Entzugsdelir, weshalb Benzodiazepine nach Langzeitanwendung immer ausschleichend abgesetzt werden sollten.

Erstes Gespräch mit dem Kunden
Auf Ihre Nachfrage, warum er einen Austausch wünsche, antwortet der Kunde, dass er das Präparat von STADA besser vertrage. Bei dem ratiopharm-Produkt habe er unter Übelkeit gelitten.

Fragen, die Sie sich stellen könnten
1. Wofür könnte die Medikation eigentlich verordnet sein? Handelt es sich bei dem Patienten um einen epileptischen Hypertoniker mit Angstzuständen?
2. Dient der Austausch der Diazepam-Präparate wirklich der Verbesserung der Verträglichkeit oder könnte das etwas mit missbräuchlicher Anwendung zu tun haben?

Antworten
1. Der Patient steht unter Entzugstherapie, mit der die Symptome des Delirs gelindert werden sollen. Beim Opiat- oder Alkoholentzug entwickelt sich durch die plötzliche Abwesenheit des Hemmstoffs eine Überaktivität noradrenerger Neurone im ZNS

(im Locus coeruleus). Dies führt zu den bekannten Delirsymptomen wie Zittern, Herzrasen, Schwitzen, Hyperthermie, Blutdruckanstieg, Übelkeit und Krämpfen. Clonidin, Carbamazepin und Diazepam dämpfen diese Überaktivität, da sie alle die neuronale Erregbarkeit senken. Dabei muss aber insbesondere Diazepam vorsichtig eingesetzt werden, da es vor allem bei missbräuchlicher Anwendung selbst Sucht auslösen kann.

2. Die vom Patienten angegebene Begründung für den gewünschten Austausch darf bezweifelt werden. So ist in Drogenkreisen bekannt, dass sich Diazepam von STADA im Gegensatz zu Diazepam von ratiopharm besser auflösen lässt. Es ist daher zu vermuten, dass der Patient vorhat, Diazepam auf diese Weise intravenös zu applizieren oder zumindest die Substanz bei peroraler Gabe schneller anfluten zu lassen. Dies dient der Verstärkung der zentralen Wirkungen der Benzodiazepine und auch der Potenzierung von Opiatwirkungen.

Beratung

Der Patient ist über die Notwendigkeit einer konsequenten, unter ärztlicher Überwachung stehenden Therapie aufzuklären. Sowohl bei Alkohol- als auch bei Opiatentzug ist die körperliche und psychische Abhängigkeit des Patienten eklatant. Bereits eine minimale Aussicht auf Erfolg setzt einen eisernen Willen des Patienten und eine gute Compliance sowie soziale und psychotherapeutische Begleitmaßnahmen voraus. Die Apotheke sollte bei solchen Patienten ihren Anteil leisten und an der Chance auf erfolgreichen Entzug aktiv mitarbeiten.

In Drogenforen im Internet raten Abhängige und insbesondere ehemalige Abhängige dringend von der missbräuchlichen Anwendung von Benzodiazepinen, insbesondere von Flunitrazepam und Diazepam, ab. Auf keinen Fall solle man damit beginnen, »das Zeug zu ballern« (injizieren), da ein Benzodiazepinentzug »die Hölle auf Erden« sei (siehe Austauschplattformen für Drogenabhängige im Internet).

Jeder Missbrauch steht also dem Sinn einer Opiat- oder Alkohol-Entzugstherapie diametral entgegen und sollte von der Apotheke dem behandelnden Arzt (auch telefonisch möglich) und der zuständigen Behörde schriftlich mitgeteilt werden. Ein Formular erhält die Apotheke bei der AMK (Arzneimittelkommission der Apotheker) oder beim BfArM per Fax oder per Post. Es kann auch auf deren Internetseiten heruntergeladen werden.

Fall 60   Wie wirksam ist Homöopathie wirklich?

Frau Lincke kommt mit einem Privatrezept vom Heilpraktiker über homöopathische Arzneimittel wegen eines akuten grippalen Infektes. Sie fühle sich extrem schlecht und schwach und möchte zusätzlich etwas zum Inhalieren haben, da ihr das früher bei Erkältungen immer gutgetan habe.

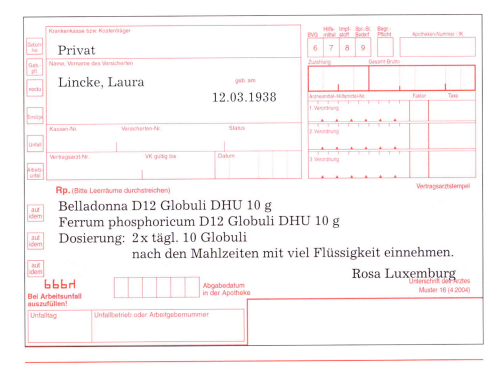

Kurzbeschreibung der Fertigarzneimittel

- **Belladonna D12 Globuli und Ferrum phosphoricum D12 Globuli**

Beide Homöopathie-Mittel (homoions = ähnlich und pathos = Leiden) werden nach der Lehre von Samuel Hahnemann (1755–1843) eingesetzt. Eckpfeiler der Lehre sind das Gleichheitsprinzip (»similia similibus curentur«) und das Verdünnungsprinzip. Danach sollten Symptome mit Stoffen behandelt werden, die in entsprechenden allopathischen Dosen gerade solche Symptome auslösen können. Ein anschauliches Beispiel ist das hier verwendete Belladonna. Belladonna-Extrakte enthalten Atropin, das unter anderem durch eine Hemmung der Schweißsekretion zu einem Wärmestau führt und damit Hyperthermie bzw. »Fieber« auslösen kann. In der Homöopathie hingegen wird Belladonna als Mittel zur Anwendung gegen Fieber, zum Beispiel bei Erkältungskrankheiten eingesetzt. Das Verdünnungsprinzip besagt, dass die Wirkung bei steigender Verdünnung (»Potenzierung«) zunimmt, da die bei den arbeitsaufwendigen Potenzierungen investierte Energie sich auf die Trägerstoffe der Arzneiformen übertrage. Typische Indikationsbilder bei Belladonna sind: Fieber, Entzündungen und virale Infekte. Zu den typischen Anwendungsgebieten von Ferrum phosphoricum zählen in der Homöopathie ebenfalls fieberhafte Atemwegsinfekte. Bei der Auswahl des Mittels sollen die individuellen Gegebenheiten des Patienten berücksichtigt werden.

Erstes Gespräch mit der Kundin

Die Kundin berichtet, dass sie in letzter Zeit häufiger unter Infekten leide. Auch dieses Mal habe sie bereits einen grippalen Infekt vor drei Wochen durchgemacht, der jedoch trotz medikamentöser Therapie inklusive Antibiotika nicht vollständig abgeklungen sei. Seit gestern fühle sie sich aber wieder schlechter und habe daher mal eine Alternative bei einem »Naturheilkundler« gesucht.

Fragen, die Sie sich stellen könnten

1. Ist die Auswahl der homöopathischen Arzneimittel richtig für die Patientin und stimmen Potenzen, Dosierung und Art der Anwendung?
2. Kann eine homöopathische Therapie bei den bestehenden Symptomen überhaupt durch den Apotheker unterstützt werden oder sollte er wegen bestehender Bedenken einschreiten?
3. Wie wirksam ist die Homöopathie wirklich?

Antworten

1. Die verwendeten Mittel sind im Sinne einer klassischen homöopathischen Behandlung durchaus geeignet. Jedoch lässt sich über die etwas ungewöhnliche Potenz diskutieren. Üblicherweise werden bei akuten Symptomen entweder D6-Potenzen oder niedrige C-Potenzen verwendet. Auch Dosierung und Art der Anwendung erscheinen ungewöhnlich, denn bei akuten Zuständen sollte man in kurzen Zeitabständen, zum Beispiel stündlich, die Globuli langsam auf der Zunge zergehen lassen.

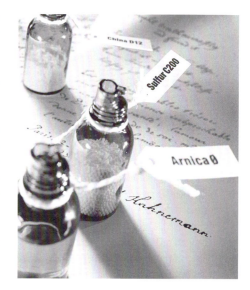

2. Bei der Patientin sollte die Situation in der Apotheke kritisch hinterfragt werden. Sollte es sich tatsächlich »nur« um eine etwas hartnäckigere Version eines grippalen Infektes handeln, kann die Patientin die homöopathische Therapie durchaus für maximal sieben Tage ausprobieren. Spätestens dann sollten die Symptome abgeklungen sein. Falls dies nicht der Fall ist, ist der Arzt aufzusuchen. Entsteht in der Apotheke jedoch der Verdacht auf das Vorliegen einer echten Grippe (Influenza), sollte

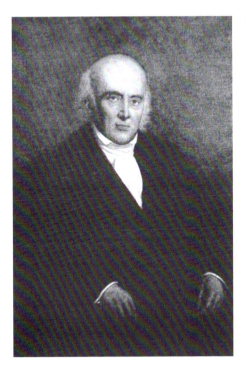

Samuel Hahnemann (1755–1843)

zum sofortigen Arztbesuch geraten werden, denn eine Influenza ist insbesondere bei älteren Patienten sehr gefährlich (Mortalität: 20 bis 30 Prozent).

3. Die Frage nach der Wirksamkeit homöopathischer Arzneimittel wird bei Laien und in Fachkreisen sehr emotional und kontrovers diskutiert. Die Diskussion wurde im August 2005 durch eine im Lancet publizierte Metaanalyse mit 110 Einzelstudien weiter angeheizt. Die Publikation berichtet, dass in gut angelegten klinischen Studien Homöopathie nicht besser wirke als Placebo. Jedoch wären viele Kontroversen überflüssig, wenn in Fachkreisen, insbesondere bei Ärzten und Apothekern, ein besseres Wissen zu nach GCP-Richtlinien durchgeführten, placebokontrollierten klinischen Studien vorhanden wäre. Das Missverständnis fängt schon an, wenn es um die Definition des Begriffs Placebo geht. In den Medien wird Placebo immer wieder mit »wirkungsloses Scheinmedikament« übersetzt. Dieser Begriff verkennt die Realität und verblendet auch viele Fachleute, denn oft finden sich in der Placebo-Gruppe klinischer Studien beeindruckende Therapieerfolge. Demnach beträgt die Placebo-Responderrate bei direkt oder indirekt psychogenen Erkrankungen üblicherweise 40 bis 50 Prozent und bei somatisch spürbaren Erkrankungen wie Schmerzen immer noch nennenswerte 30 bis 40 Prozent. Dies zeugt auf beeindruckende Art von den »Selbstheilungskräften« des menschlichen Körpers, die offenbar manchmal eines kleinen Anstoßes bedürfen, um effizient in Gang gesetzt zu werden. Nur bei nicht spürbaren Erkrankungen, wie zum Beispiel symptomloser Hypertonie oder Hypercholesterinämie, ist Placebo nahezu unwirksam. Es ist davon auszugehen, dass die Responderrate in der Praxis gegenüber klinischen Studien erhöht ist, da hier ein überzeugender Heilpraktiker oder ein überzeugter Apotheker auf den Patienten zusätzlich

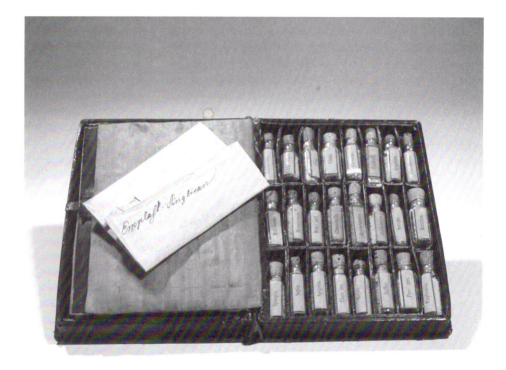

suggestiv einwirkt. Auch die immer wieder zu hörenden Versuche, Homöopathika vom Placeboeffekt mit dem Argument abzugrenzen, dass sie bei kleinen Kindern und Tieren wirksam seien, laufen ins Leere. Denn man weiß aus mehreren kontrollierten Studien seit Jahren, dass Placebos auch bei Kindern und Tieren wirksam sein können. Mehrere Metaanalysen konnten belegen, dass Homöopathika unter kontrollierten klinischen Bedingungen nicht besser wirken als Placebo. Wie sieht das Fazit aus? Homöopathie wirkt, und das bei vielen Krankheitssymptomen, warum auch immer – mindestens aufgrund der guten Placebowirkung. Daran kommen auch Fachkreise nicht vorbei und den Kritikern der Homöopathie sei nahegelegt, dass sie sich bewusst sein sollten, dass der überwiegende Anteil der heute bekannten Erkrankungen in ihrem Verlauf von der Psyche abhängig ist. Weiterhin ist die Homöopathie eine der wenigen Möglichkeiten in der medikamentösen Therapie, die offensichtlich in vielen Fällen erfolgreichen Placebowirkungen an Patienten gezielt einzusetzen. Insofern könnte die Diskussion um die Wirksamkeit der Homöopathie, vor allem in Fachkreisen, etwas entspannter geführt werden.

Beratung
Wenn Sie in der Apotheke keine ernsthaften Bedenken gegen die homöopathische Behandlung haben, sollten Sie die Therapie des Heilpraktikers aus den oben beschriebenen Gründen unterstützen. Die gilt auch für die verschriebene Dosierung und die Art der Anwendung, um das Vertrauensverhältnis zum Therapeuten nicht zu stören. Dies ist übrigens nach § 20 Apothekenbetriebsordnung sinnvollerweise auch rechtlich

vorgeschrieben. Sollte sich jedoch der Verdacht auf eine schwerwiegende Erkrankung ergeben, ist sofort ein Arzt aufzusuchen. Immer gilt, dass bei ernsthaften Beschwerden die Homöopathie nur als Therapieversuch angesehen werden sollte. Wenn sich jedoch nach einer sinnvollen Behandlungszeit keine Besserung zeigt, ist ein Arzt aufzusuchen.

Kommentar
- Die dargelegten Möglichkeiten zum aktiven therapeutischen Eingriff in die »psychosomatische Achse« des menschlichen Körpers gilt natürlich nicht nur für die klassische Homöopathie, sondern auch für andere alternative Therapien wie Schüssler-Salze, anthroposophische Medikamente oder Komplex-Behandlung.
- Zu warnen ist jedoch vor den unter dem Deckmantel der Homöopathie im Umlauf befindlichen »Pseudohomöopathika«, die Stoffe als Urtinkturen, D1-, D2-, oder D3-Potenzen enthalten. Man bedenke nur, dass verschreibungspflichtige Stoffe in Homöopathika bis D3 auch das Fertigarzneimittel verschreibungspflichtig machen. Opium ist sogar bis D5 BtM-pflichtig, und das mit Sicherheit nicht wegen der starken energetischen Schwingungen von Opium (Urtinktur)! Bei »Pseudohomöopathika« sind pharmakologisch wirksame Bestandteile in Fertigarzneimitteln enthalten, die zum Teil weder Wirksamkeit noch Sicherheit am Menschen belegt haben, da sie vom BfArM nur (kostengünstig!) registriert, aber nicht zugelassen wurden. Hier hat die 2005 in Kraft getretene AMG-Novelle endlich Abhilfe geschaffen, denn künftig müssen Hersteller von Homöopathika als Registrierungsvoraussetzung toxikologische Studien beim BfArM vorlegen, wenn sich nicht durch den hohen Verdünnungsgrad die Unbedenklichkeit ergibt!

Fall 61 — Homöopathie bei Epilepsie

Herr Wasserdost steht mit seiner Lebensgefährtin in der Apotheke und wünscht Beratung zu dem verordneten Antiepileptikum. Der Patient gibt an, seit über zehn Jahren unter einer schwer diagnostizierbaren Epilepsie zu leiden. Die bisherige Therapie sei, nach einem vergeblichen schulmedizinischen Behandlungsversuch mit Carbamazepin, jahrelang homöopathisch behandelt worden, unter anderem mit Eupatorium D12. Nach etwa dreijähriger Anfallsfreiheit unter der alternativmedizinischen Therapie sei in den letzten Wochen die Häufigkeit nächtlicher Anfälle jedoch deutlich angestiegen. Daher werde er, auf Anraten seiner Lebensgefährtin, vom Neurologen gerade auf das Antiepileptikum Lamotrigin eingestellt. Allerdings erweise sich die Therapie bislang als sehr schwierig. Er stehe der schulmedizinischen Behandlung mit Lamotrigin, wegen geringer Wirksamkeit und schlechter Verträglichkeit, weiterhin skeptisch gegenüber und bittet um Beratung und Einschätzung der Situation durch den Apotheker.

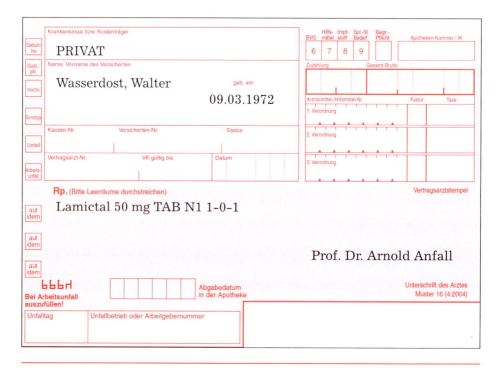

Kurzbeschreibung der Fertigarzneimittel

- **Lamictal®** (Lamotrigin)

Das Antiepileptikum Lamotrigin ist zur Zusatz- oder Monotherapie partieller und generalisierter Anfälle einschließlich tonisch-klonischer Anfälle sowie bei Lennox-Gastaut-Syndrom zugelassen. Lamotrigin hemmt spannungsgesteuerte Natriumkanäle von Nervenzellen und die Freisetzung des exzitatorischen Neurotransmitters Glutamat.

Anhaltende, repetitive Entladungen der Neurone werden somit verhindert und die Anfallshäufigkeit sinkt. Wie praktisch alle Antiepileptika muss Lamotrigin vorsichtig über mehrere Wochen einschleichend dosiert werden. Die Dosistitration gemäß Fachinformation sieht bei Erwachsenen eine zweiwöchige Start-Tagesdosis von 25 mg, gefolgt von 50 mg für weitere zwei Wochen vor. Die Erhaltungs-Tagesdosis von 100 bis 200 mg sollte frühestens in der 5. Einnahmewoche erreicht werden. Die bekannteste Nebenwirkung von Lamotrigin ist der sehr häufig auftretende Hautausschlag. Dieser ist in der Regel moderat, kann gelegentlich jedoch schwerwiegend sein (z. B. Stevens-Johnson-Syndrom). Die Pathogenese ist nicht geklärt. Zu den sonstigen häufigen Nebenwirkungen zählen Kopfschmerzen, Sehstörungen, Schwindel, Ataxie, Übelkeit, Mundtrockenheit, Gelenkschmerzen und zentralnervöse Störungen. Auch Müdigkeit und Vigilanzstörungen können auftreten, erscheinen jedoch, im Gegensatz zu älteren Antiepileptika, weniger ausgeprägt. Im Gegenteil, eher sind stimulierende Effekte und sexuelle Erregung für Lamotrigin kennzeichnend, insbesondere in der Anfangsphase. Neben dem breiten antiepileptischen Wirkspektrum ist die Tatsache, dass die Vigilanz in der Erhaltungsphase nur geringfügig beeinflusst wird, ein Hauptgrund für die hohen Verordnungszahlen von Lamotrigin.

Erstes Gespräch mit dem Kunden
Auf weitere Nachfrage des Apothekers gibt der Patient an, jahrelang mit einer homöopathischen Heilpraktiker-Behandlung weitgehend anfallsfrei gewesen zu sein. Allerdings sei der Erfolg dieser Therapie in den letzten Monaten wegen der wiederaufgetretenen Anfälle zunehmend fragwürdiger. Nachdem seine Lebenspartnerin »Überzeugungsarbeit« geleistet hätte, habe er sich vor wenigen Wochen für 7 Tage stationär im Epilepsiezentrum der Uniklinik untersuchen lassen. Dort habe man ein Intensiv-Video-EEG über 90 Stunden durchgeführt. Aus einem Arztbericht der Uniklinik zitiert der Patient, dass sich ein nächtlicher Anfall ereignet habe, für den das EEG und die Symptome per Videoaufzeichnung analysiert worden seien. Zu den Symptomen dieses Anfalls zählten initial schnelle Kopfbewegungen, Schmatzen, Grimassen und eine Neigung des Kopfes nach rechts. Anschließend sei es zu einer sekundären Generalisierung gekommen, bei der das Vollbild eines tonisch-klonischen Anfalls mit bilateralen Zuckungen und verkrampfter Muskulatur sichtbar wurde. Die Neurologen vermuteten eine fokale, linksseitige Temporallappen-Epilepsie mit sekundärer Generalisierung, wobei der Herd (Fokus) im EEG leider nicht genau lokalisiert werden konnte.

Die Anfallshäufigkeit habe nun unter der Initialtherapie mit Lamotrigin weiter zugenommen. Die Anfälle träten nun auch am Tage auf, und zwar beinahe stündlich. Bei der ersten Dosissteigerung von 25 auf 50 mg seien auch noch unangenehme Nebenwirkungen wie Unruhe, psychotische Störungen und Aggressivität hinzugekommen. Daher wolle er wissen, ob die homöopathische Behandlung nicht doch »das geringere Übel gegenüber der offensichtlich gefährlichen chemischen Keule« sei.

Fragen, die Sie sich stellen könnten
1. Was könnte die initialen Probleme des Patienten bei der Einnahme von Lamotrigin erklären und wie sollte der Apotheker hier optimal beraten?

2. Ist ein homöopathischer Therapieansatz bei schweren Erkrankungen wie Epilepsie vertretbar und wo werden die Grenzen der Homöopathie überschritten?

Antworten
1. Derzeit sind über 20 antikonvulsive Arzneistoffe bei Epilepsie zugelassen. Sämtliche Antiepileptika, wie Lamotrigin, Carbamazepin, Valproat, Benzodiazepine, Barbiturate, Topiramat oder Gapapentin, verbindet ein gemeinsames Wirkprinzip. Sie alle dämpfen die neuronale Erregbarkeit. Zu den Wirkmechanismen gehören antiglutamaterge, GABAerge, Natriumkanal-blockierende und Calciumkanal-blockierende Eigenschaften. Dabei kann in der Anfangsphase der Behandlung oder bei niedriger Dosis zunächst ein so genanntes Exzitationsstadium mit Unruhe, zentraler und peripherer Erregung auftreten. Erstmals beschrieben wurde dieses alle zentralen Hemmstoffe verbindende Phänomen bei Inhalationsnarkotika wie Lachgas und Diethyläther. Die genaue Pathogenese ist zwar ungeklärt, es wird jedoch vermutet, dass in niedrigen Konzentrationen ein zentraler Hemmstoff im ZNS zunächst die besonders empfindlichen inhibitorischen Interneurone ausschaltet. Wenn deren hemmende Wirkung auf die Erregungsleitung fehlt, kommt es in der Konsequenz zu einer Exzitation. Elektroenzephalographische Untersuchungen mit zentralen Hemmstoffen konnten zeigen, dass dieses Exzitationsstadium im EEG einem zerebralen Krampfanfall ähnelt. Dieses Phänomen kann erst durch höhere Konzentrationen des Wirkstoffs beseitigt werden, und zwar sobald sämtliche relevanten Neuronengruppen von der Hemmung betroffen sind. Anders ausgedrückt: Eine Erstverschlimmerung bei der einschleichenden Dosierung von Antiepileptika ist wegen der initialen Exzitationsprozesse nicht ungewöhnlich. Ein Therapieabbruch ist nicht unbedingt erforderlich (siehe auch Beratung und Kommentar).
2. Zunächst gilt: »Wer heilt, hat Recht«. Solange der Patient unter einer alternativmedizinischen Therapie anfallsfrei ist, sei es trotz oder wegen der Therapie, ist gegen eine homöopathische Behandlung nichts einzuwenden. Eine homöopathische Therapie kann durchaus getriggerte Placeboeffekte implizieren, die in der Praxis zu erstaunlichen Heilphänomenen führen können. Siehe dazu auch Fall 60. Spätestens bei Unwirksamkeit der alternativmedizinischen Behandlung sollte jedoch bei schwerwiegenden Erkrankungen, wie den vorliegenden nächtlichen tonisch-klonischen Epilepsien, unbedingt eine Pharmakotherapie in den Vordergrund gestellt werden. Letztendlich spricht das positive Endergebnis der Intervention mit Lamotrigin im vorliegenden Fall für sich (siehe Kommentar).

Beratung
Anfängliche Probleme bei der Therapie
Der Patient ist hinsichtlich der beschriebenen Probleme bei der einschleichenden antikonvulsiven Therapie unbedingt auf ausreichend Geduld hinzuweisen. Dies scheint zunächst mit Blick auf den Schweregrad der beschriebenen Probleme im vorliegenden Fall schwierig. Jedoch ist bei Antiepileptika erst nach Erreichen der Erhaltungsdosis (hier 100 bis 200 mg) eine Beurteilung der Verträglichkeit und des Therapieerfolgs ratsam. Gegebenenfalls kann dem behandelnden Arzt eine schnellere Dosiserhöhung vorgeschlagen werden. Für die Beratung steht hier also eine Förderung der Patienten-

compliance absolut im Vordergrund. Im Hinblick auf den vom Patienten geschilderten erfolglosen Therapieversuch mit Carbamazepin könnte in der Apotheke die Zuversicht des Patienten gefördert werden. So zeigte sich in einer großen, industrieunabhängigen klinischen Vergleichsstudie (Marson 2007) eine bessere Wirksamkeit von Lamotrigin gegenüber Carbamazepin bei fokalen Epilepsien. Ein vergleichender Cochrane-Review von 2006 zeigte letztlich auch eine deutlich bessere Verträglichkeit von Lamotrigin.

Zusätzliche Empfehlungen

Zusatztipps, die in der Apotheke bei Epilepsie gegeben werden sollten, beinhalten das Vermeiden von Provokationsfaktoren. Hierzu gehören Schlafentzug, unregelmäßige Tag-Nacht-Rhythmen, Alkohol und flackerndes Licht. Auftretendes Fieber, zum Beispiel im Rahmen von akuten Infektionen, sollte ab 38,5 °C konsequent kontrolliert und gegebenenfalls gesenkt werden, da eine erhöhte Körpertemperatur die Anfallsneigung erhöht.

Kommentar

- Bei diesem Patienten war die Erhaltungs-Tagesdosis von 100 mg Lamotrigin sozusagen der therapeutische Durchbruch. Die Nebenwirkungen verschwanden vollständig und der Patient wurde binnen kurzer Zeit komplett und nachhaltig anfallsfrei. Dies macht bewusst, dass auch in schwierigen Einstellungsphasen ein wenig Geduld gegenüber einem übereilten Absetzen des Arzneimittels die bessere Option sein kann.
- Das Exzitationsstadium als Erstphänomen zentraler Hemmstoffe ist auch bei Laien bekannt, und zwar vom Alkohol. Zunächst wird die exzitatorische, anregende Wirkung von Alkohol spürbar. Bei zunehmender Dosis setzt sich die zentrale Hemmung bis hin zur Bewusstlosigkeit (Toleranzstadium) durch. Unbedingt zu beachten ist, dass es nach Abklingen des Toleranzstadiums (durch Elimination des Wirkstoffs) zum Wiederauftreten des Exzitationsstadiums kommt! Dies erklärt zum Beispiel,
  - dass Epilepsiepatienten keinen Alkohol trinken sollen, da insbesondere in der Abklingphase ein gehäuftes Auftreten von Anfällen beschrieben ist,
  - dass Alkohol, als Einschlafmittel angewendet, in der zweiten Nachthälfte die Tiefschlafphasen 3 und 4 verkürzt (mit verminderter körperlicher Regeneration) und sogar zu Durchschlafstörungen führen kann,
  - dass es in »Aufwachräumen« von Krankenhäusern nach Vollnarkose postoperativ gelegentlich zu Erbrechen, Husten, Albträumen, Unruhe und auffällig exzitativem Verhalten bei Patienten kommt.

Das Exzitationsstadium wird prinzipiell bei allen zentralen Hemmstoffen durchlaufen. Nach derzeitigen Erkenntnissen unterscheidet offenbar die Geschwindigkeit des Durchlaufens die klinische Manifestation. Anders ausgedrückt: Je schneller diese kritische Phase beim Anfluten im ZNS durchlaufen wird, desto weniger wird diese für den Patienten spürbar; im Idealfall gar nicht. Hier unterscheiden sich die zur Verfügung stehenden neuropharmakologisch wirksamen Arzneistoffe, insbesondere im Bereich der Narkotika, ganz erheblich.
- Wie viele andere Antiepileptika ist Lamotrigin auch als Antidepressivum im Einsatz. Insbesondere der Einsatz bei manischen Depressionen nimmt in den letzten Jahren zu. Warum nahezu alle Antiepileptika eine antidepressive Potenz haben, ist zwar noch nicht abschließend geklärt, doch mag die bekannte Hemmung überaktiver Neuronengruppen im mesolimbischen System zur Wirkung beitragen.

Fall 62 — Einnahme von Diclofenac

Eine 63-jährige Patientin nimmt zur antientzündlichen und analgetischen Behandlung einer chronischen Polyarthritis regelmäßig Diclofenac-Tabletten ein. Die Patientin klagt immer wieder darüber, dass die Tabletten an manchen Tagen keine ausreichende Wirkung zeigen.

Im Rahmen des Klinikaufenthaltes erfolgt die Umstellung der »Hausmedikation« auf das Diclofenac-Präparat Voltaren® Dispers Tabletten.

Arzneimittelanamnese

Datum:					
Name:	N.N.	Alter: 63	☐ Niereninsuffizienz		☐ Raucherin
Pat.-Nr.:			☐ Leberinsuffizienz		☐ Adipositas

Derzeitige Medikation	Aktuelle Dosierung
1. Diclofenac STADA 50 mg magensaftresistente Tabl.	1-1-1-0
Umstellung in der Klinik auf Voltaren Dispers Tabl.	1-1-1-0

Kurzbeschreibung der Fertigarzneimittel

- **Diclofenac STADA® 50 mg magensaftresistente Tabl.**

- **Voltaren® Dispers Tabl. 50 mg** (Diclofenac)

Das Antiphlogistikum und Analgetikum Diclofenac ist ein nichtsteroidales Antiphlogistikum (NSAR) und hemmt unspezifisch die Cyclooxygenasen I und II und damit die Prostaglandinsynthese. Es reduziert entzündlich bedingte Schmerzen und Schwellungen und wirkt fiebersenkend.
Orale Bioverfügbarkeit: 50 bis 60 Prozent.
Zeit bis zur maximalen Plasmakonzentration nach oraler Gabe: 2 bis 3 Stunden.
Zeit bis zur maximalen Konzentration in der Synovialflüssigkeit nach oraler Gabe: 4 Stunden.
Eliminationshalbwertszeit: 2 Stunden.
Metabolisierung/Exkretion: Diclofenac wird hepatisch metabolisiert. Die inaktiven Metabolite werden renal und zum Teil auch biliär eliminiert. Bei Niereninsuffizienz ist keine Dosisanpassung notwendig.
Indikationen: Akute Arthritiden, einschließlich Gichtanfall, chronische Arthritiden, insbesondere rheumatoide Arthritis, Spondylitis ankylosans (M. Bechterew) und andere entzündlich-rheumatische Wirbelsäulenleiden, Reizzustände bei degenerativen Ge-

lenk- und Wirbelsäulenerkrankungen (Arthrosen und Spondylarthrosen), Weichteilrheumatismus, schmerzhafte Schwellungen und Entzündungen nach Verletzungen oder Operationen.
Dosierung: P. o. initial 50 mg alle 8 Stunden, Erhaltungsdosis 25 bis 50 mg alle 8 Stunden je nach Schwere der Erkrankung.

Erstes Gespräch mit der Patientin
Die Patientin nimmt die Diclofenac STADA 50 mg magensaftresistenten Tabletten häufig nach dem Essen ein. Die Wirkung der Tabletten bezogen auf den Rückgang der Schmerzen bezeichnet sie als von Tag zu Tag »recht unterschiedlich«.

Fragen, die Sie sich stellen könnten
Hat das Einnahmeverhalten hier einen Einfluss auf die Wirksamkeit?

Könnten sich durch den Präparatewechsel Veränderungen bei der Einnahme, der Dosierung oder der Wirkung ergeben?

Welche Unterschiede bestehen bezüglich der Darreichungsform zwischen dem Generikum und den Voltaren® Dispers Tabletten?

Antworten
Monolithische magensaftresistente Darreichungsformen (Filmtabletten, Dragees, überzogene Hart- und Weichgelatine-Kaps.) können als *unverdaubare Bestandteile* mit einer Größe von >3 mm bis zu 10 Stunden im Magen zurückbleiben. Sie werden erst im Rahmen längerer Nüchternperioden oder während der Nachtphase durch peristaltische Bewegungen, so genannte »housekeeper waves«, in den Dünndarm überführt. Erst hier im basischen Milieu dieses Darmabschnitts kann sich der magensaftresistente Überzug auflösen, sodass der Wirkstoff freigesetzt wird und nach Auflösung zur Resorption gelangen kann.

Aus diesem Grund haben polydisperse magensaftresistente Darreichungsformen (magensaftresistente Pellets in Hartgelatine-Kaps. oder Tabl., die rasch in magensaftresistente Granulate oder Pellets zerfallen) Vorteile. Diese Pellets und Granulate haben eine Größe von < 2 mm und können damit unabhängig von der Nahrungszufuhr den Pylorus passieren, sodass sie nicht als unverdaubare Bestandteile im Magen zurückbleiben.

Beratung
für den Arzt und das Pflegepersonal
Monolithische magensaftresistente Darreichungsformen wie Diclofenac STADA 50 mg Tabl. sind nüchtern und im Abstand von 2 Stunden zur nächsten Mahlzeit einzunehmen, damit sie noch während der Nüchternperiode in den Dünndarm überführt werden und zur Wirkung gelangen können.

Die von der Patientin beschriebene unbefriedigende Wirksamkeit kann ihre Ursache in den unterschiedlich langen Verweilzeiten der monolithischen magensaftresistenten Tabletten im Magen in Abhängigkeit von der Nahrungszufuhr haben.

Voltaren Dispers Tabl. als polydisperse Darreichungsformen können unabhängig von den Mahlzeiten eingenommen werden.

für den Patienten
Einnahme: *Monolithische magensaftresistente* Darreichungsformen sollten während längerer Nüchternperioden eingenommen werden, um einen raschen Übergang in den Darm durch eine vollständige Magenentleerung zu gewährleisten. Polydisperse magensaftresistente Zubereitungen sollten mit viel Flüssigkeit vor oder zu den Mahlzeiten eingenommen werden.

Weitere wichtige Interaktionen
Verstärkung der gastrointestinalen Nebenwirkungen durch Glucocorticoide oder andere Antiphlogistika.

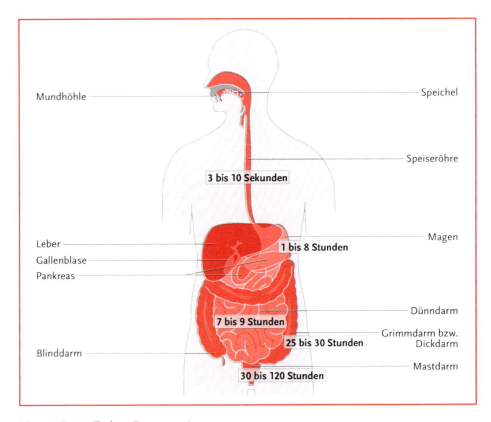

Magen-Darm-Trakt – Passagezeiten

Fall 63 — Einnahme von Valproinsäure

Ein 67-jähriger Patient leidet seit Jahren an Epilepsie und nimmt chronisch Convulex® Kapseln ein. Der Patient klagt in letzter Zeit über Schluckschwierigkeiten bei der Einnahme der Kapseln, sodass er die Weichgelatinekapseln mit dem Messer aufschneidet und mit viel Mühe versucht, den öligen Inhalt einzunehmen. Der behandelnde Arzt fragt deshalb in der Apotheke nach einem Alternativpräparat.

Arzneimittelanamnese			
Datum:			
Name: N. N.	Alter: 67	☐ Niereninsuffizienz	☐ Raucher
Pat.-Nr.:		☐ Leberinsuffizienz	☐ Adipositas

Derzeitige Medikation	Aktuelle Dosierung
1. Convulex Kaps. 500 mg	1-1-1-0
Umstellung in der Klinik auf Orfiril long 500 mg Retard-Minitabl.	1-1-1-0

Kurzbeschreibung der Fertigarzneimittel

- **Convulex® Kaps. 500 mg**

- **Orfiril long® 500 mg Retard-Minitabl.** (Valproinsäure)

Valproinsäure hemmt den GABA-Metabolismus und wirkt antikonvulsiv über die daraus resultierende Erhöhung der GABA-Konzentration im ZNS. Auch wird eine verstärkte postsynaptische GABA-Wirkung diskutiert. Die Gamma-Aminobuttersäure (GABA) ist ein inhibitorisch wirkender Neurotransmitter.
Orale Bioverfügbarkeit: < 95 Prozent.
Zeit bis zur maximalen Plasmakonzentration nach oraler Gabe: 1 bis 8 Stunden in Abhängigkeit von der Darreichungsform.
Eliminationshalbwertszeit: 14 Stunden.
Metabolisierung/Exkretion: 2 Prozent unverändert renal, Rest hepatisch zu teilweise wirksamen Metaboliten oxidiert, hydroxyliert und glucuronidiert. Bei Nieren- und Leberinsuffizienz ist keine Eliminationsverzögerung zu erwarten, sodass keine Dosisanpassungen notwendig sind.
Indikationen: Epilepsie.
Dosierung: Einschleichende Dosierung mit langsamer Steigerung sowie Verteilung auf 2 bis 4 Einzelgaben pro Tag. Erwachsene: initial 300 bis 600 mg/Tag und Steigerung auf 1200 bis 3000 mg/Tag.

Erstes Gespräch mit dem Patienten
Aufgrund des magensaftresistenten Überzugs dürfen die Convulex® Kapseln nicht geöffnet oder zerkleinert werden, sodass ein Wechsel der Darreichungsform notwendig ist, um die Einnahme zu erleichtern.

Fragen, die Sie sich stellen könnten
Welche Bedeutung hat der magensaftresistente Überzug? Gibt es Alternativpräparate mit gleichem Wirkstoff und anderer Darreichungsform, die der Patient besser einnehmen kann?

Antworten
Der magensaftresistente Überzug der Convulex® Weichgelatine-Kapseln führt zu einer magensaftresistenten monolithischen Darreichungsform und garantiert dadurch, dass die Arzneiform formstabil und ohne Arzneistofffreisetzung den Magen passiert. Hierdurch lassen sich durch Valproinsäure verursachte Magenschleimhautirritationen verringern. Monolithische magensaftresistente Darreichungsformen (Filmtabletten, Dragees, überzogene Hart- und Weichgelatine-Kapseln) können jedoch als unverdaubare Bestandteile mit einer Größe von > 3 mm bis zu 10 Stunden im Magen zurückbleiben und stehen somit für eine systemische Wirkung nicht zur Verfügung. Aus diesem Grund sollte die Verweildauer im Magen möglichst kurz sein.

Dieses ist durch die Verwendung von polydispersen magensaftresistenten Arzneiformen wie Pellets, Granulaten oder Minitabletten möglich, sodass hier zum Beispiel Orfiril long Retard-Minitabletten gegeben werden können. Das an sich schon schleimhautverträglichere Natriumvalproat ist hierbei in magensaftresistente und zusätzlich retardierte Minitabletten eingearbeitet. Die nur 2 mm großen Minitabletten kommen abgeteilt in Einnahmebeuteln aus Aluminiumfolie (»Minipacks«) oder in Hartgelatine-Kapseln in den Handel (die Kapseln können geöffnet werden). Das magensaftresistente Retardgranulat kann leicht und unabhängig von den Mahlzeiten eingenommen werden, es verlässt aufgrund seiner sehr geringen Größe ungehindert den Magen. Die verzögerte Freisetzung führt zu effektiven und gleichmäßigen Wirkspiegeln.

Die Patientencompliance kann ebenfalls durch Einnahme von polydispersen magensaftresistenten Darreichungsformen verbessert werden.

Beratung
für den Arzt und das Pflegepersonal
Monolithische magensaftresistente Darreichungsformen wie Convulex® Kapseln sind nüchtern und im Abstand von 1 bis 2 Stunden zur nächsten Mahlzeit einzunehmen, damit sie während der Nüchternperiode noch in den Dünndarm überführt werden, wo das besser schleimhautverträgliche Natriumvalproat freigesetzt wird.

Durch den Wechsel auf eine polydisperse magensaftresistente Darreichungsform wird die Einnahme merklich vereinfacht und die Patientencompliance deutlich erhöht. Die zusätzliche Retardierung führt zu gleichmäßigen therapeutischen Wirkstoffkonzentrationen.

für den Patienten
Die Einnahme von Orfiril® Retard-Minitabletten kann unabhängig von der Nahrungszufuhr, also vor oder nach dem Essen erfolgen. Durch das Einmischen in Brei oder Joghurt kann die Einnahme zusätzlich erleichtert werden.

Einnahme: Monolithische magensaftresistente Darreichungsformen sollten während längerer Nüchternperioden eingenommen werden, um einen raschen Übergang in den Darm durch eine vollständige Magenentleerung zu gewährleisten. *Polydisperse magensaftresistente Zubereitungen* sollen mit viel Flüssigkeit vor oder zu den Mahlzeiten eingenommen werden.
Convulex® Kapseln 1 bis 2 Stunden vor dem Essen unzerkaut mit mindestens ½ Glas Flüssigkeit einnehmen. Die mit einem magensaftresistenten Film umhüllten Weichgelatine-Kapseln sind vorsichtig aus der Blisterpackung zu entnehmen (kräftiges Durchdrücken vermeiden), da ansonsten Risse in der magensaftresistenten Umhüllung entstehen können. Das hier beschriebene Zerschneiden der Kapseln sollte unterbleiben, da die Einnahme schwierig ist und vermehrt Magenschleimhautreizungen auftreten können.
Orfiril® Retard-Minitabletten: Die Minitabletten direkt auf die Zunge geben und unzerkaut mit mindestens ½ Glas Flüssigkeit herunterschlucken. Auch können die Tabletten in Brei oder Joghurt eingemischt werden. Tablettenreste in Form von Hüllmaterial aus Zellulose können im Stuhl erscheinen. Dieses hat keinen Einfluss auf die Wirkung, da die gesamte Wirkstoffmenge während der Darmpassage herausgelöst wurde.

Weitere wichtige Interaktionen
Bei der Kombination von Natriumvalproat mit anderen Antiepileptika (Phenobarbital, Phenytoin, Carbamazepin, Lamotrigin) ist zu beachten, dass wechselseitige Beeinflussungen der Plasmakonzentrationen möglich sind.

Natriumvalproat erhöht die Blutungsneigung unter oralen Antikoagulanzien und Acetylsalicylsäure.

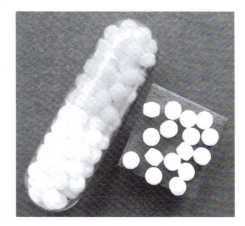

Orfiril® Retard-Minitabletten

Fall 64 — Antibiotika-Sequenztherapie

Eine 23-jährige Patientin hat nach einem Piercing der Brustwarze eine bakterielle Mastitis mit Fieber, intensiver Rötung und Gelbfärbung (Eiter) entwickelt. Im Antibiogramm wurde als Leitkeim ein Staphylococcus aureus festgestellt. Die Behandlung erfolgte initial durch die intravenöse Gabe von Cefazolin. Die Patientin soll entlassen und oral weitertherapiert werden. Der Arzt fragt nach, ob nach oraler Gabe ausreichende Wirkspiegel erreicht werden und welche Dosierung gegebenenfalls eingesetzt werden soll.

Arzneimittelanamnese

Datum:
Name: N. N.   Alter: 23   ☐ Niereninsuffizienz   ☐ Raucherin
Pat.-Nr.:   ☐ Leberinsuffizienz   ☐ Adipositas

Derzeitige Medikation	Aktuelle Dosierung
1. Cefazolin 2,0 g Hexal	alle 8 Stunden 2 g als Kurzinfusion
Umstellung vor der Entlassung auf Clinda-saar 600 mg Filmtabl.	alle 8 Stunden 1 Filmtabl.

Kurzbeschreibung der Fertigarzneimittel

- **Cefazolin® 2,0 g Hexal**

Cefazolin gehört als Cephalosporin zur Gruppe der β-Lactam-Antibiotika. Es ist ein Cephalosporin der Gruppe 1 und wird als Basisantibiotikum zur Behandlung von unkomplizierten grampositiven und gramnegativen Infektionen eingesetzt. Die Substanz ist nur in parenteraler Darreichungsform verfügbar.
Eliminationshalbwertszeit: 1,5 bis 2 Stunden.
Metabolisierung/Exkretion: Keine Metabolisierung, renale Ausscheidung > 90 Prozent.
Indikationen: Perioperative Antibiotikaprophylaxe; Infektionen durch empfindliche grampositive und gramnegative Erreger, z. B. Wundinfektionen, ambulant erworbene Pneumonien, Osteomyelitis.
Dosierung: Erwachsene 3-mal 0,5 bis 1-2 g/Tag.

- **Clinda-saar® 600 mg Filmtabl.** (Clindamycin)

Clindamycin gehört zu der Gruppe der Lincosamide und wirkt insbesondere gegen grampositive Erreger (Staphylokokken, A-Streptokokken, Propionibakterien) und Anaerobier. Die Substanz ist in oraler und parenteraler Darreichungsform verfügbar.
Orale Bioverfügbarkeit: 90 Prozent.
Zeit bis zur maximalen Plasmakonzentration nach oraler Gabe: 1 Stunde.
Eliminationshalbwertszeit: 3 Stunden.

Metabolisierung/Exkretion: Hepatische Metabolisierung, renale (10 Prozent unverändert) und biliäre Ausscheidung.
Indikationen: Infektionen durch empfindliche grampositive Erreger und Anaerobier, zum Beispiel Abszesse, Osteomyelitis, Peritonitis, Becken-Abszesse, Lungen-Abszesse, Infektionen im Zahn- und Kieferbereich.
Dosierung: Erwachsene 600 bis 1800 mg/Tag, verteilt auf 3 bis 4 Einzelgaben.

Erstes Gespräch mit der Patientin
Auch nach der Entlassung aus dem Krankenhaus ist eine weitere Behandlung mit einem Antibiotikum notwendig, denn nur dadurch ist die vollständige Beseitigung der Erreger gewährleistet. Ansonsten besteht die Gefahr, dass Bakterien im Gewebe verbleiben und sich nach Absetzen des Antibiotikums wieder vermehren und erneut zu einer Infektion führen.

Fragen, die Sie sich stellen könnten
Welches Antibiotikum kann in der oralen Folgetherapie eingesetzt werden, welche Kriterien muss die Substanz dabei erfüllen?

Antworten
Für Clindamycin genauso wie für die β-Lactam-Antibiotika gilt, dass ihre Wirksamkeit abhängig ist von der Zeit, in der die Konzentration des Antibiotikums größer als der MHK-Wert (minimale Hemmkonzentration) ist. Es besteht eine so genannte zeitabhängige Bakterizidie (t_c > MHK). Während eines Dosisintervalls muss die Plasmaspiegelkonzentration mindestens zu 40 bis 50 Prozent über dem MHK-Wert liegen und der MHK-Wert sollte initial um das 3- bis 4fache überschritten werden. Die parenterale oder orale Gabe des Antibiotikums muss also das Ziel verfolgen, möglichst lange gleichmäßige Plasmaspiegelkonzentrationen oberhalb der MHK-Werte zu erreichen. Bei der peroralen Gabe ist eine ausreichende Bioverfügbarkeit hierfür eine wesentliche Voraussetzung. Dieses ist im Fall von Clindamycin (BV: 90 Prozent) gegeben. Aufgrund der relativ kurzen Halbwertszeit der Cephalosporine und des Clindamycins (1,5 bis 3 Stunden) ist es angesichts der zeitabhängigen Bakterizidie wichtig, das Dosisintervall konstant und möglichst klein zu halten. Durch die Einhaltung der Dosierungsintervalle (Gabe alle 6 bis 8 Stunden) wird gewährleistet, dass immer ausreichende Plasmaspiegelkonzentrationen oberhalb der MHK erzielt werden. Hierauf sollte die Beratung der Patienten abzielen.

Beratung
für den Arzt und das Pflegepersonal
Clindamycin eignet sich aufgrund seines Wirkungsspektrums (grampositive und anerobe Erreger) und der sehr guten Bioverfügbarkeit nach peroraler Gabe für die ambulante orale Weiterbehandlung (Sequenztherapie) der bakteriellen Mastitis. Eine optimale Dosierung liegt bei 4-mal 450 mg/Tag. Die Gabe von 3-mal 600 mg/Tag wird auf-

grund der vorhandenen Dosierungen der nicht teilbaren Handelspräparate (150, 300, 600 mg) häufiger praktiziert, führt aber nicht optimal zu den gewünschten gleichmäßigen Wirkspiegeln.

Durch die Verordnung von Clindamycin-Dragees anstelle von Hartgelatine-Kapseln kann die Gefahr von Ösophagusläsionen reduziert werden.

für den Patienten
Das angegebene Einnahmeintervall und die vorgegebene Zeitdauer (7 bis 14 Tage) der Therapie sollten unbedingt eingehalten werden.

Die Brust sollte auch unter ambulanten Bedingungen bis zur vollständigen Abheilung zusätzlich gekühlt und ruhig gestellt werden.

Einnahme: Clindamycin kann unabhängig von den Mahlzeiten mit viel Wasser (mindestens ½ Glas) eingenommen werden. Die Nahrung beeinflusst die Bioverfügbarkeit nicht. Aufgrund von möglichen Schleimhautreizungen der Speiseröhre sollte die Einnahme nicht im Liegen erfolgen.

Kommentar
Die Sequenztherapie, das heißt die Fortführung einer initial intravenösen Antibiotikagabe durch die perorale Applikation des gleichen oder eines anderen wirksamen Antibiotikums, ist häufig eine Möglichkeit, den Patienten frühzeitig zu mobilisieren und eventuell ambulant weiterzubehandeln. Auch können durch die orale Gabe Therapie- und Krankenhauskosten eingespart werden. Das hierfür ausgewählte Antibiotikum muss dabei nicht mit der intravenös verabreichten Substanz identisch, aber bezüglich Wirkspektrum und Bioverfügbarkeit geeignet sein.

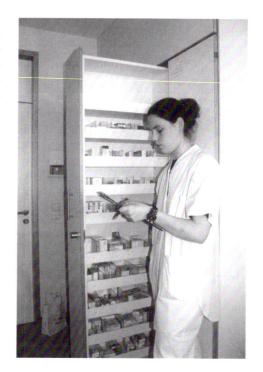

Fall 65 — Tageszeitlich abhängige Einnahme

Ein 55-jähriger Patient leidet an einer Hypercholesterolämie. Der Arzt hat Simvastatin Tabletten zur Senkung der Cholesterolplasmakonzentration verordnet. Weiterhin nimmt der Patient den kardioselektiven β-Blocker Metoprolol zur Behandlung seiner koronaren Herzkrankheit (KHK) ein. Der Patient hat im Internet Hinweise darauf gefunden, dass die Einnahme der Arzneimittel, anders als verordnet, nur einmal am Tag zu erfolgen braucht, und bittet um eine Beratung. Die Station wendet sich an den Konsiliardienst der Krankenhausapotheke.

Arzneimittelanamnese

Datum:
Name: N. N.　　Alter: 55　　☐ Niereninsuffizienz　　☐ Raucher
Pat.-Nr.:　　　　　　　　　　　　☐ Leberinsuffizienz　　☒ Adipositas

Derzeitige Medikation	Aktuelle Dosierung
1. SimvaHexal 10 mg Tabl.	1-0-1-0
2. MetoHexal 50 mg Tabl.	1-0-1-0

Kurzbeschreibung der Fertigarzneimittel

- **SimvaHexal® 10 mg Tabl.** (Simvastatin)

Simvastatin hemmt die HMG-CoA-Reduktase und damit das Schlüsselenzym der Cholesterolbiosynthese, das HMG-CoA in Mevalonsäure umwandelt. Durch die Senkung der intrazellulären Cholesterolkonzentration werden mehr LDL-Rezeptoren gebildet und dadurch wird mehr Cholesterol aus dem Blut aufgenommen. Die Konzentration der Low-Density-Lipoproteine (LDL) sowie das Gesamtcholesterol sinken.
Orale Bioverfügbarkeit: < 5 Prozent durch First-Pass-Effekt (Resorptionsquote: 60 bis 80 Prozent).
Zeit bis zur maximalen Plasmakonzentration nach oraler Gabe: 1 bis 2 Stunden.
Plasmahalbwertszeit: 1,9 Stunden.
Metabolisierung/Exkretion: 13 Prozent renal, 60 Prozent werden in den Faeces wiedergefunden (resorbierter Anteil, der über die Galle ausgeschieden wird, und nicht resorbierter Anteil).
Indikationen: Hypercholesterolämie, homozygote familiäre Hypercholesterolämie, kardiovaskuläre Prävention.
Dosierung: Erwachsene initial 5 bis 10 mg/d, Erhaltungsdosis 5 bis 40 mg/d, maximal 40 bis 80 mg/d als Einmaldosis. Kinder > 12 Jahren 5 mg/d, > 7½ Jahren 5 mg/d, > 3 Jahren 2,5 mg/d, > 1 Jahr 2,5 mg/d. Bei einer GFR < 30 ml/min 10 mg/d.

- **MetoHexal® 50 mg Tabl.** (Metoprolol)
Metoprolol hemmt als kardioselektiver β-Blocker kompetitiv $β_1$-Rezeptoren und schwächt dadurch die positiv inotrope und chronotrope Wirkung der Catecholamine am Herzen ab.
Orale Bioverfügbarkeit: 50 Prozent.
Zeit bis zum Wirkungseintritt nach oraler Gabe: Ca. 2 Stunden.
Die Plasmaspiegel unterliegen starken intra- und interindividuellen Schwankungen.
Plasmahalbwertszeit: 3 bis 4 Stunden (Wirkdauer mindestens um den Faktor 2 bis 3 verlängert).
Metabolisierung/Exkretion: Elimination nach hepatischer Metabolisierung zu 95 Prozent renal.
Indikationen: Arterielle Hypertonie, koronare Herzkrankheit, hyperkinetisches Herzsyndrom, Reinfarktprophylaxe, tachykarde Arrhythmien, Migräneprophylaxe.
Dosierung: Erwachsene 1- bis 2-mal 50 bis 100 mg/Tag in Abhängigkeit von der Indikation.

Keine Dosisanpassung bei Niereninsuffizienz. Bei eingeschränkter Leberfunktion ist unter Umständen eine Dosisanpassung notwendig.

Erstes Gespräch mit dem Patienten
Durch die Einmalgabe erhöht sich die Wahrscheinlichkeit, dass die Arzneimittel auch regelmäßig eingenommen werden. Der Einnahmezeitpunkt kann aber auch einen Einfluss auf die Wirkungsintensität der Substanzen im Körper haben, sodass diese Fragestellung auch im Sinne einer Optimierung der Arzneimitteltherapie von Bedeutung ist.

Fragen, die Sie sich stellen könnten
Liegen physiologische zirkardiane Rhythmen vor, die die Einnahme des Arzneimittels zu bestimmten Tageszeiten aufgrund einer möglichen Wirkungsoptimierung oder einer Reduktion von Nebenwirkungen sinnvoll erscheinen lassen? Lässt sich die Compliance verbessern?

Lassen die pharmakokinetischen und pharmakodynamischen Parameter eine Einmalgabe zu?

Antworten
Colesterol-Synthese-Enzym(CSE)-Hemmer sind generell stärker wirksam, wenn die Gesamtdosis abends eingenommen wird. Zu diesem Zeitpunkt ist die körpereigene Cholesterolsynthese höher und damit auch der hemmende Effekt der CSE-Hemmer. In einer Studie (Wallace A et al., BMJ 327 [2003] 788) wurde untersucht, ob der Einnahmezeitpunkt Einfluss auf die Wirksamkeit und Compliance von Simvastatin hat. Hierzu erhielten 60 Patienten morgens oder abends randomisiert den CSE-Hemmer in der gleichen Dosierung. Primäre Endpunkte waren die Lipid- und insbesondere die Cholesterolplasmakonzentration nach acht Wochen.

Bei den Patienten, die Simvastatin am Morgen einnahmen, ergab sich verglichen mit den Patienten, die das Präparat abends erhielten, eine signifikant höhere Gesamtcholesterol- und LDL-Konzentration (Gesamtcholesterol um 0,38 mmol/l, p = 0,001; LDL-Cholesterol um 0,25 mmol/l, p = 0,012 erhöht).

Metoprolol sollte im Rahmen einer Einmalgabe morgens eingenommen werden. Diese Empfehlung resultiert in erster Linie aus der Tagesrhythmik der Sympathikusaktivität, die am Tag stärker (ergotope Reaktionen des Sympathikus) und in der Nacht schwächer (trophotrope Reaktionen des Parasympathikus) ausgeprägt ist. Allerdings liegen für β-Adrenorezeptor-Antagonisten nur sehr begrenzte und zum Teil widersprüchliche pharmakologische Untersuchungen hierzu vor, sodass die klinische Relevanz nicht hoch valide ist.

β-Adrenorezeptoren-Blocker weisen eine im Vergleich zur Plasmahalbwertszeit um den Faktor 2 bis 3 verlängerte Wirkdauer, bedingt durch die noch länger vorhandene Konzentrationen am Wirkort, auf, sodass eine 1- oder 2-malige Applikation möglich ist.

Durch die empfohlene Einnahme von Metoprolol morgens und Simvastatin abends lässt sich leider kein optimaler Effekt in Bezug auf die Compliance erzielen, wobei insbesondere die abendliche Simvastatin-Gabe beibehalten werden sollte.

Beratung
für den Arzt und das Pflegepersonal

Durch die Beachtung der Einflüsse des zirkadianen Rhythmus auf die Therapie mit Statinen und β-Blockern kann die Wirkung optimiert werden. Dabei ist der durch die abendliche Einnahme von Simvastatin erzielte Effekt gut gesichert, hingegen wird die empfohlene morgendliche Einnahme von Metoprolol nicht durch eindeutige pharmakologische Untersuchungen gestützt.

Mit der Einnahme nach der Mahlzeit wird die Bioverfügbarkeit von Metoprolol erhöht. Die Nahrungsaufnahme führt zu einer verbesserten Durchblutung der gesamten Splanchnikus-Region und aufgrund der beschleunigten Leberpassage verkürzt sich die Zeit für die First-Pass-Metabolisierung und die Plasmakonzentration erhöht sich.

Muss die Therapie mit Metoprolol nach längerer Anwendung unterbrochen werden, so ist ausschleichend abzusetzen, um Rebound-Phänome wie die Exazerbation einer Angina pectoris bis hin zum Herzinfarkt und/oder einer Hypertonie zu vermeiden. Der Grund hierfür liegt in der Zunahme (Up-Regulation) der β-Rezeptoren und der vermehrten Noradrenalinfreisetzung unter einer längerdauernden β-Blocker-Therapie.

Die Therapie mit β-Adrenorezeptor-Antagonisten kann zu trockenen Augen führen und bei Kontaktlinsenträgern Probleme auslösen.

für den Patienten
Einnahme: Simvastatin: Die Gesamtdosis sollte unzerkaut mit ausreichend Flüssigkeit am Abend eingenommen werden. Eine gleichzeitige Nahrungszufuhr hat keinen Einfluss auf die Resorption.
Metoprolol: Die Tabletten sind unzerkaut mit ausreichend Flüssigkeit nach der Mahlzeit bei Einmalgabe am Morgen, bei zweimaliger Gabe morgens und abends einzunehmen.

Kommentar
Untersuchungen mit Artovastatin (Sortis®) führten zu keinen von der Tageszeit abhängigen Effekten auf die Senkung der Lipoproteine. Als Begründung hierfür wird die längere Halbwertszeit der Substanz herangezogen.

Weitere wichtige Interaktionen
Grapefuitsaft hemmt das CYP3A4-Isoenzym. Der Genuss von Mengen über 1 Liter pro Tag kann die Konzentration an Simvastatin um das 7fache steigern (Fachinformation INEGY® Tabletten der Firma MSD-SP, Stand März 2010). Die Inzidenz für das Auftreten von Nebenwirkungen in Form von Myopathien und Myalgien wird dadurch deutlich erhöht. Der Genuss von 240 ml Grapefruitsaft am Morgen und die gleichzeitige Einnahme von Simvastatin am Abend führte laut Fachinformtion ebenso zu einer 1,9fachen Erhöhung der Simvastatin-Konzentration. Grapefruitsaft sollte deshalb während der Therapie mit Simvastatin und anderen CSE-Hemmern außer Fluvastatin vermieden werden.

Fall 66 — Einnahme von Mesalazin

Eine 54-jährige Patientin nimmt zur Rezidivbehandlung einer Colitis ulcerosa regelmäßig Claversal® Tabletten ein. Die Patientin klagt immer wieder über Schluckschwierigkeiten bei der Einnahme der Tabletten und lässt deshalb nach eigener Auskunft an manchen Tagen die Medikation weg. Der behandelnde Arzt fragt deshalb in der Apotheke nach einem Alternativpräparat.

Arzneimittelanamnese

Datum:

Name: **N. N.**   Alter: **54**   ☐ Niereninsuffizienz   ☐ Raucherin

Pat.-Nr.:   ☐ Leberinsuffizienz   ☐ Adipositas

Derzeitige Medikation	Aktuelle Dosierung
1. Claversal Tabletten 500 mg	1-1-1-0
Umstellung in der Klinik auf Salofalk 500 mg Granu-Stix	1-1-1-0

Kurzbeschreibung der Fertigarzneimittel

- **Claversal® Tabl. 500 mg**

- **Salofalk® 500 mg Granu-Stix** (Mesalazin, 5-Aminosalicylsäure)

Das Aminosalicylat Mesalazin wirkt über die Hemmung der Leukotriensynthese und mit untergeordneter Bedeutung über die Hemmung der Prostaglandinsynthese lokal antientzündlich an der Darmschleimhaut. Auch wird eine Wirkung über die Hemmung der Bildung von Interleukin-1- und Interleukin-2-Rezeptoren angenommen.
Orale Bioverfügbarkeit: Bis 40 Prozent werden resorbiert, Rest gelangt unverändert in das Kolon.
Zeit bis zur maximalen Plasmakonzentration nach oraler Gabe: 8 Stunden.
Eliminationshalbwertszeit: 1 Stunde.
Metabolisierung/Exkretion: Die resorbierte Menge wird acetyliert und überwiegend renal ausgeschieden.
Indikationen: Zur Akutbehandlung und Rezidivprophylaxe der Colitis ulcerosa, zur Akutbehandlung des Morbus Crohn.
Dosierung: Akute Colitis ulcerosa, 3-mal 500 bis 1000 mg/Tag, Rezidivbehandlung 3-mal 500 mg/Tag, Morbus Crohn 1,5 bis 4,5 g/Tag verteilt auf 2 bis 3 Einzelgaben.

Erstes Gespräch mit der Patientin
Aufgrund des magensaftresistenten Überzugs können die Claversal Tabletten nicht geteilt oder zerkleinert werden, sodass ein Wechsel der Darreichungsform notwendig ist, um die Einnahme zu erleichtern.

Fragen, die Sie sich stellen könnten
Welche Bedeutung hat der magensaftresistente Überzug? Gibt es Alternativpräparate mit gleichem Wirkstoff und anderer Darreichungsform, die die Patientin leichter einnehmen kann?

Antworten
Der magensaftresistente Überzug bei den Claversal Tabletten führt zu einer magensaftresistenten monolithischen Darreichungsform und verhindert die frühzeitige Wirkstofffreisetzung und damit den Verlust von Wirksubstanz in den oberen Dünndarmabschnitten. Dieses ist bei der chronisch entzündlichen Darmerkrankung Colitis ulcerosa von besonderer Bedeutung, da hier das Kolon erkrankt ist und Mesalazin in hoher Konzentration tiefe Darmabschnitte erreichen soll.

Monolithische magensaftresistente Darreichungsformen (Filmtabletten, Dragees, überzogene Hart- und Weichgelatine-Kapseln) können als unverdaubare Bestandteile mit einer Größe von > 2 bis 3 mm bis zu 10 Stunden im Magen zurückbleiben. Sie werden erst im Rahmen längerer Nüchternperioden (Einnahme vor dem Essen) oder während der Nachtphase durch so genannte »housekeeper waves« in den Dünndarm überführt. Erst hier im basischen Milieu dieses Darmabschnitts kann sich der magensaftresistente Überzug auflösen, sodass der Wirkstoff freigesetzt wird und im Fall von Mesalazin in terminalen Darmabschnitten und im Kolon zur Wirkung kommt.

Die Patientencompliance kann durch Einnahme von polydispersen magensaftresistenten Darreichungsformen verbessert werden. Mesalazin ist in Form von magensaftresistenten und zusätzlich retardierten Pellets verfügbar. Die nur 1 mm großen Pellets kommen abgeteilt in Einnahmebeuteln aus Aluminiumfolie (»Granu-Stix«) in den Handel. Das magensaftresistente Retardgranulat kann leicht und unabhängig von den Mahlzeiten eingenommen werden, es verlässt aufgrund seiner sehr geringen Größe ungehindert den Magen und passiert auch eventuell vorhandene Darmstenosen. Die verzögerte Freisetzung führt zu effektiven Wirkspiegeln ab dem terminalen Ileum und am erwünschten Wirkort.

Beratung
für den Arzt und das Pflegepersonal
Monolithische magensaftresistente Darreichungsformen wie Claversal® Tabletten sind nüchtern und im Abstand von 1 bis 2 Stunden zur nächsten Mahlzeit einzunehmen, damit sie noch während der Nüchternperiode in den Dünndarm überführt werden und in diesem Fall in terminalen Darmabschnitten ihre Wirkung entfalten können.

Durch den Wechsel auf eine polydisperse magensaftresistente Darreichungsform wird die Einnahme merklich vereinfacht und die Patientencompliance deutlich erhöht. Die zusätzliche Retardierung führt zu therapeutischen Konzentrationen ab dem terminalen Ileum und besonders ausgeprägt im Kolon.

für den Patienten
Die Einnahme von Salofalk Granu-Stix kann unabhängig von der Nahrungszufuhr, also vor oder nach dem Essen erfolgen.

Einnahme: *Monolithische magensaftresistente Darreichungsformen* sollten während längerer Nüchternperioden eingenommen werden, um einen raschen Übergang in den Darm durch eine vollständige Magenentleerung zu gewährleisten. *Polydisperse magensaftresistente Zubereitungen* sollen mit viel Flüssigkeit vor oder zu den Mahlzeiten eingenommen werden.
Claversal® Tabletten 1 bis 2 Stunden unzerkaut mit mindestens ½ Glas Flüssigkeit vor dem Essen einnehmen.
Salofalk® Granu-Stix: Das Granulat direkt auf die Zunge geben und unzerkaut mit mindestens ½ Glas Flüssigkeit herunterschlucken.

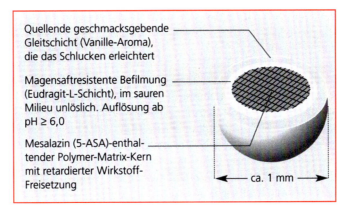

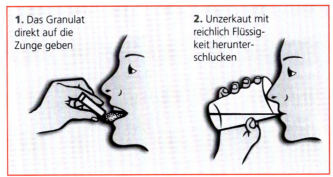

Fall 67 — Einnahme von L-Thyroxin

Eine 47-jährige Patientin leidet an einer Hyperlipoproteinämie mit besonders erhöhten Cholesterolspiegeln. Für diätetische Maßnahmen, verbunden mit einer Gewichtsreduktion, besteht derzeit bei der Patientin keine Compliance. Der Arzt hat Quantalan® Pulver zur Senkung des Cholesterolspiegels verordnet. Weiterhin nimmt sie das Schilddrüsenhormon L-Thyroxin als Dauertherapie nach einer Kropfoperation ein.

Arzneimittelanamnese

Datum:
Name: N. N.   Alter: 47   ☐ Niereninsuffizienz   ☐ Raucherin
Pat.-Nr.:   ☐ Leberinsuffizienz   ☒ Adipositas

Derzeitige Medikation	Aktuelle Dosierung
1. L-Thyroxin Henning 125 Tabl.	1-1-1-0
2. Quantalan zuckerfrei Pulver	1-1-1-0

Kurzbeschreibung der Fertigarzneimittel

- **L-Thyroxin Henning® 125 µg Tabl.** (T4)

Das Schilddrüsenhormon Levothyroxin (L-Thyroxin, T4) wird durch Iodabspaltung in die eigentliche Wirkform Triiodthyronin (T3) umgewandelt und zur Substitution für alle Formen einer hypothyreoten Stoffwechsellage eingesetzt.
Orale Bioverfügbarkeit: 80 Prozent (Nahrung reduziert die Resorptionsquote).
Zeit bis zur maximalen Plasmakonzentration nach oraler Gabe: 6 Stunden.
Plasmahalbwertszeit von T4: 7 Tage.
Metabolisierung/Exkretion: 30 Prozent Konjugation an Glucuronsäure und Sulfat in der Leber. 70 Prozent Abbau in peripheren Geweben, davon 30 Prozent zu T3 (HWZ 1 Tag).
Dosierung: Beginn 25 µg/Tag, in ca. 4 Wochen ansteigend bis 100 bis 300 µg/Tag.
Indikationen: Substitutionstherapie, bei Hypothyreose jeglicher Genese, Prophylaxe einer Rezidivstruma, benigne Struma mit euthyreoter Funktionslage.

- **Quantalan® zuckerfrei Pulver 4 g** (Colestyramin)

Das Anionenaustauscherharz Colestyramin besitzt im Magen-Darm-Trakt eine hohe Affinität zu Gallensäuren. Durch die Entstehung eines nicht resorbierbaren Komplexes werden Gallensäuren vermehrt mit dem Stuhl ausgeschieden. Dadurch steigt kompensatorisch in der Leber die Oxidation von Cholesterol zu Gallensäuren, was zu einer Vermehrung von LDL-Rezeptoren führt. Dadurch erhöht sich die Cholesterol-Clearance und es kommt zu einer Senkung der Cholesterolplasmakonzentration.

Orale Bioverfügbarkeit: Keine Resorption, unlösliches Harz, das im Magen-Darm-Trakt an Gallensäuren gebunden wird.
Wirkungseintritt: 1 bis 3 Wochen.
Metabolisierung/Exkretion: Colestyramin wird vollständig mit den Faeces ausgeschieden.
Indikationen: Heterozygote familiäre Hypercholesterolämie, primäre Hyperlipoproteinämie mit hauptsächlicher Vermehrung der LDL-Fraktion, chologene Diarrhöen, Pruritus bzw. Ikterus bei partiellem Gallengangsverschluss.
Dosierung: Erwachsene: 2-mal 4 bis 16 g alle 12 Stunden, Tageshöchstdosis: 32 g; Kinder > 6 Jahre: 6 bis 18 g/d 3-mal pro Tag zu den Mahlzeiten.

Immer mit einschleichender Dosierung beginnen, z. B. 1-mal 4 g/Tag, wochenweise steigern auf 3-mal 4 g/Tag, gegebenenfalls Dosis weiter steigern.

Erstes Gespräch mit der Patientin
Die Patientin fühlt sich nicht optimal mit L-Thyroxin eingestellt. Sie klagt insbesondere über eine leichte Ermüdbarkeit und Gewichtszunahme.

Fragen, die Sie sich stellen könnten
Bestehen zwischen L-Thyroxin und Colestyramin Arzneimittelwechselwirkungen, welche die klinische Symptomatik erklären können?

Antworten
Schilddrüsenhormone werden wie die Gallensäuren durch das Anionenaustauscherharz Colestyramin im Gastrointestinaltrakt gebunden. Die intestinale Resorptionsquote von Levothyroxin wird dadurch herabgesetzt. Aufgrund der geringen therapeutischen Breite von Levothyroxin können klinische Symptome im Sinne einer Unterdosierung auftreten.

Beratung
für den Arzt und das Pflegepersonal
Die gleichzeitige Einnahme von Colestyramin und Levothyroxin kann, bedingt durch die dabei geringere Resorptionsquote, Symptome einer Levothyroxin-Unterdosierung zur Folge haben. Aus diesem Grund soll die Einnahme beider Medikamente zeitlich versetzt erfolgen. Bei chronischer Einnahme beider Medikamente ist der Schilddrüsenstatus (Bestimmung des Serum-Thyreotropins) sorgfältig zu überwachen. Es ist zu prüfen, ob weitere Medikamente eingenommen werden, die einer Resorptionsverminderung bei gleichzeitiger Einnahme von Anionenaustauscherharzen unterliegen.

für den Patienten
Die Einnahme der beiden Präparate soll zeitlich versetzt erfolgen, wobei der optimale Zeitabstand 4 bis 5 Stunden beträgt.

Einnahme: Levothyroxin: Durch gleichzeitige Nahrungszufuhr wird die Resorption auf 40 bis 60 Prozent reduziert. Die gesamte Tagesdosis soll ca. 30 Minuten vor dem Frühstück eingenommen werden.
Die Einnahme von *Colestyramin* soll zum Frühstück und zum Mittagessen mit reichlich Flüssigkeit (Wasser, beliebige Getränke, klare Suppen, mindestens 150 ml) erfolgen. Nie trocken einnehmen! Zeitlichen Abstand zu anderen Medikamentengaben einhalten: Andere Medikamente 1 Stunde vor oder 4 Stunden nach Colestyramingabe einnehmen.

Kommentar
Die zeitlich versetzte Einnahme der einzelnen Substanzen hebt die Interaktion nicht vollständig auf, sondern reduziert nur deren Ausmaß.

Weitere wichtige Interaktionen
- Die Resorption von L-Thyroxin kann auch durch die gleichzeitige Gabe von Ciprofloxacin, Eisensalzen, Antacida und Raloxifen vermindert werden.
- Resorptionsverminderungen können bei der gleichzeitigen Einnahme von Colestyramin auch mit oralen Antikoagulanzien, Digitoxin, Eisen, Folsäure, Diuretika, Ezetimib und fettlöslichen Vitaminen auftreten. Dabei hängt die klinische Relevanz jeweils von der therapeutischen Breite der Substanzen ab.
- Die Resorptionsquote der Schilddrüsenhormone wird auch durch die gleichzeitige Einnahme von Sucralfat signifikant erniedrigt.

IV Anhang

Grundlagen und Erklärungen

Pharmakokinetische Interaktionen

Interaktionen bei der Resorption	Erniedrigung oder Erhöhung der Resorptionsquote und/oder Resorptionsgeschwindigkeit. Beides hat einen Einfluss auf die Bioverfügbarkeit. Folgende Mechanismen lassen sich unterscheiden: Komplexbildung, Adsorption, pH-Wert-Änderungen und Funktionsveränderungen des Gastrointestinaltraktes.
Interaktionen bei der Verteilung (durch Verdrängung aus der Plasmaeiweißbindung)	Da nur der freie, nicht eiweißgebundene Anteil des Arzneistoffs wirksam ist, kann es bei hohem Bindungsanteil (> 95 Prozent) durch Verdrängung zu erhöhten Plasmaspiegeln kommen. Klinische Bedeutung besteht in der Regel nur dann, wenn der Arzneistoff zu über 95 Prozent an Protein gebunden ist, eine geringe therapeutische Breite und ein kleines Verteilungsvolumen hat und wenn renale und/oder hepatische Ausscheidungsstörungen bestehen. Durch rasche Umverteilung der freien Substanz ins Gewebe und einer verstärkten Metabolisierung und Exkretion kommt es häufig nicht zu einem Anstieg der Plasmakonzentration.
Interaktionen durch Enzyminduktion (v. a. Oxidationsreaktion in der Leber)	Die Induktion von Arzneistoff-abbauenden Enzymen, vor allem der Cytochrom-P450-Familie der Monooxygenasen (z. B. Isoenzym CYP3A4), kann den Abbau beschleunigen und damit die Wirksamkeit des Arzneimittels *mindern*!
Interaktionen durch Enzyminhibition (v. a. Oxidationsreaktion in der Leber)	Die Hemmung von Arzneistoff-abbauenden Enzymen, vor allem von Cytochrom-P450-Enzymen (z. B. Isoenzym CYP3A4), kann den Abbau verlangsamen und damit die Wirksamkeit des Arzneimittels bis hin zu toxischen Effekten *erhöhen*!
Interaktionen durch verlangsamte Exkretion	Eine Hemmung von Transportern in der luminalen Membran von Epithelzellen des Darmes und der Niere sowie eine verstärkte renale oder enterale Rückresorption von Arzneistoffen können die Ausscheidung vermindern und damit Intoxikationen verursachen.
Interaktionen durch beschleunigte Exkretion	Unterbrechung des enterohepatischen Kreislaufs, Erhöhung der glomerulären Filtration und eine stärkere Hydrophilisierung von Arzneistoffen in der Niere durch Veränderung des Harn-pH-Werts können die Ausscheidung von Arzneistoffen erhöhen und damit die Wirksamkeit mindern.

Interaktionen durch Beeinflussung von aktiven Transportern	Aktive Transportsysteme wie p-Glykoprotein steuern aktiv die Elimination und Verteilung von resorbierten Arzneistoffen (z. B. Darm und Niere). Diese Transporter können durch andere Arzneistoffe aktiviert oder gehemmt werden.

Pharmakodynamische Interaktionen

Interaktionen durch *kompetitiven* Synergismus/ Antagonismus	Die Interaktion kommt durch eine direkte Konkurrenzreaktion um den *gleichen* physiologischen Mechanismus (z. B. Enzym, Rezeptor) zustande.
Interaktionen durch *funktionellen* Synergismus/ Antagonismus	Die Interaktion kommt durch eine Beeinflussung *verschiedener* physiologischer Mechanismen zustande.

Wichtige Begriffe

First-Pass-Effekt	Effekt, bei dem ein Anteil des Arzneistoffs nach Resorption bereits bei der ersten Leberpassage metabolisiert wird und damit nicht zur Wirkung kommt – vor allem bei oraler Applikation wichtig.
Enterohepatischer Kreislauf	Arzneistoffe (AS) können einem Kreislauf zwischen Gastrointestinaltrakt und Leber unterliegen, wenn sie auch über die Galle (biliär) ausgeschieden werden: 1. Resorption des AS aus dem Dünndarm 2. Hydrophilisierung in der Leber durch Konjugation mit hydrophilen Substraten (z. B. Sulfat, Glucuronsäure) 3. Ausscheidung über das Gallenkanälchen (biliär) in den Zwölffingerdarm 4. Spaltung des Konjugats durch Darmbakterien 5. Resorption von Teilmengen des AS aus dem Dickdarm in die Leber.
QT-Zeit-Verlängerung	Die Zeit im EKG vom Beginn der Kammerdepolarisation (Q-Zacke) bis zur vollständigen Repolarisation (Ende der T-Welle). Die Repolarisation der Herzmuskelzelle wird dabei von einem Ausstrom von Kalium durch K^+-Kanäle getragen. Einige Pharmaka (z. B. Terfenadin, Loratadin, Mefloquin, Halofantrin) blockieren vor allem bei Akkumulation oder hohen Dosen in relevantem Maße K^+-Kanäle am Herzen. Dies hat eine Verlängerung der Repolarisation der Herzmuskelzelle zur Folge. Dadurch erhöht sich die Zeit, in der eine starke elektrische Erregung so genannte frühe Nachpotenziale und damit Herzrhythmusstörungen bis hin zu schweren Kammerarrhythmien (»Torsade-de-pointes-Arrhythmien«) auslösen kann (siehe auch Abb. S. 139 und www.torsades.org).

Übersicht wichtiger Arzneimittelinteraktionen

Interaktionen bei der Resorption
- Die Resorption von Ketoconazol, Itraconazol und Posaconazol ist abhängig vom pH des Magensaftes. Sie ist optimal bei gastralen pH-Werten unter 3,5. Die gleichzeitige Gabe von pH-Wert-erhöhenden Substanzen *(Antacida, H_2-Antagonisten, Protonenpumpenhemmer)* verringert die resorbierte Arzneistoffmenge. Bei einem Magen-pH von 6,0 ist die Bioverfügbarkeit von Ketoconazol um 95 Prozent vermindert.
- *Colestyramin* bindet *Cumarin-Derivate, herzwirksame Glykoside* sowie *Schilddrüsenhormone* und verringert dadurch die resorbierte Arzneistoffmenge. Durch Bindung an Gallensäuren wird zusätzlich die Rückresorption, insbesondere von *Digitoxin*, aus dem enterohepatischen Kreislauf herabgesetzt, sodass sich die Halbwertszeit deutlich verkürzt. Eine wichtige Voraussetzung für die klinische Relevanz dieser Interaktion ist die geringe therapeutische Breite der von den Anionenaustauschern gebundenen Pharmaka.
- *Captopril, Isoniazid, Levothyroxin, Rifampicin, Bisphosphonate* weisen bei gleichzeitiger Nahrungszufuhr signifikant niedrigere Resorptionsquoten auf und sollen 30 Minuten bis 1 Stunde vor den Mahlzeiten eingenommen werden.
- *Trizyklische Antidepressiva, Neuroleptika* bilden infolge ihres basischen Stickstoffatoms mit *Gerbstoffen vom Polyphenoltyp in Schwarztee* Komplexe, die intestinal nur schlecht resorbiert werden und zu signifikant erniedrigten Plasmakonzentrationen führen können.
- *Cefuroximaxetil* und *Ciclosporin* weisen bei gleichzeitiger Nahrungszufuhr eine signifikant höhere Resorption auf und sollen während oder direkt nach der Mahlzeit eingenommen werden.
- *Fluorochinoline* reagieren mit polyvalenten Kationen wie *Aluminium, Magnesium, Calcium und Eisen* infolge von Chelatbildung mit einer signifikant verminderten Resorption, sodass ein zeitlicher Abstand von mindestens 2 Stunden bei der Einnahme entsprechender Antacida und Eisenpräparate eingehalten werden sollte.

Interaktionen durch Enzyminhibition
- *Amiodaron* und *Co-trimoxazol* hemmen den oxidativen Metabolismus der *Cumarin-Derivate* und von *Phenytoin* und verstärken damit deren Wirkung.
- *Cimetidin* hemmt den oxidativen Metabolismus von *Phenytoin, Theophyllin* und *Warfarin* und verstärkt damit deren Wirkung.
- *Fluvoxamin* hemmt den oxidativen Metabolismus von *Theophyllin* und erhöht damit dessen Plasmakonzentration.
- *Ciprofloxacin* und *Norfloxacin (Fluorochinolone)* hemmen den oxidativen Metabolismus von *Theophyllin* und erhöhen damit dessen Plasmakonzentration.
- *Ketoconazol, Fluconazol, Itraconazol* hemmen den oxidativen Metabolismus von *Ciclosporin* und *HMG-CoA-Reduktase-Hemmern* außer *Fluvastatin*. Die resultierende erhöhte Ciclosporintoxizität hat insbesondere eine eingeschränkte Nierenfunktion zur Folge. Die erhöhten Plasmakonzentrationen der HMG-CoA-Reduktase-Hemmer führen zu einer verstärkten Gefahr von Myopathien und Nierenversagen.
- *Clarithromycin* und insbesondere *Erythromycin* hemmen den oxidativen Metabolismus von *Terfenadin*. Die erhöhten Plasmakonzentrationen können zu Herzrhythmus-

störungen in Form von ventrikulären Tachykardien führen. Bei gleichzeitiger Gabe der genannten Makrolidantibiotika wurden erhöhte Plasmakonzentrationen von *Lovastatin*, *Simvastatin* und *Atorvastatin* bzw. ihrer Metaboliten gefunden.

Interaktionen durch Enzyminduktion
- *Carbamazepin*, *Phenytoin*, *Rifampicin*, *Hyperforin* in *Johanniskrautextrakten* und *Ethanol* (chronisch) sind potente Enzyminduktoren der mikrosomalen Leberenzyme und können ihren eigenen Metabolismus sowie den der nachfolgend aufgeführten Substanzen induzieren und somit deren beschleunigten Abbau bewirken: *Cumarin-Derivate, Ciclosporin, Digitoxin, Doxycyclin, Ketoconazol* und andere *Azol-/Triazol-Antimykotika, hormonale Kontrazeptiva, Sulfonylharnstoffe*.
- *Chronisches Rauchen* (Benzpyrene) induziert ebenfalls Leberenzyme und erhöht damit die hepatische Clearance von *Theophyllin*.
- *Chronische Alkoholeinnahme* führt ebenfalls zu einer Induktion von CYP-Enzymen.

Interaktionen bei der Exkretion
- *Chinidin*, *Nifedipin* und *Amiodaron* vermindern die renale und biliäre Clearance von *Digoxin*, sodass im Verlauf der Therapie die Digoxinkonzentration signifikant ansteigen kann. Im Fall von Chinidin wurde nach 5 bis 7 Tagen eine Verdopplung der Digoxinplasmakonzentrationen beobachtet.
- *Cimetidin* hemmt die tubuläre Sekretion von *Procainamid* und seines aktiven Metaboliten. Es wurde eine um etwa 40 Prozent verminderte renale Clearance von Procainamid festgestellt.

Interaktionen durch Aktivierung und Hemmung membranärer Transportproteine (P-Glykoprotein)
- *Makrolide, Azol-Antimykotika, Moxifloxacin* und *Verapamil* hemmen das P-Glykoprotein und können damit die Plasmakonzentration von *Digoxin* und *HIV-Proteaseinhibitoren* anheben.
- Johanniskrautextrakt, L-Thyroxin, Rifampicin, Lovastatin, Atorvastatin, Simvastatin aktivieren das P-Glykoprotein und führen zu erniedrigten Plasmaspiegelkonzentrationen von Ciclosporin und HIV-Proteaseinhibitoren.

Interaktionen durch kompetitiven Synergismus
- Die gleichzeitige Einnahme von *Johanniskrautextrakten* und *Serotonin-Reuptake-Hemmern* (SSRI) kann die Symptome eines Serotonin-Syndroms (Schwitzen, Verwirrtheit, Blutdruckschwankungen) hervorrufen. Aus der verstärkten Hemmung der Serotonin-Aufnahme resultiert eine Überstimulation von Serotonin-Rezeptoren im ZNS.

Interaktion durch kompetitiven Antagonismus
- Der kompetitive Antagonismus von *Atropin* und *Carbachol* sowie von β-*Sympatholytika* mit *Adrenalin* hat eine gegenseitige Wirkungsabschwächung zur Folge.
- *Nalaxon* und *Naltrexon* wirken als Opioidrezeptor-Antagonisten und führen damit zur Aufhebung der analgetischen und atemdepressiven Effekte der *Opioid-Analgetika*.
- *Flumazenil* hebt als Benzodiazepinantagonist die Wirkungen der *Benzodiazepine* auf.

- *Vitamin K* antagonisiert in höherer Dosierung (250 bis 500 mg über mehrere Tage) die blutgerinnungshemmenden Eigenschaften der Cumarin-Derivate.

Interaktion durch funktionellen Synergismus
- β-*Sympatholytika* verstärken den hypoglykämischen Effekt von *Insulin* sowie von *Sulfonylharnstoffen* und maskieren die adrenerg vermittelten Gegenreaktionen der Hypoglykämie. Auch werden durch β-Blocker die kardiodepressiven Wirkungen von *Verapamil* und *Diltiazem* verstärkt. Besonders mit Verapamil kann es zu Überleitungsstörungen mit AV-Block, Bradykardie, Herzinsuffizienz und schwerer Hypotonie kommen.
- *Schleifen- und Thiaziddiuretika* verstärken durch vermehrte Kaliumausscheidung die Wirkung der *herzwirksamen Glykoside*.
- *Clofibrat* und *Derivate* hemmen die Vitamin-K-abhängige Synthese der Gerinnungsfaktoren und verstärken damit die Wirkung der *Cumarin-Derivate*.

Interaktion durch funktionellen Antagonismus
- *Kaliumsparende Diuretika* schwächen durch Anstieg der Kaliumkonzentration die Wirkung der *herzwirksamen Glykoside* ab.
- *Estrogene* schwächen die gerinnungshemmende Wirkung der *Cumarin-Derivate* wahrscheinlich durch verstärkte Synthese Vitamin-K-abhängiger Gerinnungsfaktoren ab.
- *Acetylsalicylsäure* und andere *nichtsteroidale Antirheumatika (NSAR)* vermindern vermutlich die Synthese vasodilatatorischer Prostaglandine, der periphere Gefäßwiderstand steigt und die Wirkung von ACE-Hemmern und anderen Antihypertensiva nimmt ab.

Anhang

Mögliche Ursachen für eine erworbene QT-Zeit-Verlängerung

Eine Reihe von Arzneistoffen ist verantwortlich für die Verlängerung des so genannten QT-Intervalls im EKG (siehe Abbildung). Die verschiedenen Abschnitte der EKG-Ableitung werden durch verschiedene Buchstaben von P bis U benannt. Das QT-Intervall bezeichnet dabei die Strecke vom Beginn der Q-Zacke bis zum Ende der T-Welle im EKG. Dieses Intervall spiegelt den zeitlichen Ablauf der Erregungsausbreitung und -rückbildung in den Herzkammern wider. Eine Verlängerung der QT-Zeit wird durch die Blockade des langsamen Kaliumausstroms hervorgerufen. Wird diese EKG-Befundung übersehen, können bei einer stark verlängerten QT-Zeit charakteristische ventrikuläre Tachykardien (Torsade de pointes) entstehen, die nicht selten in Kammerflimmern übergehen.

Klinisch manifest wird diese Nebenwirkung insbesondere bei der Kombination von zwei und mehr QT-Zeit-verlängernden Substanzen und/oder wenn durch eine entsprechende Enzymhemmung die Blutspiegelkonzentration der potenziell QT-Zeit-verlängernden Substanz deutlich ansteigt (z. B. Enzymhemmung durch Makrolide, Konzentrationsanstieg von Terfenadin oder Mizolastin).

Auch nimmt die klinische Relevanz durch zusätzliche kardiale Erkrankungen und Elektrolytentgleisungen zu.

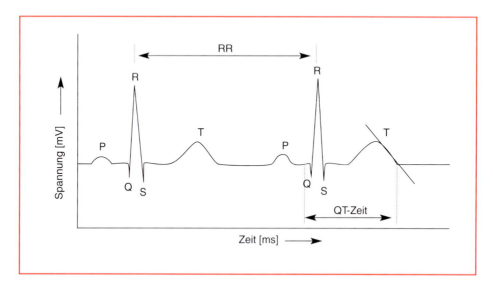

EKG-Kenngrößen
Die P-Spitze des EKGs spiegelt die Depolarisation der Herzvorhöfe, der QRS-Komplex die des Vetrikelmyokards wider. Die QT-Zeit ist die De- und Repolarisationsdauer der Kammern [ms]. RR ist die Zeit zwischen zwei Komplexen [s].

Mögliche Ursachen für eine erworbene QT-Zeit-Verlängerung

- **Erhebliche Bradykardie (auch medikamentös)**

- **Hypokaliämie, Hypomagnesiämie**

- **Arzneistoffe**
  - Psychopharmaka
    Antidepressiva, Amitriptylin, Thioridazin, Haloperidol, Sertindol, Phenothiazine
  - Antiarrhythmika
    Klasse IA und III, IV, Amiodaron, Sotalol, Chinidin
  - Antimykotika
    Azol-Antimykotika, Ketoconazol, Itraconazol
  - Antibiotika
    Makrolide, Erythromycin, Clarithromycin, Fluorochinolone, Co-trimoxazol, Halofantrin, Mefloquin, Chloroquin, Pentamidin
  - Antihistaminika
    Terfenadin, Mizolastin, Loratadin
  - Andere Arzneistoffe
    Cocain, Vasopressin

    Aktuelle Liste unter www.azcert.org

- **Kardiale und zerebrale Erkrankungen**

Für den Arzneistoffmetabolismus wichtige Cytochrom-P450-Isoenzyme und ihre Substrate, Hemmstoffe und Induktoren

Isoenzym	Substrat	Hemmstoff	Induktor
1A2	Theophyllin, Coffein, Verapamil, Clozapin, Imipramin, Propranolol, Haloperidol, Olanzapin	Fluorochinolone, Cimetidin, Fluvoxamin	Benzpyrene als Inhaltsstoffe des Tabakrauchs
2B6	Cyclophosphamid		Phenobarbital
2C8	Tolbutamid, Cerivastatin	Gemfibrozil	Rifampicin
2C9	Warfarin, Phenytoin, Tolbutamid, Diclofenac, Piroxicam, Ibuprofen, Tamoxifen, Carbamazepin	Fluconazol, Isoniazid	Rifampicin
2C19	Mephenytoin, Omeprazol, Lansoprazol, Diazepam, Proguanil	Cimetidin, Omeprazol, Lansoprazol	Rifampicin Prednison
2D6	Flecainid, Propafenon, alle trizyklischen Antidepressiva, die meisten Neuroleptika und selektiven Wiederaufnahme-Hemmer, Codein, Statine	Chinidin, Fluoxetin, Paroxetin	
2E1	Ethanol, Enfluran, Halothan, Isofluran	Disulfiram	Isoniazid, Ethanol
3A4	Ciclosporin, Clarithromycin, Erythromycin, Verapamil, Nifedipin, Lovastatin, Terfenadin, Nitrendipin, Felodipin, Lidocain, Sildenafil	Ketoconazol, Fluconazol, Itraconazol, Erythromycin, Clarithromycin, Amiodaron	Rifampicin, Phenytoin, Johanniskrautextrakte
	Atorvastatin, Cerivastatin	Cimetidin, Gemfibrozil, Flavonoide im Grapefruitsaft	Carbamazepin, Barbiturate

Q_0-Werte zur Bestimmung der renalen Elimination

Eliminationshalbwertszeit (HWZ$_E$) in Stunden und Q_0 zur Abschätzung der extrarenalen Elimination eines Arzneistoffes (nach L. Dettli und R. Galeazzi, Arzneimittelkompendium der Schweiz, Documed, Basel 1982).
Wenn die totale Clearance eines Arzneistoffs mit 1 bezeichnet wird, dann entspricht die Fraktion, die nicht renal eliminiert wird, Q_0.

Umgekehrt ist dann 1 – Q_0 der Anteil, der renal eliminiert wird.

(!) bedeutet, dass die Bildung pharmakologisch aktiver Metabolite nicht ausgeschlossen ist; (!!), dass solche Metabolite nachgewiesen wurden. Sind HWZ$_E$ und Q_0 eines aktiven Metaboliten bekannt, so werden sie mit zwei Ausrufezeichen in Klammern angegeben.

Wirkstoff INN	Q_0- Wert	HWZ$_E$
Acetyldigoxin	0,3 (0,3 !!)	24 (36 !!)
Aciclovir	0,1	2,5
Amantadin	0,15 !	10
Amoxicillin	0,06	1,1
Atenolol	0,06	6
Baclofen	0,3	4
Bisoprolol	0,5	11
Captopril	0,5	2 (7 !!)
Cefazolin	0,06	2,0
Ceftazidim	0,12	1,8
Cefuroxim	0,07	1,1
Cetirizin	0,3	7,5
Cimetidin	0,25	1,8
Clonidin	0,4 !	8
Digoxin	0,3	36
Enalaprilat	0,1	11 (> 36 !!)
Furosemid	0,4	0,9
Hydrochlorothiazid	0,05	15
Lithium	0,02	20
Metformin	0,15	1,5
Methotrexat	0,1	12
Metoclopramid	0,3	3,5
Ramiprilat	0,15	15
Sotalol	0,15	7
Sulpirid	0,3	5,5
Terbutalin	0,45	3,5
Vancomycin	0,03	6
Zienam®	0,3	1

Perioperativer Umgang mit Dauermedikation

Für die Beurteilung der klinischen Relevanz ist immer eine individuelle Nutzen-Risiko-Abwägung vorzunehmen. Es muss geklärt werden, welchen Einfluss eine Änderung bzw. das Absetzen der Dauermedikation auf den jeweiligen operativen Eingriff bzw. das Anästhesieverfahren haben könnte.

Wirkstoff/Präparat	Grund für das Absetzen	Medikamentenpause
Metformin	Glucose-Stoffwechsel	48 Stunden präoperativ (Eingriff in Allgemeinanästhesie), Fortsetzung der Therapie frühestens 48 Stunden postoperativ
Glibenclamid u. a. Sulfonylharnstoffe	Glucose-Stoffwechsel	Eine passagere Hyperglykämie wird mit Insulin behandelt
Nateglinid, Repaglinid	Glucose-Stoffwechsel	Eine passagere Hyperglykämie wird mit Insulin behandelt
Pentoxifyllin	Blutungsrisiko	24 Stunden präoperativ
Acetylsalicylsäure	Blutungsrisiko	3 bis 7 Tage präoperativ (vollständige Thrombozytenfunktion erst nach 7 Tagen)
NSAR: Diclofenac, Indometacin, Ibuprofen	Blutungsrisiko	12 Stunden präoperativ (→ Gabe am Morgen des OP-Tages weglassen)
Naproxen	Blutungsrisiko	24 Stunden präoperativ
Meloxicam	Blutungsrisiko	48 Stunden präoperativ
Clopidogrel	Blutungsrisiko	> 7 Tage präoperativ
Prasugrel	Blutungsrisiko	> 7 Tage präoperativ
Ticlopidin	Blutungsrisiko	> 10 Tage präoperativ
Dipyridamol (Aggrenox)	Blutungsrisiko	Siehe ASS, da nur in Kombination mit ASS zugelassen
Cilostazol	Blutungsrisiko	2–4 Tage präoperativ
Ginkgo-Präparate	Blutungsrisiko	2 Tage präoperativ

Perioperativer Umgang mit Dauermedikation

Wirkstoff/Präparat	Grund für das Absetzen	Medikamentenpause
Knoblauch-Präparate	Blutungsrisiko	≥ 7 Tage präoperativ
Piracetam	Blutungsrisiko	12 Stunden präoperativ
Standard-Heparin	Blutungsrisiko	4 Stunden präoperativ
Niedermolekulare Heparine	Blutungsrisiko	low dose: 12 Stunden präoperativ, high dose: 24 Stunden präoperativ Erneute Gabe frühestens 4 Stunden postoperativ
Danaparoid-Na	Blutungsrisiko	24 Stunden präoperativ
Desirudin, Lepirudin	Blutungsrisiko	10 Stunden präoperativ
Fondaparinux	Blutungsrisiko	24 Stunden präoperativ
Dabigatran	Blutungsrisiko	24 Stunden präoperativ
Rivaroxaban	Blutungsrisiko	12–24 Stunden präoperativ Erneute Gabe frühestens 6 Stunden postoperativ
Phenprocoumon	Blutungsrisiko	Umstellung auf Heparin (auch niedermolekular), INR < 1,4 bzw. Quick > 50 Prozent
Baldrian-Präparate	Sedierung/Anästhesie	Ausschleichend über 2 bis 3 Wochen
Echinacea-Präparate	Hepatoxizität	So früh wie möglich
Johanniskraut-Präparate	Interaktionen	≥ 5 Tage
Hormonale Kontrazeptiva	Thromboserisiko	Nur wenn < 6 Wochen möglich!

Cave: Bei Patienten nach koronarer Katheterintervention mit Stentimplantation und anschließender Behandlung mit Thrombozytenaggregationshemmern (Clopidogrel, ASS) sollten wegen der Gefahr einer Stentthrombose während der ersten 12 Monate keine operativen Eingriffen vorgenommen werden. Bei Notfalleingriffen während dieser Zeit darf ASS trotz des erhöhten intraoperativen Blutungsrisikos nicht abgesetzt werden.

Cave: Vor Röntgenuntersuchungen mit intravenöser Gabe von Kontrastmitteln soll die Metformin-Behandlung aufgrund einer möglichen Kumulation unterbrochen und erst 2 Tage nach der Untersuchung wieder aufgenommen werden.

Applikationshinweise mit klinischer Relevanz

Einnahme ½ bis 1 Stunde vor dem Essen
- Resorptionsoptimierung
- Kumulation von magensaftresistenten Filmtabl., Drag., überzog. Kaps. im Magen
- Wirkungsoptimierung

Acimethin Tabl. (Acimethin)
½ bis 1 Stunde vor dem Essen mit ½ Glas Wasser einnehmen.
Azulfidine Dragees (Sulfasalazin) monolithisch-magensaftresistentes Drag.
½ bis 1 Stunde vor dem Essen mit ½ Glas Wasser einnehmen.
Captopril Tabl.
½ bis 1 Stunde vor dem Essen mit ½ Glas Wasser einnehmen.
Claversal Tabl. (Mesalazin) monolithisch-magensaftresistente Filmtabl.
½ bis 1 Stunde vor dem Essen mit ½ Glas Wasser einnehmen.
Diovan/Cor Diovan (Valsartan)
½ bis 1 Stunde vor dem Essen mit ½ Glas Wasser einnehmen.
Dulcolax/Pyrilax Lacktabl. (Bisacodyl)
Gesamte Tagesdosis ½ bis 1 Stunde vor dem Frühstück oder Abendessen mit ½ Glas Wasser einnehmen.
Ergenyl chrono (Natriumvalproat)
½ bis 1 Stunde vor dem Essen mit ½ Glas Wasser einnehmen.
Euglucon/Maninil (Glibenclamid)
Gesamte Tagesdosis (bis zu 2 Tabl.) unmittelbar vor dem Frühstück mit ½ Glas Wasser einnehmen. Werden mehr als 2 Tabletten eingenommen, so sind 2 Tabletten vor dem Frühstück und der Rest unmittelbar vor dem Abendessen einzunehmen.
Fosamax Tabl. (Alendronat), **Actonel** (Risedronsäure)
Mit reichlich Wasser (1 Glas), kein Mineralwasser, morgens in aufrechter Körperhaltung mindestens ½ Stunde vor der ersten Nahrungsaufnahme einnehmen.
Gastrozepin Tabl. (Pirenzepin)
½ bis 1 Stunde vor dem Essen mit ½ Glas Wasser einnehmen.
Isozid Tabl. (Isoniazid)
½ bis 1 Stunde vor dem Essen mit ½ Glas Wasser einnehmen.
Madopar 125 LT, Depot Tabl. (Levodopa, Benserazid)
½ Stunde vor oder 1½ Stunden nach dem Essen mit etwas Flüssigkeit einnehmen. Vor der Einnahme auf große eiweißreiche Mahlzeiten verzichten.
MCP 10 Tabl. (Metoclopramid)
½ bis 1 Stunde vor dem Essen mit ½ Glas Wasser einnehmen.
Nacom Tabl. (Levodopa, Carbidopa)
½ Stunde vor oder 1½ Stunden nach dem Essen mit etwas Flüssigkeit einnehmen. Vor der Einnahme auf große eiweißreiche Mahlzeiten verzichten.
Rifa 450, 600, Dragees (Rifampicin)
Gesamte Tagesdosis ½ bis 1 Stunde vor dem Frühstück mit ½ Glas Wasser einnehmen.
L-Thyroxin Tabl. (Levothyroxin)
Gesamte Tagesdosis ½ bis 1 Stunde vor dem Frühstück mit ½ Glas Wasser einnehmen.

Ulcogant Susp. (Sucralfat)
½ bis 1 Stunde vor jeder Hauptmahlzeit und vor dem Schlafengehen 1 Beutel einnehmen. Keine anderen Arzneimittel gleichzeitig einnehmen! Beutel vor Gebrauch kräftig durchkneten!

Einnahme nach dem Essen
- Resorptionsoptimierung
- Bessere Verträglichkeit
- Wirkungsoptimierung

Bifiteral Sirup (Lactulose)
Nach dem Essen, gemischt mit einem Glas Wasser (250 ml) einnehmen.
Cefuroxim 500 Filmtabl. (Cefuroximaxetil)
Direkt nach dem Frühstück und nach dem Abendessen eine Tabl. mit viel Wasser (½ Glas) unzerkaut einnehmen.
Eisen-II-Sulfat-Tabl.
Mit viel Wasser (½ Glas) nach dem Essen einnehmen. Nicht gleichzeitig mit Kaffee, Tee, Milch, Antacida, Colestyramin oder Tetracyclinen einnehmen.
Invega ret. Tabl. (Paliperidon)
Mit viel Wasser (½ Glas) direkt nach dem Frühstück einnehmen. Einnahmezeitpunkt in Bezug auf die Nahrungsaufnahme nicht ändern.
Quilonum ret. Tabl. (Lithium-Salze)
Direkt nach dem Frühstück und nach dem Abendessen eine Tabl. mit viel Wasser (½ Glas) unzerkaut einnehmen.
Talcid Gel (Hydrotalcit, Antacida)
1 Stunde nach jeder Hauptmahlzeit und evtl. 3 Stunden nach dem Mittagessen sowie vor dem Schlafengehen 1 Beutel einnehmen. Keine anderen Arzneimittel gleichzeitig einnehmen! Beutel vor Gebrauch kräftig durchkneten!

Einnahme mit viel Flüssigkeit
- Vermeidung von Schleimhautreizungen der Speiseröhre

Chloraldurat 500 Kaps. (Chloralhydrat)
Mit viel Wasser (½ Glas) in aufrechter Körperhaltung ½ Stunde vor dem Schlafengehen einnehmen.
Clindamycin 300 Kaps./Filmtabl.
Mit viel Wasser (½ Glas) in aufrechter Körperhaltung nach dem Essen einnehmen.
Ibuhexal Filmtabl. (Ibuprofen)
Mit viel Wasser (½ Glas) in aufrechter Körperhaltung nach dem Essen einnehmen.
Indometacin Kaps.
Mit viel Wasser (½ Glas) in aufrechter Körperhaltung nach dem Essen einnehmen.
Kalinor retard Kaps. (Kaliumchlorid)
Mit viel Wasser (½ Glas) in aufrechter Körperhaltung nach dem Essen einnehmen.
Theophyllin retard Kaps.
Gesamte Tagesdosis mit viel Wasser (½ Glas) abends nach dem Essen in aufrechter Körperhaltung einnehmen. Raucher nehmen eventuell zusätzlich morgens 1 Kapsel

Anhang

ein. Bei Schluckbeschwerden können die Kapseln geöffnet werden. Der Inhalt wird mit viel Wasser eingenommen.

Einnahme in Abhängigkeit von der Tageszeit (zirkadiane Einnahme)
● Wirkungsoptimierung

β-*Rezeptorenblocker* (z. B. Bisoprolol, Metoprolol, Nebivolol, Sotalol)
Bei Einmalgabe gesamte Dosis morgens einnehmen.
Cholesterol-Synthese-Enzym(CSE)-Hemmer (z. B. Pravastatin, Simvastatin, Atorvastatin)
Gesamtdosis abends einnehmen.
Orale Antibiotika (z. B. Phenoxymethylpenicillin, Amoxicillin)
Einnahmeintervall (z. B. 8 Stunden) genau einhalten.

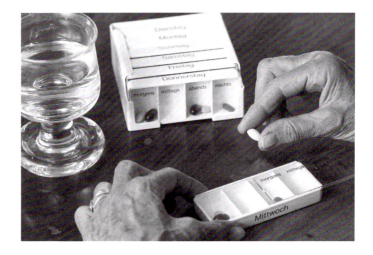

Literatur

Aktories, Förstermann, Hofmann, Starke (2009): Allgemeine und spezielle Pharmakologie und Toxikologie. 10. Aufl., Elsevier Urban und Fischer Verlag GmbH, Heidelberg.

Ammon, H. P. T. (2001): Arzneimittelneben- und -wechselwirkungen. 4. Aufl., Wissenschaftliche Verlagsgesellschaft, Stuttgart.

Anderson, P. O., Knoben, J. E., Troutman, W. G. (2002): Handbook of clinical drug data. 10. Aufl., McGraw-Hill Medical Publishing Division, New York.

Brüggmann, J. (1995): Arzneimittelanamnese durch den Krankenhausapotheker: Beispiele und Erfahrungen. Pharm. Ztg. Prisma 2: 51–56.

Brüggmann, J., et al. (2002): Online-Kommunikation im Krankenhaus. Pharm. Ztg. Prisma 3: 177–182.

Dukes, M. N. G. (2005): Meyler's side effects of drugs. 15. Aufl., Elsevier, Amsterdam.

Frölich, J. C., Kirch, W. (2006): Praktische Arzneitherapie. 4. Aufl., Springer Verlag, Berlin.

Högger, P., Strehl, E. (2010): Repetitorium Klinische Pharmazie. Arbeitsbuch für Prüfung und Praxis. 2. Aufl., Govi-Verlag, Eschborn.

Pfeifer, S. (1995): Pharmakokinetische Interaktionen zwischen Nahrungs- und Arzneimitteln. Pharm. Ztg. Prisma 2: 125–131.

Verspohl, E. J., Verspohl, J. (2001): Interaktionen. 4. Aufl., Wissenschaftliche Verlagsgesellschaft, Stuttgart.

Gerdemann, A., Griese, N. (2010): Interaktions-Check in der Apotheke. Arzneimittel sicher kombinieren. Govi-Verlag, Eschborn.

Goodman, Gilman (1999): Pharmakologische Grundlagen der Arzneimitteltherapie. 9. Aufl., McGraw-Hill, London.

Martindale (2006): The Complete Drug Reference. 36. Aufl., Pharmaceutical Press, London.

Mutschler et al. (2009): Arzneimittelwirkungen. 9. Aufl., Wissenschaftliche Verlagsgesellschaft, Stuttgart.

Müller-Oerlinghausen et al. (1999): Handbuch der unerwünschten Arzneimittelwirkungen. 1. Aufl., Urban und Fischer Verlag, München/Jena.

Schneemann, Young, Koda-Kimble (2001): Angewandte Arzneimitteltherapie. Springer-Verlag, Berlin/Heidelberg/New York.

Schröder, H. (2002): Pharmakotherapie in Fallstudien, Wissenschaftliche Verlagsgesellschaft, Stuttgart.

Mehnert, W., Weitschies, W., Wunderer, H. (2010): Arzneimittel richtig einnehmen. 3. Aufl., Govi-Verlag, Eschborn.

Arzneiverordnungen (2006), 21. Aufl., Deutscher Ärzte-Verlag, Köln.
ABDATA, Interaktionsdatei der ABDA-Datenbank.
Micromedex, DRUGDEX, Medizinisches Informations-System, Wissenschaftliche Verlagsgesellschaft, Stuttgart.
FachInfo, Fachinformation-CD-ROM www.fachinfo.de, Bundesverband der Pharmazeutischen Industrie e. V. beim ECV.

Register

Abarelix 71, 73
Acarbose 61, 103, 150 ff., 162 ff., 188
ACE-Hemmer 46 ff., 74 ff., 87 ff., 114 ff., 118 ff., 211, 220 ff., 255 ff., 303
Acetylcystein 179 ff.
Acetyldigoxin 307
Acetylsalicylsäure 58, 121 ff., 149 ff., 154 f., 157 ff., 179 ff. 220 ff. 233, 239 ff., 283, 303, 308 f.
Aciclovir 235 ff., 307
Acimethin 310
Adefovir 246
Adipositas 95 ff.
Alendronsäure 197 ff., 310
Aliskiren 211
Alkohol 61, 162 ff., 181, 206, 214, 228, 241, 268, 302, 306
Almotriptan 156
Altersheim 90 ff.
Aluminium 53
Alzheimersche Krankheit 50 ff.
Amantadin 307
Amfepramon 95 ff., 99
5-Aminosalicylsäure 291 ff.
Amiodaron 223, 301 f., 305 f.
Amisulpirid 138
Amitriptylin 99, 159, 305
Amoxicillin 138, 307, 312
Ampelschema 130 f.
Analgetika-Abusus 44
Analgetika-Asthma 26 ff.
Antacida 51 ff., 152, 193 ff., 199, 203, 253, 296, 301, 310
Antibiotika-Sequenztherapie 284 ff.
Anticholinergika 203
Antidepressiva 133 ff., 157 ff., 174 ff., 301, 305 f.
Antiepileptika 181, 276, 281 ff.
Antikoagulanzien, orale 64, 114 ff., 175, 117, 178, 229 ff., 283, 296
Appetitzügler 95 ff.
Applikationshinweise 310 ff.
Arachidonsäure-Kaskade 28
Aripiprazol 138

Arzneimittelanamnese 21 ff.
Astemizol 37
Asthma 26 ff., 261, 263
Atenolol 307
Atorvastatin 192, 219, 290, 302, 306, 312
Atovaquon 37
Atropin 302
Azathioprin 104 ff.
Azithromycin 144, 210
Azol-Antimykotika 152, 192, 201 ff., 211, 216 ff., 229 ff., 301 f., 305 f.

Baclofen 307
Baldrian 52, 309
Bedenkliche Arzneimittel 99
Benserazid 169 ff., 310
Benzodiazepine 94, 158, 266 ff., 302
Beratungsgespräch
– Inhalte 15 f.
Beta-Blocker 46 ff., 65, 74 ff., 124 ff., 128 ff., 184 ff., 207 ff., 220 ff., 287 ff., 312
Beta-Laktam-Antibiotika 138, 143 ff., 179 ff., 209, 241, 284 ff., 312
Beta-Sympatholytika 302 f.
Beta-Sympathomimetika 26 ff.
Bezafibrat 114 ff.
Bicalutamid 69 ff.
Biguanide 61, 99, 146 ff.
Biperiden 93
Bisacodyl 212 ff., 310
Bisoprolol 46 ff., 307, 312
Bisphosphonate 197 ff., 301
Bleivergiftung 48
Borreliose 30 ff.
Brivudin 234 ff.
Bromocriptin 93
Budesonid 26 f., 108, 128 ff.
Budipin 37
Buserelin 71

Calcitriol 198
Calcium 255, 301
Calciumantagonisten 166 ff.

Register

Calciumcarbonat 197 ff.
Candesartan 207 ff.
Capecitabin 234 ff.
Captopril 114 ff., 118 ff., 255 ff., 301, 307, 310
Carbachol 302
Carbamazepin 58, 145, 179 ff., 206, 212 ff., 219, 233, 266 ff., 302, 306
Carbidopa 90 ff., 173
Carbimazol 254
Carbutamid 165
Carvedilol 64 f., 76 f.
Cathin 95 ff.
Cefazolin 284 ff., 307
Ceftazidim 307
Cefuroximaxetil 138, 143 ff., 301, 307, 310
Celecoxib 28, 120, 123
Celiprolol 65, 76 f., 130
Cerivastatin 306
Cetirizin 227 ff., 307
Chelatbildung 194
Chinidin 302, 305 f.
Chinin 58
Chinolone 100 ff., 135, 136 ff., 192, 193 ff., 209, 301, 305 f.
– Interaktionen 196
Chitosan 96
Chloralhydrat 311
Chloroquin 305
Ciclesonid 265
Ciclosporin 167 f., 175, 178, 219, 301 f., 306
Cilostazol 308
Cimetidin 301 f., 306 f.
Cimicifuga 84 f.
Ciprofloxacin 100 ff., 193 ff., 296, 301
Clarithromycin 35 f., 152, 190 ff., 207 ff., 301, 305 f.
Clindamycin 284 ff., 311
Clonidin 266 ff., 307
Clopidogrel 149 ff., 240 f., 308 f.
Clozapin 99, 306
Coca-Cola 203, 219
Cocain 305
Codein 306
Cockroft-Gault-Formel 223

Coffein 103, 306
Colestyramin 294 ff., 301
Colitis ulcerosa 291 ff.
Compliance 74 ff., 255 ff., 261 ff.
COMT-Hemmer 169 ff.
COPD 261 ff.
Cortisonangst 38 ff.
Cotrimoxazol 104 ff., 301, 305
Coxibe 28, 120, 123, 159
Cumarine 117, 212 ff., 301 ff.
Cyclophosphamid 306
Cyproteron 71
Cytochrom-P450 135, 138, 145, 152, 166 ff., 176, 182, 195, 203, 204 ff., 207 ff., 212 ff., 216 ff., 229 ff., 290, 298, 306

Dagibatran 231, 309
Danaparoid-Na 309
Dantrolen 93
Darifenacin 71
Degarelix 71, 73
Desirudin 309
Desloratadin 37
Dexfenfluramin 99
Dextrometorphan 49
Diabetes 59 ff., 63 ff., 140 ff., 146 ff., 162 ff.,
Diacard 60 f.
Diarrhö 244 ff., 259 f.
Diazepam 266 ff.
Diclofenac 118 ff., 122, 157 ff., 278 ff., 306, 308
Didanosin 203
Dienogest 258 ff.
Digitoxin 296, 302
Digoxin 178, 307
Dihydrocodein 109 ff.
Diltiazem 303
Dimenhydrinat 172
Dimercaptopropansulfonsäure 48
Diphenhydramin 51 f.
Dipyridamol 308
Disulfiram 306
Diuretika 64, 220 ff., 255 ff., 296, 303
Docetaxel 237

Domperidon 93, 172 ff.
Donepezil 50 ff.
Dopamin 91, 169 ff.
Doxazosin 65
Doxepin 99
Doxorubicin 237
Doxycyclin 30 f., 143 ff., 302
Doxylamin 47, 49
DPP-4-Inhibitoren 187
Droperidol 37
Duloxetin 135
Dutasterid 71

Echinacea 309
Econazol 232
Einnahmehinweise 173, 310 ff.
Eisen 197 ff., 296, 301, 310
Eiweiß 169 ff.
Elektrolytmischung 102
Enalapril 87 ff., 307
Enfluran 306
Entacapon 169 ff.
Entecavir 246
Entzug 266 ff.
Enzymhemmung 61, 207 ff., 216 ff., 298, 301 f.
Enzyminduktion 61, 204 ff., 212 ff., 298, 302
Ephedrin 47, 49, 96
Epilepsie 274 ff., 281 ff.
Eplerenon 207 ff.
Erektile Dysfunktion 74 ff., 78 ff.
Ernährung 98 ff., 163
Erythema migrans 31
Erythromycin 144, 301, 305 f.
Eslicarbazepin 182
17-β-Estradiol 82 ff.
Estrogene 83 ff., 174 ff., 258 ff., 303
Ethinylestradiol 174 ff., 258 ff.
Etoricoxib 28, 120, 123
Exenatid 183 ff.
Extrapyramidal-motorische Störungen 92
Ezetimib 296

Famciclovir 236 f.
Famotidin 53

Felodipin 306
Fenfluramin 99
Fenoterol 261 ff.
Fesoterodin 71
Fibrate 219, 303
Finasterid 71
Flavoxat 71
Flecainid 306
Flohsamenschalen 244 ff.
Fluconazol 301, 306
Flumazenil 302
5-Fluorouracil 236 f.
Fluoxetin 153 ff., 306
Flutamid 71
Fluticason 261 ff.
Fluvastatin 211, 290, 301
Fluvoxamin 301, 306
Folsäure 238, 241, 296
Formoterol 128 ff., 264 f.
Frovatriptan 156
Frubiase Sport 210
FSME 32 f.
Furosemid 255 ff., 307

Gabapentin 182, 195
Gemfibrozil 306
Gerbstoffe 301
Ginkgo 53, 149 ff., 308
Glibenclamid 59 ff, 162 ff., 308, 310
Glimepirid 165, 183 ff.
Glitazone 61
Glomerulum 226
GLP-1 184
Glucocorticoide 28, 38 ff., 99, 104 ff., 140 ff., 261 ff.
Gonadorelinrezeptor-Antagonisten 71
Goserelin 71
Grapefruitsaft 81, 166 ff., 192, 218, 290, 306
Grippemittel 100 ff., 124 ff.

H_2-Blocker 53, 152, 201 ff., 301
Hahnemann, Samuel 271
Halofantrin 37, 305
Halothan 306
Haloperidol 55 ff., 90 ff., 305 f.

Hand-Fuß-Syndrom 237
Heparine 230 ff., 309
Hepatische Enzephalopathie 248 ff.
Hepatitis 109 ff., 245
Herpes zoster 179 ff., 234 ff.
Herzglykoside 178, 190 ff., 220 ff., 301, 303
Herzrhythmusstörungen 124 ff.
Homöopathie 269 ff., 274 ff.
Hormonsubstitution 82 ff.
Hydrochlorothiazid 64, 220 ff., 307
Hydrocortison 108
Hydrotalcit 311
Hyperglykämie 60
Hypericum 133 ff.
Hyperkaliämie 87 ff., 209 f.
Hyperlipidämie 114 ff., 287 ff.
Hypertonie 43 ff., 128 ff., 255 ff.
Hypoglykämie 59 ff., 63 ff., 186 f., 303

Ibuprofen 55 ff., 121 ff., 154 f., 159, 160, 306, 308, 310
Imipramin 159, 306
Impfung 241
Indacaterol 265
Indometacin 26 ff., 119 f., 159, 308, 310
Infliximab 108
Insuline 63 ff., 141, 303
Interaktionen
– Übersicht 301 ff.
– klinisch-relevante 23 f.
Interferon 246
Ipratropium 261 ff.
Isofluran 306
Isoniazid 301, 306, 310
Isosorbidmononitrat 78 ff., 251 ff.
Itraconazol 81, 201 ff., 211, 216 ff, 229 ff., 301, 305 f.

Johanniskraut 133 ff., 156, 174 ff., 192, 214, 232 f., 302, 306, 309

Kalium 39, 87 ff., 209 f., 255, 311
Ketoconazol 203, 211, 218, 301 f., 305 f.
Klinische Pharmazie 19
– Stoffkatalog 21

Knoblauch 309
Komplexbildung 197 ff.
Kontrazeptiva 103, 174 ff., 258 ff., 302, 309
Krankenhaus
– Arzneimittelberatung 19 f.
Kreatinin-Clearance 222 ff., 227 ff.

Lactulose 184 ff., 248 ff., 311
Lakritze 43 ff.
Lamivudin 246
Lamotrigin 274 ff.
Lansoprazol 306
Leberwerte 112 f.
Leberzirrhose 183 ff.
Lepirudin 309
Lercarnidipin 64, 74 ff.
Leukotriene 28
Leuporelin 69 ff., 71
Levetiracetam 182
Levocetirizin 37
Levodopa 90 ff., 169 ff., 310
Levofloxacin 209
Levonorgestrel 174 ff.
Lidocain 306
Lipoxygenase-5 27
Liraglutid 188
Lisinopril 46 ff., 74 ff.
Lithium 55 ff., 307, 310
Loperamid 102, 244 ff.
Loratadin 135, 139, 305
Lovastatin 192, 216 ff., 302, 306

Magaldrat 51 f., 193 ff.
Magnesium 87 ff., 255, 259
Makrolide 81, 135, 144, 152, 190 ff., 207 ff., 219, 232, 302, 305
Malariaprophylaxe 35 ff.
MAO-Hemmer 156, 175
Mariendistel 113, 184 ff., 250
Matrixplaster 85
MDRD-Formel 223, 226
Medroxyprogesteron 83, 86
Mefenorex 99
Mefloquin 36, 305
Melatonin 54

Melissengeist 179 ff.
Meloxicam 308
Memantin 53
Membranpflaster 85
Mephenytoin 306
Mesalazin 104 ff., 107 ff., 291 ff., 310
Metformin 61, 99, 146 ff., 307 f.
Methotrexat 239 ff., 307
Methylprednisolon 141
Metildigoxin 190 ff., 220 ff.
Metixen 93
Metoclopramid 90 ff., 172, 307, 310
Metoprolol 74 ff., 207 ff., 220 ff., 287 ff., 312
Miglitol 61
Migräne 153
Milchprodukte 199
Minocyclin 258 ff.
Mirtazapin 99
Mizolastin 35, 305
Molsidomin 78 ff.
Montelukast 28
Morbus Crohn 291
Moxifloxacin 136 ff., 192, 209, 302
Moxonidin 64
Myrtol 264

Nalaxon 302
Naltrexon 302
Naproxen 43 ff., 308
Naratriptan 153 ff.
Nasenspray 100 ff.
Nateglinid 59 ff., 308
Natriumhydrogencarbonat 51 f.
Nebivolol 65, 76 f., 128 ff., 312
Neuroleptika 90 ff., 301
Niereninsuffizienz 220 ff., 227 ff.
Nifedipin 302, 306
Nisoldipin 166 ff.
Nitrazepam 51 f.
Nitrendipin 306
NO 65, 78 ff.
Norfloxacin 301
Norpseudoephedrin 95 ff., 99

NSAR 27 f., 43 ff., 119, 121 ff., 157 ff., 220 ff., 233, 139 ff., 249, 278 ff., 303, 308

Obstipation 248 ff.
Olanzapin 58, 99, 136 ff., 306
Olsalazin 107
Omeprazol 152, 306
Orlistat 96
Osteoporose 197 ff.
Oxcarbazepin 182, 214
Oxybutinin 71

Paclitaxel 152
Paliperidon 311
Paracetamol 29, 49, 58, 100 ff., 124 ff., 152, 159, 179 ff., 248 ff.
Parkinsonsche Krankheit 90 ff., 169 ff.
Paroxetin 133 ff., 257 ff., 174 ff., 306
Peak-Flow-Meter 130 f.
PEG-Interferon 109 ff.
Penicilline 179 ff., 241, 312
Pentamidin 305
Pentoxifyllin 308
Perenterol 103
Perioperative Medikation 149 ff., 308 f.
Pflaster 85
P-Glykoprotein 191 f., 214, 232, 299, 302
Phenprocoumon 64, 114 ff., 175, 212 ff., 306, 309
Phenobarbital 306
Phenothiazine 305
Phenylephrin 124 ff.
Phenylpropanolamin 96, 127
Phenytoin 233, 301 f., 306
Phosphodiesterase-5-Hemmer 77, 78 ff.
pH-Wert-Erhöhung 201 ff.
Phytoestrogene 84 f.
Piracetam 309
Pirenzepin 310
Piroxicam 306
Pityriasis versicolor 201 ff.
Polyglusam 96
Powerplay 169 ff.

Register

Prasugrel 152, 308
Pravastatin 218, 312
Prednisolon 140 ff.
Prednison 38 ff., 104 ff., 306
Pregabalin 182
Priapismus 81
Primidon 145
Procainamid 302
Proguanil 37
Propafenon 306
Propiverin 71
Propranolol 124 ff., 184 ff., 306
Prostatakarzinom 69 ff.
Prostataspezifisches Antigen 69 ff.
Proteasehemmer 81, 178, 233, 302
Protonenpumpenhemmer 152, 203, 301
Psychopharmaka 90 ff.
Pyridoxin 234 ff.

Q_0-Wert 223 ff., 227 ff., 307
QT-Zeit-Verlängerung 37, 135, 136 ff., 304 ff.
Quetiapin 99
Quickwert 213

Raloxifen 296
Ramipril 64, 220 ff., 307
Ranitidin 53, 152, 201 ff.
Rauchen 204 ff., 302, 306
Repaglinid 308
Rezepte
– Interpretation 13 ff.
Rheumatoide Arthritis 239 ff.
Ribavirin 109 ff.
Rifampicin 145, 192, 232 f., 301 f., 306, 310
Risedronsäure 200, 310
Risperidon 93
Rivaroxaban 219, 229 ff., 309
Rizatriptan 156
Röntgenkontrastmittel 146 ff.
Ropirinol 169 ff.
Rotklee 84

Salbutamol 26 f.
Salmeterol 264 f.

Sartane 207 ff.
Saxagliptin 187
Schichtgitterantacida 51 f.
Schwangerschaft 182
Selbstmedikation
– Information 17 f.
SERMs 84
Serotonin-Antagonisten 156
Serotonin-Syndrom 134 f., 155, 177, 302
Sertindol 305
Sildenafil 77, 79, 81, 306
Silymarin 113, 184 ff., 250
Simvastatin 64, 192, 219, 287 ff., 302, 312
Sirolimus 152
Sitagliptin 187
Soja 84
Solifenacin 71
Sotalol 305, 307, 312
Spironolacton 87 ff.
SSRI 133 ff., 153 ff., 157 ff., 174 ff., 302, 306
Statine 167 f., 192, 216 ff., 287 ff., 306, 312
Stent 149 ff.
Sucralfat 194, 296, 311
Sulfasalazin 107, 310
Sulfonamide 140 f., 241
Sulfonylharnstoffe 59 ff., 140 ff., 162 ff., 183 ff., 302 f., 308
Sulpirid 307
Sumatriptan 156
Superagonisten 71 ff.
Süßholz 43 ff.
Süßweine 163 ff.
Sympathomimetika 47, 124 ff., 128 ff., 261 ff.

Tacrolimus 219
Tadalafil 78 ff., 81
Tamoxifen 201 ff., 306
Tannacomb 102
Tee 301
Tenefovir 246
Terbutalin 307
Terfenadin 167 f., 301, 305 f.
Testoteron-Rezeptor-Agonisten 71

Tetracycline 30 ff., 143 ff., 192, 195, 258 ff.
Theophyllin 195, 301, 306, 310
Thiamazol 254
Thiazide 64, 220 ff.
Thio-Purin-Methyl-Transferase 107
Thioridazin 305
Thromboembolien 83 ff., 149 ff., 178, 229 ff.
– Thyroxin 99, 183 ff., 192, 195, 251 ff., 294 ff., 301, 310
Tiaprid 93
Tibilon 84
Ticlopidin 308
Tiotropium 264
Tolbutamid 165, 306
Tolterodin 71
Tramadol 155
Transportproteinhemmung 190 ff.
Traubensilberkerze 84
Trihexyphenidyl 93
Trimipramin 99
Triptane 153 ff.
Trospium 71

Valaciclovir 236
Valproinsäure 58, 281 ff., 310
Valsartan 310
Vancomycin 307
Vardenafil 79, 81
Vasopressin 305
Verapamil 204 ff., 232, 302 f., 306
Verordnung
– Analyse 14
Vildagliptin 187
Vinorelbin 237
Vitamin B_6 234 ff.
Vitamin D_3 197 ff.
Vitamin K 116, 303
Vitamine 88 f., 296

Wein 162 ff.
Wick-Medi-Nait 46 ff.
Women-health-initative-Studie 83

Zeckenstich 30 ff.
Zienam 307
Ziprasidon 138
Zolmitriptan 156
Zotepin 99

Zu den Autoren

Dr. Jörg Brüggmann (geb. 1959)
Zentralapotheke des Unfallkrankenhauses
Warener Straße 7
12683 Berlin

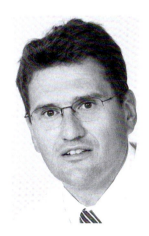

Dr. Brüggmann studierte Pharmazie in Frankfurt am Main (Staatsexamen 1984). Er promovierte 1990 an der Freien Universität Berlin unter der Leitung von Prof. Dr. Höltje mit einer pharmazeutisch-chemischen Arbeit aus dem Bereich des molecular modeling. Er ist Fachapotheker für Klinische Pharmazie und leitet die Zentralapotheke des Unfallkrankenhauses Berlin. Er ist Lehrbeauftragter für Klinische Pharmazie an der FU Berlin, Dozent für die begleitenden Unterrichtsveranstaltungen der Apothekerkammer, Prüfer in Berliner PTA-Schulen sowie ehrenamtlicher Pharmazierat der Senatsverwaltung für Gesundheit von Berlin. Seine Arbeits- und Interessenschwerpunkte sind die Etablierung und Ausweitung der patientenorientierten Pharmazie im Krankenhaus, Arzneimittelinformation sowie die Entwicklung von Arbeitsvorschriften für die Defektur.

Dr. Alexander Ravati (geb. 1971)
Volkhartstraße 5
86152 Augsburg

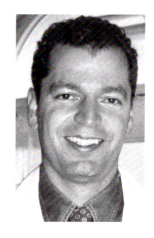

Dr. Ravati studierte von 1992 bis 1996 Pharmazie an der Friedrich-Wilhelms-Universität in Bonn. Er promovierte 2000 am Pharmakologischen Institut der Philipps-Universität Marburg unter der Leitung von Prof. Dr. Dr. Krieglstein mit einer neuropharmakologischen Arbeit zur Rolle von Sauerstoffradikalen in Nervenzellen. Bis 2007 wirkte er als Offizin-Apotheker in der väterlichen Festung-Apotheke in Koplenz. Dr. Ravati hält zahlreiche Seminare und Fortbildungen für Apothekerkammern zu pharmakologischen Themen in der Apothekenpraxis sowie zu Einführung von Hausapothekenmodellen. Außerdem bekleidet er einen Lehrauftrag für Pharmakologie an der Universität Marburg und organisiert bundesweit Repetitorien für Pharmaziestudenten und Pharmaziepraktikanten zur Vorbereitung auf die drei Staatsexamina des Pharmaziestudiums. Die Fallbeispiele dieses Buches kamen und kommen in vielen dieser Seminare zum Einsatz.

Abbildungsnachweis

	Seiten
ABDA, Berlin	130, 167, 312
Baxter Deutschland, Unterschleißheim (www.zecke.de)	33
J. Brüggmann, Berlin	131, 134, 286
W. Busch	126
Desitin Arzneimittel, Hamburg	283
Deutsches Apotheken-Museum, Heidelberg	271, 272
Dr. Falk Pharma, Freiburg	293
Johnson & Johnson	151
Govi-Verlag, Eschborn	28, 67, 68, 80, 85, 92, 118, 139, 164, 165, 194, 211, 215, 226, 270, 280, 304
A. Ravati, Augsburg	31, 40, 49, 56, 59, 101, 257
Fotolia	70, 81, 97, 147, 206, 253